阅读成就思想……

Read to Achieve

U0386262

团体治疗中的 101项 心理干预措施

101 Interventions in Group Therapy

第2版/
2nd Edition

[美] 斯科特·西蒙·费尔（Scott Simon Fehr）◎ 编

徐超凡 ◎ 译

中国人民大学出版社

· 北京 ·

图书在版编目（CIP）数据

团体治疗中的101项心理干预措施 ：第2版 ／（美）
斯科特·西蒙·费尔（Scott Simon Fehr）编 ；徐超凡
译. -- 北京 ：中国人民大学出版社，2023.6
书名原文: 101 Interventions in Group Therapy,
2nd Edition
ISBN 978-7-300-31782-3

Ⅰ．①团… Ⅱ．①斯… ②徐… Ⅲ．①集体心理治疗
Ⅳ．①R459.9

中国国家版本馆CIP数据核字（2023）第096863号

团体治疗中的101项心理干预措施（第2版）

［美］斯科特·西蒙·费尔（Scott Simon Fehr）　编

徐超凡　译

TUANTI ZHILIAO ZHONG DE 101 XIANG XINLI GANYU CUOSHI（DI 2 BAN）

出版发行	中国人民大学出版社			
社　址	北京中关村大街 31 号		**邮政编码**	100080
电　话	010-62511242（总编室）		010-62511770（质管部）	
	010-82501766（邮购部）		010-62514148（门市部）	
	010-62515195（发行公司）		010-62515275（盗版举报）	
网　址	http：//www.crup.com.cn			
经　销	新华书店			
印　刷	天津中印联印务有限公司			
开　本	787 mm×1092 mm　1/16		**版　次**	2023 年 6 月第 1 版
印　张	26.75　插页 1		**印　次**	2023 年 6 月第 1 次印刷
字　数	495 000		**定　价**	119.00 元

赞誉

（以下排名不分先后）

在动力复杂的团体治疗中怎样帮助团体成员？团体带领者做些什么能够带给团体积极的改变？《团体治疗中的101项心理干预措施（第2版）》将团体治疗的不同理论、关系、方法、技术、练习等以简明的、浓缩的、结构的、扼要的方式呈现，带给专业团体工作者有价值的参考，相信每位团体带领者都能从中获益良多。

樊富珉

北京师范大学心理学部临床与咨询心理学院院长、著名团体咨询专家

团体治疗比个体治疗更加复杂。《团体治疗中的101项心理干预措施（第2版）》聚焦于团体治疗中的微观细节，对治疗中的细小问题及干预方法进行了介绍，以小见大，具体而实用，值得心理治疗师细细品味与阅读。

刘翔平

北京师范大学心理学部教授、博士生导师、临床与咨询心理学研究所所长

团体咨询与治疗是我国目前发展最快的心理助人领域，也是最为有效的心理治疗形式，但国内这一领域的书籍并不多见，尤其像徐超凡翻译的这本实践价值很高的《团体治疗中的101项心理干预措施（第2版）》更是少见。本书中的101项经典干预措施来自诸多临床实践专家，不仅可以即学即用，更是很大程度上开阔了思路，让更多的团体心理工作者如获至宝，可以用心参考与学习，更好地助人。感谢有这样的译著出版。

张西超

北京师范大学心理学部教授、全国应用心理专业学位研究生教育指导委员会委员

团体治疗的精髓在于切实有效的干预措施。《团体治疗中的101项心理干预措施（第2版）》以巧妙的结构详细、精当地介绍了101种方法，既是丰富经验的分享，也是团体智慧

的结晶。相信读者在阅读本书的过程中会被大大地赋能。

李明

北京林业大学心理系副教授、中国心理学会注册督导师

相比于个体治疗的精致考究，团体治疗更接近于生动丰富的真实生活。在团体互动中，人们会意识到自己生命体的多元性、复杂性和关系性，在一个信任、接纳和抱持的氛围里，人们会积极尝试探索，并习得新的可能性，以发展新的适应性。《团体治疗中的 101 项心理干预措施（第 2 版）》中关于团体心理治疗的信息简洁而丰富，借鉴性和应用性强，读者在阅读本书的过程中必将激发更多灵感与火花，进而可以更好地服务于中国本土化的团体治疗实践。

史占彪

心理学教授、中科院心理所青少年人格与健康促进中心主任、后现代心理教练首倡者

团体治疗是心理干预的重要手段，因其团体凝聚力、团体成员的归属与互动、成本低效果好而深受咨询师的青睐，但由于缺乏相对完整和系统的理论以及实操手册而使得咨询师在学习过程中举步维艰。目前，心理咨询行业在我国发展迅速，咨询师需要提高基本功和胜任力，《团体治疗中的 101 项心理干预措施（第 2 版）》就是一本难得一见的学习秘籍。该书实用、好用、管用，且针对不同问题设计的干预策略引人入胜，相信读者在畅览此书的过程中能习得本领并感受到多元差异、融会共通，乃至心灵共鸣。

杨波

中国政法大学心理学教授、中国社会工作联合会社会心理服务工作委员会总干事

推荐序一

心理健康是人在成长和发展过程中，认知合理、情绪稳定、行为适当、人际和谐、适应变化的一种良好状态，是健康的重要组成部分。当前，我国患有常见精神障碍和心理行为问题的人数逐年增多，个人极端情绪引发的恶性案（事）件时有发生；抑郁症患病率达到了 2.1%，焦虑障碍患病率达 4.98%；全国已登记在册的严重精神障碍患者达 581 万人。同时，公众对常见精神障碍和心理行为问题的认知率仍比较低，更缺乏防治知识和主动就医意识，部分患者及家属仍然有病耻感。加强心理健康，有助于促进社会稳定和人际关系和谐，提升公众幸福感。

《健康中国行动（2019—2030 年》提出的十五个重大专项行动中特别设立了心理健康行动，其目标是"到 2022 年和 2030 年，居民心理健康素养水平提升到 20% 和 30%；失眠现患率、焦虑障碍患病率、抑郁症患病率上升趋势减缓；每 10 万人口精神科执业（助理）医师达到 3.3 名和 4.5 名；抑郁症治疗率在现有基础上提高 30% 和 80%；登记在册的精神分裂症治疗率达到 80% 和 85%；登记在册的严重精神障碍患者规范管理率达到 80% 和 85%；建立精神卫生医疗机构、社区康复机构及社会组织、家庭相互衔接的精神障碍社区康复服务体系，建立和完善心理健康教育、心理热线服务、心理评估、心理咨询、心理治疗、精神科治疗等衔接合作的心理危机干预和心理援助服务模式"。为了实现这个目标，除了个人和家庭、社会和政府要行动起来，各级医疗卫生机构（不仅仅是三甲精神卫生专科医院）也要积极行动。

各级卫生机构开展干预活动，首先是要提高能力，有干预的手段。团体治疗是其中的手段之一，团体治疗让团体成员在对抗病魔的过程中不再感觉孤军奋战，在接收与给予的过程中体验到人际互动，在团体中找到属于自己的"声音"，并与他人建立起健康、稳固的联结。但是，不同于个体治疗，团体治疗并没有一套完整、系统的理论，且咨询师每次所需面对的参与者人数较多，这就提出了巨大的挑战。这本《团体治疗中的 101 项心理干预措施（第 2 版）》为心理咨询从业者提供了切实可行的干预措施。本书通过 101 个来自业内顶级专家的实践案例，从细节出发，探讨了针对来自不同文化背景、拥有不同人生经历、患有不同疾病、不同年龄层、不同性别的团体成员的干预技术，并大量借助游戏、隐喻等干预措施，提升了团体治疗的趣味性及接纳度，涵盖范围广泛，内容丰富。初级咨询从业者可以从本书中借鉴他人的经验并找寻带领团体的灵感，为接下来的团体治疗之路打下坚实的基础；经验丰富的咨询从业者可以借助本书的案例拓宽自身的业务范围，弥补自己在团体治疗领域的短板，在应对团体治疗中的突发挑战时更加得心应手。

本书包含了团体治疗中的 101 项心理干预措施，学习了这些措施，我本人收获颇丰，既了解了在各种情况下应该如何开展干预，也期望这些措施能在今后的实践和团体治疗中得到应用。同时希望人们结合我国的情况，总结出更适合我国心理团体治疗、更有效的心理干预措施。

"人们内心的困扰均源于人际关系的冲突，最好的解决之道就是利用团体的动力去化解。"团体治疗大师欧文·亚隆（Irvin Yalom）这样说过。团体心理治疗将面临相似心理困扰的多个来访者组成小组，在团体情景中提供心理治疗的助人和自助过程。

团体治疗可以提供"个体治疗"难以实现的优势，例如，团体凝聚力，共享的归属感让团体成员共同处理问题；治疗团体能够传达这样一个理念——问题具有普遍性，这会让成员意识到他们不是单独一个人，他们可以团结在一起来解决问题，这对于治疗诸如酒精依赖或网络成瘾类的问题将会非常重要，因为通常拥有这类问题的患者都倾向于认为他们的问题是独一无二的；团体可以分享经验，团体中的个人可以通过分享各自的经验互相学习，互帮互助；团体以单元来工作，这会传达一种感觉，即他们是可以为所有成员提供帮助的；团体会鼓励其他成员，给予他们希望。

团体成员会因为看到其他人的成功而大受鼓舞，并乐观地相信自己也可以应对问题；个体会因为团体分享，产生更多的自我觉察，他们开始了解自己，当倾听团体中其他人的分享时，他们对于自己的问题和动因有了更多的理解；团体帮助成员学习用恰当的方式表达自己，应当倾听的时候去选择倾听，诚实地分享经验，而不必害怕被嘲弄或被羞辱；团体治疗有助于模仿学习，模仿学习是指个体通过简单地复制他人的行为进行学习；当团体成员与其他人分享经验时，他们过去对于自己的问题的羞耻感受会得以释放宣泄；团体成员可以学着认同治疗师及其他团体成员，认同的过程帮助他们学着了解自己；个体治疗没办法取代这样的团体去发挥治疗作用；很多团体治疗会配备超过一位治疗师，不同治疗师的经验和技术可以让治疗效果得到最大程度的发挥；团体治疗的花费通常要低于个体治疗；团体治疗的效率更高。

本书的翻译者徐超凡博士的翻译技能炉火纯青，通俗的语言让读者很容易理解原文。通过丰富全面、有代表性的案例，本书全方位描述了团体治疗中可能遇到的各类问题及解决方法。通过阅读本书，咨询从业者定能更好地服务于心理问题患者，给予他们黑暗中的光芒，帮助他们战胜病魔，让他们在团体中得到升华，许以他们更加光明的未来！

刘华清

主任医师、教授

北京大学回龙观临床医学院临床心理科主任兼儿童心理科主任

由美国学者斯科特·西蒙·费尔编写、徐超凡博士翻译的《团体治疗中的 101 项心理干预措施（第 2 版）》与读者见面了，这是我国心理学界值得庆贺的一件喜事！

该书通过 101 个来自业内顶级专家的实践案例，积极探索了适用于不同文化背景、不同人生经历、不同疾病、不同年龄层、不同性别的团体的干预技术，并大量借助游戏、隐喻等干预措施，提升了团体治疗（团体辅导）的趣味性及接纳度。其涵盖范围广泛、内容丰富，具有很高的学术品位和实践应用价值。

大家知道，进入 21 世纪以来，人类的心理疾患呈高发态势，特别是新冠肺炎疫情在全球暴发以来，越来越多的人遭受了各种各样的心理困扰。由新冠肺炎疫情、居家隔离、身体疾患、经济滑坡、失业下岗、家庭解体等引发的焦虑、抑郁、狂躁等精神疾病也越来越多，受到心理问题困扰的人们急需心理关爱、心理抚慰、心理治疗或心理辅导。由有相似心理困扰的多个来访者组成小组，在团体情景中进行心理治疗的助人和自助过程，可以提供个体治疗（个体咨询）难以实现的优势，例如，网络成瘾、酒精成瘾、药物成瘾的患者，以及有适应不良、夫妻或婆媳冲突、学习动力不足等心理困扰的人群，通过团体治疗（团体辅导），可以共同接纳现实、共同处理问题；团体中的个体可以通过分享各自的经验而实现互相学习、互帮互助，会因为看到其他人的成功经验而大受鼓舞，并乐观地相信自己也可以应对问题；个体会因为团体分享产生更多自我觉察，更加清楚地了解自己，辩证地接纳现实，科学地解决面临的困扰；团体治疗有助于模仿学习——个体通过简单地复制他人的行为进行学习，并让因自己的问题而产生的羞耻感得以释放、宣泄；另外团体治疗（团体辅导）效率更高，其花费要大大低于个体治疗（个体咨询）。

本书的翻译者徐超凡博士学识渊博、专业技能扎实、实践经验丰富，且翻译技能炉火纯青，用通俗的语言让读者很容易理解原文。通过丰富全面、有代表性的案例，本书全方位描述了团体治疗中可能遇到的各类问题及解决方法。期望通过阅读本书，心理服务从业者能在今后的实践和团体治疗中灵活应用，并结合中国的情况，总结出更适合中国心理团体治疗（心理团体辅导）、更有效的心理干预措施。

林永和

北京工商大学心理学教授、原北京高校学生心理素质教育工作研究中心主任

《团体治疗中的101项心理干预措施（第2版）》对于从事心理治疗和团体治疗工作的专业人士来说，是一个宝贵的资源。它提供了丰富的干预选择和技术来帮助和支持团体治疗中的来访者，因其综合性、实用性、易操作性和灵活性而值得推荐。

综合性和实用性。该书提供了101种心理干预措施，涵盖了广泛的主题和技术，从认知行为疗法到艺术疗法，从冥想练习到情感调节技巧，为心理治疗师、辅导员和其他专业人士提供了丰富的干预选择。这使该书成为一部具有综合性和实用性的工具书。

易于理解和操作。每种干预措施都以简明易懂的方式进行介绍，包括背景知识、实施步骤和相关提示，并提供了实际案例和示例对话。这使读者能更好地理解并应用这些措施。

可操作性和灵活性。书中的干预措施适用于不同年龄段和问题背景，都具有可操作性和灵活性，可以根据不同的团体治疗目标和个体需求进行调整。无论你从事的是儿童、青少年、成人还是老年人的团体治疗，都能从中找到合适的干预措施。此外，该书还涵盖了各种常见问题和情境，包括焦虑、抑郁、人际关系问题等，为治疗师提供了全面的选择和灵感。这使该书适用于各种人群和治疗环境，包括心理健康机构、学校、社区组织等

经验分享和专家观点。该书由多位经验丰富的心理治疗师和专家撰写，他们分享了自己在团体治疗中的实践经验和观点。这些实用的建议和洞察可以帮助治疗师提高自己的技能和效果。

提供自我评估工具。该书还提供了一些自我评估工具，帮助读者评估自己的技能和知识水平，并指导他们在实践中的发展和提升。这使读者能够更好地了解自己的专业能力，并为个人和职业发展制定目标。

吴薇莉

西华大学心理学教授、中国心理卫生学会注册系统首批注册督导师

西班牙人有一个可爱的传统，那就是提供"餐前小吃"，小分量的食物可以让食客们品尝到各种各样的美味，而不至于吃得太饱。

斯科特·西蒙·费尔的最新著作《团体治疗中的101项心理干预措施（第2版）》可被认为是团体治疗的"餐前小吃"。费尔集结了一批享誉国际的权威专家共襄盛举，他们在各自的篇章中言简意赅地阐述了团体治疗中的重要问题。

就像餐前小吃一样，有的文章会让我们胃口大开，想吃更多，而有的文章只要简单地"品尝"一下就足以回答我们所提出的问题。这种方式使费尔的专家作者们得以在更广泛的范围内去审视那些常常在团体中出现而有时却疏于处理的实例。

本书中有的文章侧重于探讨技术，例如，带领者该如何修改虽已建立却功能失调的团体规范，或如何应用讲故事的技术，或在团体治疗中如何利用幽默感与动物，等等；有的文章侧重于探讨团体治疗在各种特定临床人群中的应用，例如孕妇、退役军人、创伤幸存者、现役军人等；还有的文章则致力于探讨貌似很小却非常重要的问题，例如，如果有成员缺席会谈或是团体没有招满人，那么治疗师应该在围坐的圆圈里保留那些空椅子，还是应该只摆放和预期的成员数量一样多的椅子呢？

这是一本引人入胜且内容丰富的著作。读者们可以挑选自己感兴趣的章节开始阅读，也可以酣畅淋漓地从头读到尾。毕竟，阅读一两页后将书暂放，是不会影响后续其他章节的阅读体验的。

享受此书吧！

J. 斯科特·鲁坦（J. Scott Rutan）
波士顿心理治疗学院高级教员

译者序

2020 年底，我接到中国人民大学出版社编辑张亚捷老师的电话，提及有一本团体治疗的专业书籍，询问我是否有意愿将其翻译出版。在试读、试译部分章节后，我深感这部著作所涉内容的广博、厚重与珍贵，忐忑再三，但还是满怀期待地将这项颇具挑战性的任务允诺了下来。

在此之前，坦诚地讲，我在团体带领方面的经历并不丰富，偶尔出于需要，会用团体辅导的形式来开展某些心理工作，比如面向高校的学生、震后的灾民、留守的孩童、未成年犯管教所的服刑人员、缓刑矫正人员、警察、消防员、全职妈妈、企事业单位的员工，等等。在我所接触的这些人群中，基于各个团体的"魔力"，伴随着人与人互动分享的深入，有些故事的确在真切且深刻地影响着什么，也许这其中就有欧文·亚隆教授所命名的"疗效因子"。

记忆犹新的是，十几年前，我去内蒙古太仆寺旗的一所中学支教，这里绝大多数都是留守儿童。一个上初一的男孩，在团体中自豪地展示他的绘画，那是一条大鱼，四周围满了各种颜色的小鱼，他说自己就是那条大鱼，将来的他也会像在外拼搏的父母一样，拥有独当一面、庇护其他小鱼的能力，而每条小鱼都会慢慢长大，继续一代代庇护它的孩子们。最初看到男孩画了一家子"潦草"的鱼，团体里的孩子们都乐开了花，可当男孩开始认真讲述，他们听着听着，晶莹的泪珠就在眼眶里打转。在那次的团体中，孩子们诉说了父母的不易、自己对父母的理解，他们探讨出"爱"有很多种不同的诠释方式。在团体里，孩子们知道他们不是一个人在抵御冰冷的孤独感，他们围坐在一起感恩着父母，憧憬着未来，话语间充满了希望和力量，正如那个男孩最初的比喻——每条小鱼都会慢慢长大，继续一代代庇护它们要守护的人。

团体就是这样一个依靠所有参与者共同创建和营造的心灵安全岛。在一部入围 2019 年奥斯卡最佳短片奖的动画《动物行为》（*Animal Behaviour*）中，狗狗治疗师克莱门特带领着一个团体治疗小组，该团体有六个动物成员——分离焦虑的水蛭罗琳、无法维系一段长期感情的螳螂谢丽尔、进食障碍暴饮暴食的小猪陶德、有童年阴影和负罪感的小鸟杰弗里、强迫症患者猫咪琳达、情绪失调的猩猩维克。短片一开始就回响着所有成员共同念诵团体契约的声音："我是一个美好的生物，我自重并且尊敬周围的人，我接受有益的改变，并杜绝因恐惧所造就的习惯，我现在处于一个安全的地方，我可以随意地分享自己的愤怒与烦恼，还有，我珍爱我自己。"一度质疑团体治疗的声音曾问："盲人何以引导盲人？"这些成员们因相同或不同的问题而聚集在一起，在一个形似微缩社会且足够安全信赖的团体里，借由日常行为模式的真实反映，彼此看到，相互反馈，获得成长。

此书的原著由美国诺瓦东南大学心理学院的博士生导师斯科特·西蒙·费尔教授领衔编撰，汇集了全球近百位在团体治疗领域造诣深厚的专家、学者的真知灼见，对不同人群、不同情境、不同技术、不同流派等各个方面展开了灵动的阐述。每篇文章的体例架构都保持着基本的一致性，开篇一般是引言或理论基础，而后依次是适用范围或成员情况介绍、干预措施、成员反馈、结论与可能的禁忌等。这在一定程度上增强了书籍的可读性，更易于读者在学习"理论渊源–操作步骤–最终成效"上形成一以贯之的流畅体验。

在翻译此书的过程中，并非一帆风顺。因这部著作所涉及的干预措施颇具先行性和创造性，并且高度融合了诸多心理治疗领域的专业术语、理论与技术，所以，每每因一两词而彻查文献、辗转苦思之际，都常有望洋兴叹之感，唯恐造次。即便如此，此书的专业质量也定有诸多不足之处，还望读者朋友、各位同道指正！

通过对全书的翻译和学习，自以为收获了非常大的进步和成长。坦言，每次进入新的一篇，我就仿佛要拆盲盒一样，好奇、兴奋和期待。这次会是什么干预方式呢？会有什么案例故事呢？又可以得到哪些启发、沉淀哪些工作的哲思呢？……在繁忙的教研工作之余，能奢侈地静下来体验这种乐在其中、妙不可言的心流，难能可贵，感恩这段经历。同时，感谢我先生和家人，在半年多的时间里，承担着照顾小朋友的家务，他们的体谅和默默支持，让我的心得以安定下来。

非常幸运，邀请到北京回龙观医院的刘华清教授作为本书的审译。清楚地记得，当拨通电话说明事由后，刘教授秉着一贯谦和朴诚的学者风范和"侠士之风"，应允了下来，并鼎力相助。每当拿到一部分译文，教授都会严谨细致地审阅并给予反馈和建议，为此劳心费神，治学精神令人敬佩！在此过程中，刘教授的弟子林越瑞也对本书的翻译提供了很多支持和帮助，一并表达感谢！

同样致谢中国人民大学出版社的编辑老师王巧玲，她严谨审慎、细腻温和的工作风格让人如沐春风，她的高效使整个书籍的出版过程无比顺畅！

尤其感恩的是，这本译著荣幸获得樊富珉、史占彪、林永和、刘翔平、杨波、李明、吴薇莉、张西超等专家教授的倾情推荐，对诸位学者前辈在心理领域的专业付出与无私大爱深表敬意！

从事心理工作，自助助人、自渡渡他，成就一份极具情怀的事业是很多从业者的职业理想。自 2007 年硕士阶段进入心理领域以来，我常喜欢用冰心先生的一段话来形容我们的事业：

爱在左，情在右，

走在生命路的两旁，

随时播种，随时开花，

使穿枝拂叶的行人，

脚踏荆棘，不觉痛苦，

有泪可落，却不是悲凉。

正因如此，我也愿借用这段美文的意境，用以下一段文字来形容团体治疗对人的作用：

纵使，

生命路途沟壑不平，

有一群追寻自我世界答案的勇士，

正，

穿枝拂叶，

相伴而行。

2023 年 6 月于北京

　　我很荣幸受邀编纂《团体治疗中的 101 项心理干预措施》的第 2 版。这部杰作已取得了相当辉煌的成绩，就个人而言，我的幸运在于有机会能与众多知名的团体治疗专家一起合作，正是他们所倾注的时间和专长才得以使这本书再度成为不可思议的佳作。虽然第一版和修订版的众多读者群体认为此书对我们这个发展中的专业领域颇具价值，但也有部分读者认为这本书尚有待改之处，以更符合他们对阅读舒适度的预期。对某些读者来说，第一个不适之处在于，相似的主题应被归类并分别呈现于此书的不同专题中。我完全可以理解这种想法，然而，此书的初衷并非形成一部教科书，而是能置于案头的一本文稿。未来某天，读者不经意翻开，继而随意阅读映入眼帘的任意短文。这一点在鲁坦博士的推荐序中已做了很好的阐释，他把此书称为团体治疗的餐前小吃。因此，若是把格式改为专题章节，则难免会遗失此书最初设计理念的精髓。第二个不适之处来自那些严格遵守特定范式的读者们，他们可能认为此书对自己所践行的范式没有涉及足够的篇幅，也可能对我们的同行在实践中所使用的诸多不同类型的范式充满抗拒。然而，这是一本关于实施创造性干预的书，也许还是团体治疗同类书籍中唯一一本能做到让同行间探讨彼此干预技术的书。通常情况下，出于对评头论足的担忧，这些内容的确鲜被论及。可一旦缺失了创造性，我们的专业将难以得到成长和进步，就会像蜗牛一样踟躇而行。诸多投稿人都秉持着职业胆识将文章付梓——这正是我所做的事，而这些文章都是令人惊叹的成果。像雪花一样，每个人都是独一无二的，一把尺子并不能用以丈量所有的人。亲爱的读者朋友，诚挚地希望你能和这些作者们一起踏上一段奇妙的团体心理治疗之旅。

目　录

101 Interventions in Group Therapy
2nd Edition

重新思考：展现不同的认知标准

⊃ 托比·伯曼（Toby Berman）

引言

如何才能让如此不同的我们走得更近

如果人们能做到真正意义上的彼此理解，那简直不可思议。我们都从不同的历史和经验（即便有些经历可能会相似）中走来，对于语言的应用有着不同的理解，而且对于语句的个体诠释也有所区别。事实亦是如此，正是这些显著的差异将人与人彼此分隔。为了能让人们相聚于一个健康的环境，作为治疗师，我们需要去证明，无论存在何种不同，人们都在很大程度上具有相似性。我们和大多数在街道上、公交车上、飞机上抑或其他地方相遇的人一样，拥有着同样的希望、梦想和担忧。

另一个导致人与人彼此分隔的原因是人们对所感知到的差异持谨慎态度。对方可能有不同的肤色、不同的种族、不同的教育背景、不同的宗教信仰、不同的经济状况，或者只是相貌平平，这些直观的个体差异仅仅是人们进行判断的一部分因素。而大多数人更喜欢和同类型的人相处，这样才会感到轻松自在。"同类型"的判断标准是，如果你我之间没有相似之处，我们的关系就不会继续深入或成为朋友。如此一来，我们该如何减少这种经验判断并减少人们走出个人舒适区的阻滞呢？事实上，这种阻滞可能早已世代相传了。因此，个体差异确实是人类社会重要的组成部分，但同时也为拓展我们对世界的认知提供了绝佳的机会。

干预措施

这项干预措施真的很简单。我们首先需要向团体成员们说明，他们对于同一事件的不同看法是导致彼此分隔的原因之一。该措施的美妙之处在于所有的答案都不会有对错之分，从而消除了团体成员之间的竞争性以及他们对回答失误的担心，谁也不会显得更明智，因此每个成员的独特性都将得以展现。

步骤

1. 简单地找几个能用多种方式去理解的句子。

2. 把它们写在题板上，或者打印出来分发给团体成员。

3. 询问团体成员这些句子的意思，并重申答案没有对错之分。

示例

1. 他是一个好人。（这句话是什么意思？）

2. 我的父亲非常严厉。（这句话是什么意思？）

3. 爱是难以捉摸的。（这句话是什么意思？）

显然，这些句子一般不会对当事人构成威胁，并且能从多个视角进行解读。例如第一句，我得到的答案有"他很正直""他很有责任感""他照顾家人""他有个大屁股"等。第二句的答案有"他太刻板""他的控制欲太强""他制定出不得不遵守的规则""他要求我每周倒一次垃圾"等。第三句的答案有"我永远找不到爱""爱要付出很多努力""人们总是说着爱你，但并非真心实意""爱不存在"等。

随着在团体中逐渐收集到更多的答案，我观察到，那些来自不同文化、种族和教育背景的两人或多人之间可能会做出相似的回答；我还看到，当有的成员听到他们的解读被那些与自己差异很大的人说出来时，他们面部表情的变化。这个过程着实有趣。而且，有的成员还会提出一些对于其他团体成员而言异常新颖的解读视角，以至于其他成员会陷入沉思并且表达赞叹："我从来没有这样想过。"

这些各不相同的解读逐渐启发了团体成员的好奇心。他们开始想要更多地了解团体中的其他成员。有意思的是，他们甚至尝试去寻找彼此性格当中相似的部分。例如，在团体中，一位非裔女性成员对另一位白人女性成员说："亲爱的，我们简直嫁的是同一个家伙。"如此种种并不少见。

这项干预措施的显著优势在于，能够使过去从未有过任何交集的两人最终发展出亲密感。

成员反馈

大多数使用过这项干预措施的团体成员表现得乐此不疲。在团体中，他们经常会问我，是否还有更多的句子可以拿出来一起探讨。另需注意的是，随着时间的推移，许多成员希望与其他成员建立起更为私人的关系，比如安排双方家人相互认识，或者在团体治疗后一起去喝杯咖啡，等等。不同于典型的过程团体，在这类特殊的团体中，我们不会对成员们的团体外社交予以干涉，反而秉持鼓励的态度。但和过程团体一样，我们也会要求成员们把团体外发生的事情带回到团体内，然后再进行更深入的讨论，实际上这也为其他成员建立了一个可效仿的角色榜样或示范。

结论与禁忌

个体差异使我们生活的世界变得有趣而独特。如果使用得当，这项干预措施不仅能呈现我们的差异性，还会展现我们的一致性。事实上，我们似乎更容易去伤害和自己不同的人，但对于那些与我们相似的人，这种伤害行为在很多情况下会受到抑制。

目前还尚未发现有关这项干预措施的任何禁忌。唯一可能的禁忌是，如果治疗师对团体成员们的反应不够敏感，就将使团体成员们错失很多建立关系的机会。

作者简介

托比·伯曼，心理学博士，任职于美国佛罗里达州迈阿密的西奈山医院（Mount Sinai Hospital）。伯曼博士主要从事团体和个体心理治疗、心理测验等工作。她曾参与多部书籍的编撰，发表过多篇期刊论文。

02

间接伤害

➲ 约瑟夫·谢伊（Joseph Shay）

理论思考

作为治疗师，我们都不愿承认，我们无法确保身处治疗室的每个团体成员时刻都有安全感。如读者们所知，在团体治疗中，无论如何都会存在某些难以规避的、可能对成员们造成伤害的时刻。鉴于此，我们也许可以使用一些技巧性的干预方法来减轻这些伤害。

这里我想强调的是所谓的"对其他成员团体过程的间接伤害"。对此，我的解读是，"具有破坏性的"成员实际上正是在演绎最初把他带进团体的那些问题，因此这是在进行一种必要的重现过程，从而允许自我反思和自我成长得以发生。遗憾的是，一个团体成员的进步可能是以"牺牲"另一个成员为代价的。

以下是一个为读者们所熟知的临床案例（Nitsun，1996；Rutan，Stone，and Shay，2014，chapter 14）。一位名叫克莱尔的年轻女性首次加入一个团体，治疗师问她："你现在感觉怎么样？""我觉得大家并不是真的想让我待在这里，每个人都在评判我，我小时候进入一所新学校时总有这样的感受，"她泪流满面地继续说，"我的父母也从来没有帮助过我融入新的学校。"而另一个团体成员鲍勃则认为克莱尔一直在抱怨，是她自己的态度导致了缺乏融入。克莱尔听到之后吃惊地喊："什么？你在说什么？"治疗师此刻再次询问了克莱尔的感受，克莱尔回答说："我觉得自己被误解、被拒绝，很没有安全感。"接着，鲍勃说："我的父母从来没有帮助我适应学校，可我从来也没有抱怨过。被其他孩子欺负了，我父亲只会对我说，'接受现实吧，鲍勃'。我从来不会抱怨。"该团体的其他成员和治疗师都清楚，鲍勃被他的过往经历淹没了，因此他的评论里充满了投射和移情，以及伴随而来的痛苦和愤怒。但是，初来乍到的克莱尔并不理解这一点，她逃离了治疗室，这使其他团体成员都感到错愕。

至于鲍勃，这种早年创伤的再现和修通对他最后的进步至关重要。但是他的反应——在被理解和修通之前——有可能会伤害到作为投射接受者的任何其他成员，比如在本案例中的新成员克莱尔。当深陷接受者的角色时，其他成员们会难以接纳自己的感受，更不用说对这个体验进行反思了，他们已经在团体中受到了伤害（即使是暂时的），而这就是另一个成员在团体必经之路中所造成的间接影响。

团体类型

只要在治疗过程中允许自由争论并提倡开放式讨论（这可能会导致团体氛围紧张），不管是长程、短程或者有明确主题的其他任何类型，间接伤害的情况就有可能在团体中发生。

干预措施

上述案例是我在干预不同的团体时都有可能面临的一种情况。接下来要介绍的干预措施曾在一个长程、开放式、不限性别的团体中实施过大约三个月之久。

在这个年龄由 25 ~ 50 岁构成的八人团体中，成员们已经开始更深入地分享他们的早年生活经历，以及他们对在座的其他团体成员的内在感受。他们可以意识到童年经历和人际互动模式在团体内的重现。通过对这些问题的探索，该团体正在学习两件事：（1）团体是使早年生活经历重现的培养皿；（2）当前情感的强烈程度是一个信号，这种情感几乎可以肯定是由过去的经历所触发的。

其实，克莱尔在逃离的那天又回到了团体会谈中，但是她说："我不想再聊这个了。"那一刻，我同意了。在随后的几次会面中，我们也曾提及这段团体经验。三个月后，类似的情形又出现了。

鲍勃再次指责了克莱尔是无病呻吟，并且拒不认错，他没有意识到这是自己对有攻击性的父亲的认同。克莱尔哭了起来，望向门口。此时，我说了一段话来表达自己的看法，然而事实上，这段话通常是在一次或几次会谈中被分开说出的。我很少这样长篇大论，这次是为了说明问题才选择用这种方式。

在这项干预措施中，由于我要向团体成员们提出一个更普适的观点，所以没有提鲍勃和克莱尔的名讳，但这也并非难事。该干预措施包含四个部分：（1）认识到团体过程中存在着歪曲现象；（2）说明这一过程的潜在好处；（3）确认受到伤害的感觉；（4）表达出团体成员能够容忍并从中获益的希望和信心。

我说："在这间治疗室里充斥着很多异乎强烈的情感，即便有些并不源自这里。这就是团体治疗的意义所在，在进入团体之前，我和你们每一位面谈的时候就试图解释这些。我知道这很难。然而请记住，正是这种强烈的感觉可以证明，在你们彼此相识之前，还有别的什么在这里运作。团体治疗的美妙之处就在于，你可以体验到强烈的情感并把它们表达出来，但这并不意味着由这些感受所触发的对其他成员的评论是准确的。可能准确，也可能并非如此。于团体成员们而言，这是一个非常痛苦的部分，有的评论可能真的很伤人，你甚至会因为内心的脆弱点被击中而觉得受到伤害。然而，我们的共同目标是要反思一下是什么在我们的身上被激活了，如此一来，我们就可以从中获得成长。正如我之前说过的，团体治疗关乎行动和反思，在反思发生之前，行动有时会令人痛苦。但这个团体是足够强大的，因此我希望你们每一位的内心也足够强大，可以去接纳这个过程，并且每周回来继续探索发生了什么。"

成员反馈

在这种情况下，一位曾受到攻击的成员回答说："好吧，那太糟了！"这表明这项干预措施对她收效甚微。然而，另一位成员反驳道："记住那些我们一直在学的东西，别人的评论不一定和你有关，你不必承认它。"当团体成员们真正接受了这个观点——接受属于你的，拒绝不属于你的，他们实际上就可以在另一位成员歪曲的评论中拥有选择真相的自由。

结论

所有团体治疗师都有一个至真至诚的人性本愿，那就是去保护受伤的人免受进一步的伤害。然而，团体治疗并不能这般如人所愿，因为即便我们希望它让人感到安全，但正是在这些创伤的重新体验中，修正性经验和疗愈才得以发生。一般来说，在成功的团体里，成员们会了解到，在团体互动中经历痛苦是疗愈过程的一部分，而不是失败。在筛选团体阶段就给成员们打好预防针，这样他们才不太可能在未来因此受伤。

可能的禁忌

这种类型的干预措施少有禁忌，除非在治疗过程中，"破坏性"的成员因被示意有歪曲或投射的行为而太过羞愧，或者"受伤害"的成员因被示意其感受过分个人化而觉得特别不受认可。

作者简介

约瑟夫·谢伊，哲学博士，注册团体心理治疗师，美国团体心理治疗协会会员，马萨诸塞州坎布里奇市私人执业心理医生，兼任哈佛大学医学院精神病学系教员，麦克莱恩市和马萨诸塞州综合医院主管，在美国新英格兰精神分析取向夫妻家庭研究所、东北团体心理治疗学会和马萨诸塞州综合医院心理动力治疗和研究中心任职。谢伊博士是《心理动力团体治疗》（*Psychodynamic Group Psychotherapy*）（第 4 版和第 5 版）的合著者，也是《心理治疗的冒险之旅》（*Odysseys in Psychotherapy*）和《团体治疗的复杂困境》（*Complex Dilemmas in Group Therapy*）的联合编撰人。

参考文献

Nitsun, M. (1996). *The anti-group: Destructive forces in the group and their creative potential.* London: Routledge.

Rutan, J. S., Stone, W. N., & Shay, J. J. (2014). *Psychodynamic group psychotherapy* (5th ed.). New York: Guilford.

101 Interventions
in
Group Therapy
2nd Edition

哀悼丧失

◐ 克里斯·德鲁姆（Kris Drumm）

引言：放弃

哀悼未经处理的丧失对我们的情感成长和能力提升至关重要。鉴于悲伤的本质是痛苦，所以我们中的许多人会选择逃避、压抑和否认悲伤的感受，这些悲伤可能源自要放弃家人、工作和地位，以及因为生活变故而经年累积的其他丧失。这种压抑和否认的结果可能会引发抑郁和/或愤怒的情绪（Whitfield，1987）。本文所介绍的干预措施被用来帮助性少数群体确认和哀悼因公开恋情而遭受的丧失，最终使她们能以性少数群体的身份坦然生活。

对于性少数群体来说，当承认并公开性取向或者性别认同时，大多数人必然要接受一些丧失。有数不尽的可能发生的丧失，主要根植于社会对性少数群体和性别失统（gender variance）的边缘化和污名化（Herek，1984；Cass，1979）。这些丧失甚至可能是极端的，比如被家人、教会、社区所排斥，或是失业。

特权往往被持有者所享受或不曾被意识到（McIntosh，2007）。通常，只有当我们失去权利和庇护时，才会意识到并非每个人都享有同样的自由。本文描述了一段在性少数群体中实施干预的过程，旨在帮助其中的女性成员确认和尽量适应异性恋特权的丧失，而这些特权曾庇护过她们免遭排斥和边缘化。

成员概况

这项干预措施被应用在一个由 7 名年龄在 30 ～ 60 岁的性少数群体女性成员组成的封闭式团体中，成员们公开以性少数群体身份生活的时长从 6 个月到 40 年不等。该团体已经进行了几个月的会面，形成了很强的凝聚力并且关系融洽。

干预措施

一位女士加入该团体的初衷是为了获得支持，因为她开始对自己和他人坦承自己的性取向，这么做所造成的意外后果着实令人沮丧。因此在团体中也引发了一场关于公开宣称性取向所造成的后果的深入讨论。在随后的团体会面中，治疗师引入了"丧失图腾"，旨在提供一种具象的活动形式，以鼓励成员们对相似的丧失经历进行反思和确认。

使用说明

引导者采购并向团体成员提供下列物品。

- 串珠绳：每位参与者人手一条 12 ～ 18 英寸 ① 长的绳子。
- 一盘各式各样的珠子：珠子在颜色、大小和形状上各不相同，可在工艺品店和旧货商店采购。将盘子放在团体中央，使所有参与者都方便拿取（或者，也可以给参与者提供纸杯，用纸杯从盘子里盛满珠子后绕圈传递拿取）。
- 纸和笔：让参与者在串珠子的同时对应写下过去的丧失经历，以示纪念。

团体带领者进行如下说明："图腾是某种具有神圣和象征意义的物品，我们现在将创作各自的图腾，经由这个图腾去纪念每位参与者因为宣告了自己女同性恋的身份而遭受的丧失。各位需要思考一下，你在梦想、期望、权利、朋友、家人或自己所认为的庇护等方面曾遭受过的所有丧失。你可以用不同的珠子更好地象征某类丧失。现在开始选择一些珠子，然后把它们串起来，这个过程请保持安静。"串珠子的过程大约用时 15 分钟。

在团体完成串珠子的任务后，带领者通过询问成员们创作图腾时的感受来解构这个过程，然后开始依次让每位成员分享她的图腾并解释每颗珠子代表了什么，如果特定的颜色和形状具有某种意义，随后会在团体中对这些女士们遭遇的异同进行讨论。最后带领者还询问了成员们在团体结束后想要如何处理各自的图腾，成员们也分享了自己的想法。

---

① 1 英寸 ≈2.54 厘米。——译者注

成员反馈

团体成员们很快就参与到图腾创作的活动中来。当大家逐一分享的时候，有眼泪也有欢笑，那些曾经认定的丧失，回想起来实则焉知非福。例如，一位女士讲述自己曾经在工作中丧失了尊重，以及她那时体验到的恐惧和羞愧。随后她笑笑说，15年后的今天，她在一家更好的公司担任了高级职位，而且有机会与那些恐同的人和歧视她的人进行互动。另一位女士哭得很伤心，因为她的女儿不允许她向外孙子、外孙女们坦承性取向，也不允许她带着已婚七年的伴侣参加任何节日或家庭的庆祝活动。

一位离家20多年的女士在谈到曾失去朋友和教会时哭了起来，她对自己的哭泣表示惊讶，她说："我以为自己很久以前就已经克服了。"团体中的一位女性用一颗看起来像泪珠的蓝色水晶珠来象征自己所经历的自由的丧失，因为她对在公众场合向同性伴侣表达任何形式的爱意心存恐惧。她说："在很多方面，我都为失去安全感而感到难过。"这个议题在团体成员之间引发了一场热烈的讨论，围绕着自从公开性少数群体身份以来，她们在这个世界上更没有安全感的方方面面展开。团体成员们逐渐意识到，失去认可贯穿了整个主题并且对她们所有人而言都影响巨大。一位从小学三年级开始就公开以性少数群体身份生活的女士提到，她和很多丧失没有关系，她进一步解释说："从一开始我就没有得到过认可……所以我从来没有尝到过失去的滋味。"随着交流继续深入、相互倾听以及加入了对性少数群体和异性恋社会背景的讨论，一些参与者开始表达出愤怒情绪。最后，一位女士喊道："假如未来我可以再选择一次，我绝不会等那么久！"在座的所有人都表示赞同，并一起欢呼了起来。

当考虑如何处理她们的图腾时，有几位女士决定将自己的图腾扔进河里，象征着放下那些与自己有关的种种伤痛，而其他人则选择保留自己的图腾，并作为一种自我复原力的象征。

结论

创作一个具有象征意义的"丧失图腾"能够帮助该团体中的性少数群体确认和感受她们公开以性少数群体身份生活所经历的丧失。这个活动作为一个疗愈过程，促进了团体的转变，释放了参与者们的生命力，让她们能够自如地拥抱自由、快乐，并与真实的自我保持一致。而在团体中实现这个过程更强化了治疗体验，因为参与者们逐渐认识到，她们所经历的边缘化是社会性的，而非只有她自己这样。

可能的禁忌

作者已将这项干预措施应用于其他团体，以处理衰老、成瘾和丧亲所带来的丧失，并带来了类似的效果。当团体成员们建立了坚实、融洽的关系并且自己有适当的情绪调节能力时，效果会更理想。

作者简介

克里斯·德鲁姆，美国注册临床社会工作者，持有依从本心催眠疗法（Heart-Centered Hypnotherapy）的高级认证，目前在佛罗里达州威尔顿马诺斯市的私人诊所工作。

参考文献

Cass, v (1979). Homosexual identity formation: A theoretical model. *Journal of Homosexuality,* 4 (3), 219–235.

Herek, G. (1984). Beyond "homophobia": A social perspective on attitudes toward lesbian and gay men. *Journal of Homosexuality*, 10, 1–21.

Kitzinger, C., Wilkinson, S. (1995). Transitions from heterosexuality to lesbianism: The discursive production of lesbian identities. *Journal of Developmental Psychology,* 31 (4), 95–104.

McIntosh, P. (2007). White privilege: Unpacking the invisible knapsack. In M. L. Anderson and P. H. Collins (Eds.), *Race, Class, and Gender: An Anthology* (pp. 98–102). New York: Thomson Wadsworth.

Whitfield, Charles L. (1987). *Healing The Child Within.* Deerfield Beach FL: Health Communications, Inc.

04

女性团体中的友善文化：待人友善是美德

➲ 梅丽莎·布莱克（Melissa Black）

引言

社会期望和性别角色的长期影响令许多女性在社交中变得"友善"或"表现得友善"。女性从小到大被教养出的这种美德会要求她们远离自己的完整体验，当真实的感受落在与之相反的消极面或者当某种情感过于强烈时，个体都会予以否认。如此一来，往往只会在人与人之间形成一种流于形式的肤浅关系，让人觉得她是一个有教养、充满爱心、从不生气的好女人。然而，永远保持友善是通往自我认知和亲密关系之路的障碍，最终可能成为一种心理防御机制。

在团体的最初阶段，友善的女性可以使团体有凝聚力和安全感，但这些很快就会变得单调乏味并对团体工作有破坏性。因为除了赞许、共情、同情或关心外，"友善"不会给任何其他的情感体验留出空间。新手治疗师可能会误认为友善、充满爱和共情是团体发挥效用的体现，而不会去考虑这是团体为了排斥负面情感体验的直接表达而进行的一场合谋，这往往会导致团体中普遍存在的负面情感以被动和具有潜在破坏性的方式表达出来。

成员概况

这项干预措施被应用于一个开放式支持性的动力取向团体中。该团体由 7 名女性组成，她们都曾或正在接受着个体心理治疗。年龄范围在 37 ～ 76 岁，平均年龄为 48 岁。以白人为主，有一名西班牙裔和一名印度裔。宗教信仰方面，有三名基督徒、一名无神论者、一名印度教徒、一名犹太教徒和一名不可知论者。除了一名成员外，其他成员都有子女。全体成员都至少获得了学士学位。

干预措施

开放式团体的成员人数已降至 7 人，未来三个月内，预计还会有人要退出。本轮会面首次有新成员被引入以开启重建过程。会谈开始后，首先由即将退出的成员简短地表达了对新成员的欢迎并介绍了团体情况（包含近期成员退出的情况以及她将退出的消息）。接着，在这位新成员讲述自己的故事后，其他团体成员开始致力于去提出一些非常肤浅和空泛的问题，她们表现出近乎可笑的"友善"。令我感到费解的是，像这样一个长程团体不应该表现得如此流于表面。

普遍反馈

鉴于这种奇怪的团体现象，我做出了一个针对全员的阐释："我想知道，是否'友善的团体'可以避免因为成员退出而导致的终止？"

这个阐释引发了两类不同的成员反馈。首先是该友善团体内部潜在的挫败感被激发了出来。其中一个成员变得焦躁起来，她喊道："我的头都快要被房间里所有的善意弄爆炸了！我真的不在乎她（新成员）的狗是否受过训练，或者她的花园是不是种了菜。"当然，继"终止阐释"之后，她所表现出的这种大喊大叫的行为遭到了其他成员的共同抵制，直到最后有个成员说："我只是想让她在每时每刻都感受到被倾听；我不想让她面临像你（大喊大叫者）现在这样的做法。这实在是太不友好了。"这番强调之后，大家突然笑了起来。友善的逻辑谬误正好暴露无遗！

因此导致了第二类成员反馈。那位即将退出的成员表示："我担心如果我们不够友好，她（新成员）就会离开。我就不能从人数这么少的团体中退出了。"另一位成员对我的阐释回应道："如果我们能同时表达自己的愤怒和担忧，那友善并没有什么错。但我明白你的意思，谁知道呢，也许很快一个人也不剩了。"这是成员对治疗师所压抑的愤怒的一种更直接的表达，因为我是一名治疗师，是我的问题导致这个团体在成员数量上如此不稳定。团体能够直接探索潜在的恐惧，这个主题给治疗过程带来了极大的丰富性。

结论

女性团体可以作为一种非常特殊的治疗情境，用以探索和超越大多数女性被社会强加的性别角色。治疗师要意识到女性退行回"友善"是必要的，因为这是她们躲避生活中更重要、更隐私的情感之地。正如愤怒和敌意可能代表男性团体避免相互之间表达爱和滋养一样，对治疗师而言，一个充满友善的女性团体可能代表了该团体在避免表现出竞争、愤怒和其他谈不上善良的情愫。

可能的禁忌

对于任何动力取向的支持性团体而言，制定一份清晰的旨在令成员们经历和提升情绪体验完整性的团体契约非常必要。在进入团体之前，治疗师应与潜在成员就经历和表达所有情感的必要性和重要性进行深入的探讨，这就从伦理要求上避免了他们对支持性团体产生不实际的期望。除此之外，治疗师还必须要考虑到文化因素的影响，而且当文化不一致或与团体中的主流文化相冲突的时候，来访者必须愿意就此进行讨论。

作者简介

梅丽莎·布莱克，博士，美国执证临床心理学家和注册团体心理治疗师。她是私人执业者，也是美国得克萨斯州达拉斯市团体分析实践（Group Analytic Practice）机构的治疗师。她同时还兼任得克萨斯大学西南医学中心精神病学的临床教授。

101 Interventions
in
Group Therapy
2nd Edition

05

重症住院患者团体中的反移情

⊃ 卡拉·宾纳（Carla Penna）

引言

针对重症或临终住院患者的团体心理治疗已在医疗机构开展了几十年。在美国，一份关于癌症和艾滋病患者团体干预的专题报告提供了这一主题的相关数据，揭示出团体工作对该群体的有效性（Bernard，2004）。

重症患者团体能够降低患者们的孤独感，提供情感支持，并实现信息和经验的分享。此外，在团体中还可以发展患者们的心理技能，以应对疾病和死亡带来的恐惧。团体还可以循循善诱，点燃患者们对生活和未来的希望（Newman，2008）。大多数已知的针对该群体的团体干预主要围绕人际关系（Yalom，1983）、教育目的或支持方法展开（Marcus & Bernard，2000）。然而，我以团体分析参考框架下的干预策略（Rice and Rutan，1987；Mello Filho，2000；Presberg and Kibel，1994）为指导，在巴西一家综合医院为重症心脏病住院患者开展了分析取向心理治疗团体（analytic oriented psychotherapy groups）。

反移情与重症住院患者

对这些团体开展工作的主要困境是，如何处理人们对死亡的恐惧和如影随形的死亡威胁。此外，正如斯科格斯塔德（Skogstad，2001）在心脏病病房所观察到的，猝死随时可能会发生，患者的病情也可能会急转直下，因此无法维持生存的个体焦虑总是一个不可否认的威胁。一般而言，即便是综合医院的工作人员也很难面对死亡的话题。

从治疗师的角度来看，有这类人群存在的团体会出现深层次的反移情问题，需要承认和处理才会获得"足够好的"团体互动。也就是说，在开展重病患者（有的已经终止治疗）的团体工作时，治疗师不得不接受自己对某人必然会死亡的幻想和恐惧。这就需要配合良好的个体心理治疗以及日常应对濒死之人的特殊能力。

团体和成员概况

心脏病病房由 21 张床位构成，男女混住，面朝一个空间宽敞的阳台。病房里的设施并没有为团体治疗提供一个适当的环境，尽管如此，我仍每周在阳台上组织一场不限性别的开放式团体。该团体由低收入住院患者组成，他们等待着医生的诊断、侵入性治疗和心脏手术的术前或术后治疗。大多数住院患者患有严重的冠状动脉疾病，一些患者还有严重的并发症或已经终止治疗。因此，该团体是不可能事先保证成员参与的持久性的。有些成员只参加了一两次会谈，但有些人也持续参与了三个月以上。许多人因为出院而离开了团体，而有些人由于手术并发症或死亡再没有从重症监护室回来。社会剥夺和家庭困境等问题加剧了患者因为疾病而产生的本能的焦虑感。

干预措施和反移情

第一步：团体结构和参与情况

重症住院患者的团体结构需要具备灵活性，因为治疗师事先几乎不可能了解团体的参与情况。因此，每周都有必要重新"选择"当天能够参与的成员。为了完成这项任务，治疗师需要对住院患者的心理和临床状况展开小型调查评估，以了解谁将能参与本次团体。有些患者的积极性很高，有些则拒绝参加，其他一些人由于健康状况不稳定，未得到医生的允许。"每周组建阶段"是整个过程中最耗费精力、最考验人的步骤，会让治疗师产生沮丧、逃避和无助的感觉。然而，重要的是要熬过这一步，要承受住来自住院患者的大量的投射性认同，同时要培养自己创造性地应对来自患者和弥漫在病房中的可预见的焦虑的技能。

第二步：解冻情感

一般来说，住院患者的流动率很高，所以每次会面都可能是一个"惊喜箱"，充满不确定性。因此，有时一些治疗师会选择用一种更结构化的方式来保护自我。在分析框架下的做法是，可以去激发一场自由漂浮式[①]（Free-floating）的讨论；然而根据经验，在团体设置中，一位比较积极的治疗师也很重要（Mello Filho，2000）。在鼓励大家进行简短的自我介绍后，这些住院患者们就开始讨论他们的住院情况、病情和对未来的期盼。据观察，每次的会谈氛围都可以快速升温，患者们能用一种特殊的方式进行交流，比如讲述自己的故事以及反思疾病对他们人生的作用。从这个意义上来说，正是治疗师有力而无畏的态度使他们有机会"解冻"和分享那些有关生命和疾病的真情实感。

第三步：谈论死亡

住院触动了患者们的退行以及与绝望和死亡恐惧相关的深层的焦虑感，即使在整个医院环境中，也很难找到愿意讨论死亡的人。然而，在一个由重症住院患者组成的团体中，对自身和其他一些成员的死亡恐惧是真实存在的。与其回避这个问题，治疗师更有意愿去促进这个困难的议题在团体中被讨论，这是至关重要的。没有错失良机，住院患者们"抓住"了治疗师的可用性，并开始在会谈中透露他／她对生存和死亡的恐惧。对治疗师而言，这并非一项轻而易举的任务，需要他们保持高度的自我觉察以理解患者们的反移情，并在团体会谈中以更积极的角色去创造一个涵容的治疗空间，使患者们有机会强烈而深刻地触及那些他们以前无法言说的情感。

结论与禁忌

治疗师在对重症住院患者实施分析取向团体心理治疗时需要准确地关注反移情问题，并每天与自我意愿进行内部协商，以决定是否愿意应对患者们高水平的原始焦虑和恐惧。这种谨慎的态度可以防止治疗师出现再创伤和倦怠综合征（Marcus & Bernard，2000）。治疗师的自我反思或参加互助小组也可能会对他们有帮助。治疗师能意识到自身的局限性是做好这项工作的关键点，接受和承认这一点将成为他们在团体干预中所能用到的最佳工具。

---

① 即摆脱成见，让思想自由漂浮，让问题被充分检视。具体可了解加拿大哲学家瑞比的哲学咨询的四阶段法。——译者注

作者简介

卡拉·宾纳，哲学博士，巴西里约热内卢州的精神分析师和团体分析师，曾任巴西里约热内卢州巴西团体心理治疗协会和团体分析心理治疗学会主席。她也是国际团体分析学会的会员，目前私人执业。

参考文献

Bernard, H. (2004) Group interventions for patients with cancer and IIIv disease. *International Journal of Group Psychotherapy*, 54 (1), 23–27.

Marcus, M. and Bernard, H. (2000) Group psychotherapy for psychological traumata of prolonged, severe and/or terminal illness.In Klein, R. and Schermer, v (Eds) (2000) *Group Psychotherapy for Psychological Trauma.* New York: Guilford Press.

Mello Filho, J. (2000) (Ed.) *Grupo e corpo*: *Psicoterapia de grupo com pacientes somáticos*. Porto Alegre: Artmed.

Newman, T. E. (2008) Living with dying: How to keep the group alive when the members are dying. In Fehr, S. S. (ed.) (2008) *101 Interventions in Group Therapy.* New York: The Haworth Press.

Presberg, B. and Kibel, H. (1994) Confronting death: Group psychotherapy with terminally ill individuals. *Group*, 18 (1), 19–28.

Rice, C. and Rutan, S. (1987) *Inpatient Group Psychotherapy: A Psychodynamic Perspective*. New York: Macmillan.

Skogstad, W. (2001) Working in a world of bodies: A medical ward. In Hinshelwood, R. and Skogstad, W. (Eds) (2001) *Observing Organizations: Anxiety, Defence and Culture in Health Care.* London: Routledge.

Yalom, I. (1983) *Inpatients Group Psychotherapy*. New York: Basic Books.

06

痛苦需要被倾听

⊃ 马文・D. 埃文斯（Marvin D. Evans）

在《内城布鲁斯》（*Inner City Blues*）这首歌中，马文・盖伊（Marvin Gaye）哀叹道："它（内城布鲁斯）让我想要歇斯底里，它们影响我的生活……让我想要举起双手歇斯底里。"1968 年，在具有开创意义的作品《黑色狂怒》（*Black Rage*）中，作家威廉・格里尔（William Grier）和普莱斯・M. 科布斯（Price M. Cobbs）也写道："攻击性跃起于曾经遭受过的创伤以及被刺痛的热望，根植于侵害和反复无常的残暴不公。"

美国种族主义的历史充斥着上述这样的例子和轶事。然而，没有什么能比非裔美国男性的生活和遭遇更能清楚地反映出系统性和代际种族主义的影响。系统性种族主义的代际影响持续在各个层面上，渗透到黑人生活的社会环境中。系统性种族主义的毒害作用已被编码进所有非裔美国人的 DNA 中。不管是在公众媒体上经常含糊其词的美国总统，还是主要因社会经济剥夺而致死的非裔美国婴儿（其死亡率是非西班牙裔白人婴儿的两倍以上），没有一个美国黑人男性可以幸免。

作为一名非裔美国男性心理治疗师，我一直都在关注着种族主义的负面影响，以及被压抑的痛苦是如何在非裔美国男性来访者的问题中显现出来的。令我印象深刻的是，让人想要通过文字隐喻而"举起双手歇斯底里"的痛苦和绝望如果持续下去，就会演变为神经症并 / 或表现出问题行为，比如过度的攻击性和社交技能受损（我所说的行为，最深的根源是那些原始的痛苦和未得到满足的需求）。此外，在对这类人群的治疗经验方面，我发现除非那些原始的伤害得以处理，否则领悟疗法的效果会大打折扣。正如原始疗法（Primal Therapy）之父阿瑟・雅诺夫（Arthur Janov）所指出的，谈话治疗的问题在于"我们需要和一个不会说话但有感受的大脑交谈"。

我提供的干预措施是一种原始疗法中所使用的技术，称为原始呐喊（primal scream），旨在帮助来访者重历创伤性事件，通常使用呐喊或哭泣的方式以达到宣泄情感的目的。我发现这项措施特别适用于非裔美国男性，因为他们中的许多人经受的愤怒和绝望是系统性种族主义所压抑的痛苦的一种表现，而这种痛苦从未得到过处理，也未曾从内心得以释放。原始呐喊疗法使非裔美国男性来访者有机会通过声音和躯体来表达那些源自世代压迫且根深蒂固的能量。

需要说明的是，我冒昧地延伸了原始的传统定义，使其超越了个体早年经历中的创伤性事件，扩展至整个非裔美国群体在艰难困苦中所历经的命运。

适用人群

从理论上讲，这种干预措施可适用于生活在美国的任何非裔成年男性，因为不论他们是否意识到这一点，所有人都遭受过系统性种族主义的负面影响。然而，我发现这种干预措施对非裔美国男性的应用最为有效，因为他们面临着被剥夺权利或被边缘化的创伤。根据我的经验，这类人群曾遭受过来自刑事司法系统、工作场所或与主流文化（即美国白人文化）有实质联系的其他社会文化领域中的明显歧视。虽然这种干预措施对非裔美国女性而言也是适用的，但由于性别、性和父权制的相关政策，我发现非裔美国女性遭受种族主义的恶意程度相比男性来说要更低，因此我在应用这种干预措施时并没有考虑女性群体。

干预措施

这项干预措施通常以承认和反映来访者对种族主义的感受和经验开始。"约翰，种族主义在美国确实依然存在。你用非常直接的方式报告了自己的经历，比如在刑事司法系统中曾遭受过截然不同的待遇。还有其他一些微妙的方式，比如当你经过或接近白人女性时，她们会立即抓紧自己的钱包。"我继续解释着，种族主义的印记是很难被清除的，它们会以诸如成瘾、躯体疾病、人际关系受损等神经症性的替代形式表现出来。对很多男性来说，痛苦会表现为愤怒。

我们探讨了种族主义引发的痛苦感受是如何通过身体表现出来的，比如躯体僵硬、过度的男性气质、抑郁情绪等。进而我解释了什么是原始呐喊，并邀请来访者在接下来的练习中允许充分表达自己的痛苦。在这个练习中，他可以大叫、咒骂和／或呐喊，声音越大越好，时间越久越好，但至少要持续三分钟。

在我看来，原始呐喊可以使来访者借助声音和躯体来释放被压抑了几个世纪的原始痛苦。而我也承认，在来访者看来，这种做法貌似很荒谬或令人尴尬。这时我会把他可能有的拘束感理解为对治疗的阻抗。为了缓解来访者因难为情而产生的拘束感，我会给他一个哨子，并鼓励他尽可能长时间地用力吹，至少持续三分钟。我发现，这项干预措施的替代技术通常也需要持续三分钟，才能使来访者摆脱头脑层面的控制而回归到躯体的觉知上来。

普遍反馈

我发现这种干预措施对于男性摆脱压抑很有效。对许多男性来说，用哭泣（有时是无法自控的）作为宣泄的工具效果尤为明显。治疗师应该允许和接纳这种情形，同时也要觉察和处理可能会产生的反移情。在练习过程中，有的来访者反馈说他们有体重减轻的感觉，其他人则表示感到筋疲力尽。在随后的治疗中，我观察到来访者的姿势会变得更放松，更容易触及情绪情感的部分，并且能够更好地进行认知重建。

结论 / 禁忌

对治疗师们来说，原始呐喊疗法是一种强效的工具，可以用来帮助因种族主义而深陷愤怒和抑郁情绪的非裔成年男性来访者。成功的干预介入会降低来访者的焦虑感，从而更容易开展谈话治疗。

原始呐喊疗法仅可在个体与其他人隔绝的独立环境中实施，除非该个体也是团体干预的一部分。僻静的办公室或户外空间是实施这项技术的最佳环境。最后，我不建议对儿童进行这种干预，也不推荐那些被诊断有身体或言语虐待史的男性去尝试，因为暴怒的体验可能会触发曾经的创伤。

作者简介

马文·D. 埃文斯，美国伊利诺伊州芝加哥市一家私人诊所的执证临床专业咨询师，他的专业领域是开展社会边缘化群体的咨询工作。

参考文献

Grier, W. H. & Cobbs, P. M. (1968) *Black Rage*. NY: Harper & Row Publishers, Inc.

Nyx & Gaye, M. (1971) "Inner City Blues" [recorded by Marvin Gaye]. On *What's Going On* [album] Detroit: Motown (1971).

Primal Therapy (2008, August 8) What is Primal Therapy by Dr. Arthur Janov [video file]. Retrieved from www.youtube.com/watch?v=_bc003JICgY.

07

聘任团体协调员以开发团体项目

○ 约书亚·M. 格罗斯（Joshua M. Gross）

引言

团体治疗虽然不难懂，但是一种不易把握的干预方式，通常情况下很难在心理健康诊所的环境中启动和进行。尽管如此，在某些机构里，团体治疗项目之所以能蓬勃发展，一个可能的原因就是这些机构里有具备如何有效开展团体治疗知识的专业人士。本篇所提供的干预措施是聘任一位团体协调员（Group Coordinator），并将告知读者为何这么做可以对诊所模式及心理健康保健的经济效益产生影响。

一名个体治疗师在工作时间内给人们提供治疗，基本上是每次 1 人会面 1 小时。而一名团体治疗师在 90 分钟的会谈时间内可能同时见到 7、8 人甚至 9 人，另外还会花费半小时整理文档。因此，团体模式可以在每周会面的 90 分钟内干预多达 9 人，每周完整的诊疗时间只需要花费团体治疗师两个小时。如果诊所发展出一种模式，即把一些个案从个体治疗转介到团体治疗，那么由于规模经济的发展，就极有可能以更低的成本提供更多的保健服务（Gross，1997）。如果有很多治疗师能开展团体干预，心理健康诊所就可能有机会满足团体项目中各种各样的个体需求。

高校咨询中心主任协会（Association for University and College Counseling Center Directors）2013—2014 年的年度调查（AUCCCD，2014）显示，只有 22.7% 的咨询中心有团体协调员（这是对负责督导团体项目进展的人员的称呼）。尽管所有相关专业领域的大多数心理健康专业人士比较精通个体治疗，但其中很多人即使读到了研究生阶段也仅上过一门团体治疗课程，而且他们未必经历过充分的实习或临床实践督导以夯实基础。鉴于团体治疗对大量实践经验的要求，很多诊所没有能够指导团体治疗实践的专业人士，因而难以发展团体治疗项目。

干预措施

当诊所中有擅长团体实践的专业人士且其他人也意识到团体的重要性时，团体协调员往往才会被任命。对此，诊所的管理部门一般会采取支持的立场，并鼓励该专业人士担任团体项目的领导角色，即团体协调员。在专业基础上，如果团体协调员同时能得到实践、培训、监督和管理的授权，那么团体模式将会发生明显改变（Gross，2015），体现在从事团体工作的人员数量除以员工总数后得到的百分比上。随着内部团体从业者比例的增加，诊所实现了对团体工作进行管理、培训和临床督导的规模经济，转介、干预选择以及员工从事自身感兴趣的团体的机会增多。在多个团体共同运行的情况下，做团体治疗相对于单打独斗要更容易。

有鉴于此，聘任一位经验丰富、有必备技能和志趣进行团体项目开发的团体治疗师，也许会为诊所和其服务群体带来非常可观的经济效益和项目价值。

普遍反馈

接受个体治疗的来访者对被转介到团体的提议反应不佳，这并不罕见。当不得不在陌生人面前谈论个人问题时，个体的焦虑、羞耻、隐私甚至偶尔涉及的个人边界等问题往往会出现。此时，掌握技能和专业知识的团体协调员可以为那些不熟悉团体工作的来访者和工作人员制定策略，以帮助正接受个体治疗的人和可能进行转介处置的同事了解基本的团体治疗事项，并有效而妥善地解决遇到的问题。一般情况下，团体治疗师的任务之一就是要处理这些阻抗，并清楚地知道如何帮助成员理解他们产生的情绪，以解释干预措施是如何发挥作用的以及为什么会如此有效（AGPA，2015a）。许多人能从团体治疗中受益，我们也看到不同诊所在其开发的服务模式方面存在着显而易见的差别。我们确信，很多不同类型的人群（有各种各样的临床表现和症状）可以通过团体治疗获得显著好转（AGPA，2015b）。

结论

对于没有常态化实践团体治疗的诊所来说，其管理层和负责人可能会错过心理健康领域中一种成本效益更好、疗效更佳的干预措施。一个充满关爱和积极响应的诊所在兼顾优质服务和成本效益的前提下，实施团体和个体相结合的治疗方案深具意义。而当这些服务无法提供时，通常是由于缺乏提供团体治疗服务的专业知识。有见地的管理者如果有意使他们的诊所从零做起，开拓团体服务，那么最好的办法就是寻找一位能够胜任且经验丰富的团体协调员，这些专业人士深谙如何在各种诊所环境中从无到有地开发团体服务项目。

可能的禁忌

团体治疗并非在任何情况下对所有人都适用。有的人可能需要在接受一系列的个体治疗后才能对团体中固有的、必要的妥协和迁就有心理准备。那些无法分享与合作、毫无判断力、行为或情绪难以自控的人，可能并不适合参加团体治疗。经验丰富的团体协调员了解这些注意事项，并熟知诸如《团体心理治疗实践指南》（*The Practice Guidelines for Group Psychotherapy*）（AGPA，2015a）中所概述的那些实践准则。

聘任一位团体协调员也可能会影响老牌诊所的工作人员的生活和发展，因为他们早已习惯于在一对一的设置中进行个体治疗。在团体项目的初创阶段，有时会遇到焦虑、环境和合作困难等问题。经验丰富的团体协调员很熟悉这些问题，并了解团体模式的发展阶段以及怎样以符合诊所团体模式发展水平的方式进行干预（Gross，2015）。

作者简介

约书亚·M. 格罗斯，哲学博士，美国职业心理学委员会会员，注册团体心理治疗师，美国团体心理治疗协会会员，佛罗里达州立大学心理咨询中心团体项目负责人，团体和家庭心理学者，执证心理学家，美国团体心理学学会会员，团体心理治疗认证国际委员会理事。

参考文献

American Group Psychotherapy Association (2007) *Practice Guidelines for Group Psychotherapy*. Retrieved from www.agpa.org/home/practice-resources/ practice-guidelines-for-group-psychotherapy.

AGPA (2015a) *The Practice Guidelines for Group Psychotherapy*. www.agpa.org/ home/practice-resources/ practice-guidelines-for-group-psychotherapy.

AGPA (2015b) Evidence Based Practice in Group Psychotherapy.www.agpa.org/ home/practice-resources/ evidence-based-practice-in-group-psychotherapy.

AUCCCD (2014) Association for University and College Counseling Center Directors www.aucccd.org/.

Association for University and College Counseling Center Directors. (n.d.) *Welcome to AUCCCD*. Retrieved from www.aucccd.org/.

Gross, J. M. (1997). Promoting group psychotherapy in managed care: Basic economic principles for the clinical practitioner. *International Journal of Group Psychotherapy*, 47, 499–507.

Gross, J. M. (2015) Group culture and its stages of development. In Alonso, J. (Chair), Bleiberg, J., Cox, J. Drapkin, R. G., Gross, J. M., Kirpalani, P. and MacNair-Semands, R. R. Group Coordinator's Workshop II: Building skills in group program development and leadership. All day theory and skills training event at The Annual Meeting of The American Group Psychotherapy Association, San Francisco, CA.

08

谁欠你一个道歉

➲ 埃伦·J. 费尔（Ellen J. Fehr）

➲ 加里·L. 桑德列尔（Gary L. Sandelier）

难忘的伤痛

相信大多数人都在他们的生活中经历过被评判、被虐待、被误解，或者确切地说，在现实或臆想中被他人拒绝的情形。这类经历往往会对接受者产生深远的影响，如若反复经历，则可能会在现在及将来造成个体人格和人际关系的巨大改变。费尔（Fehr，2003）曾推荐过一种简便易行的干预／技术，可引出来访者在团体治疗过程中不一定会暴露出来的信息，从而有助于他们重塑人格和当前的人际关系并终将影响深远。这些暴露的信息能够为来访者进一步的自我探索提供途径和道路，他可以通过做出尽可能理性的决策来选择放下什么，从而使自己在当下或未来不再背负重担。

适用人群

为使干预有效，团体成员必须有一定程度的自我力量，具备一定的自省能力，能以最低的防御水平进行自我暴露，并且愿意在从轻微到可能强烈的程度上逐步重历曾经的情感伤痛。

对话干预

对话干预对团体治疗师来说再容易不过了。使用该干预措施时可以提出以下两个问题：首先提出其中一个问题并进行讨论；随后再提出另一个问题进行讨论。当所暴露的信息和团体成员们的生活有诸多关联时，可选择进行两次或更多次团体会面，这种情况并不少见。因此建议将这两个问题分别单独放在指定的团体会面中被提出并进行探讨。

这两个问题是：

- 谁欠你一个道歉？
- 你欠谁一个道歉？

意外的成员反馈

通常情况下，团体成员们都能真正地参与这项干预的讨论。有些人可能会在刚开始的时候感觉不安，然而一旦团体成员们开始暴露他们曾经的伤痛经历，一场丰富的对话就会随之展开。成员们通常会对其他成员的生活事件或经历产生认同，若非如此，至少也会认同其他成员多年以来一直身心负累的感受。

结论

这项非常简便易行的干预 / 技术可以使团体成员暴露出大量的个人信息。他们通常有机会经历矫正性情感体验，这是因为其他团体成员往往会对自我暴露者表现出强有力的支持和共情，并对其所暴露的感受表现出多重认同。伴随着支持和共情的多重认同体验能够使来访者不再感到孤独，这就是科尔西尼和罗森伯格（Corsini & Rosenberg，1955）所谓的 "普遍化"（universalization），该词后来被亚隆（Yalom，1970）称为 "普遍性"（universality）。有意思的是，当被问到 "你欠谁一个道歉" 时，有些团体成员会说："没有谁！" 这时可以这样解释一下：对于别人对我们做过的事，我们很多人往往会非常敏感；然而对于我们对别人做过的事，我们却并不敏感。对一些团体成员而言，这么做常常有助于唤起他们的回忆——自己是否曾经在某时、某地做过那些 "不敏感" 的事情。

禁忌

在成员筛选得当的条件下应用这项干预措施，尚未发现任何禁忌。尽管如此，还是有人提出质疑（Chew，2006），在治疗师未知团体成员的软肋、缺乏临床技巧和时机不当的情况下提出上述两个问题，可能会将来访者置于危险的境地，使他们经历不必要的负面体验。我们不认同这种观点，因为有职业伦理和经验丰富的团体治疗师首先要对其成员的自我力量有充分的把握。

作者简介

埃伦·J. 费尔，理科硕士，作家，美国执证心理健康咨询师，长期致力于开展与女性议题相关的团体。

加里·L. 桑德列尔，理科硕士，美国执证心理健康咨询师，长期致力于开展人际关系和个人成长类议题的男性团体。

参考文献

Chew, J. (2006) Book review. *Introduction to Group Therapy: A Practical Guide* (second edition). *International Journal of Group Psychotherapy*, 56 (2), 251–253.

Corsini, R. J. & Rosenberg, B. (1955) Mechanisms of group psychotherapy: Processes and dynamics. *Journal of Abnormal and Social Psychology*, 5, 406–411.

Fehr, S. S. (2003) *Introduction to Group Therapy: A Practical Guide* (second edition). Binghamton, NY: The Haworth Press.

Yalom, I. D. (1970) *The Theory and Practice of Group Psychotherapy.* New York: Basic Books.

101 Interventions
in
Group Therapy
2nd Edition

不只是交谈而已：整合行动理论与
技术的团体治疗模式

➲ 托马斯·特雷威尔（Thomas Treadwell）

引言

本文将介绍若干在团体中整合应用行动技术（action）[①]与认知行为技术（cognitive behavioral techniques，CBT）的干预措施。尽管 CBT 和行动模式都强调在来访者向内探索的过程中应用苏格拉底式提问，但采用一些结构化的 CBT 技术（如自动化思维记录）却是促进来访者自我反省和发展问题解决技能的额外途径。团体认知行动治疗（group cognitive action therapy，GCAT）模式重点探讨了识别痛苦情景、激活情绪、消极想法、平衡想法以及觉察开始对事件产生负面解读时的思维扭曲等内容。随着认知行为治疗技术的日益普及，特别是贝克及其同事开发的那些治疗技术（Beck J. S.，2011: Beck，A. T.，Rush，Shaw，& Emery，1979），在行动导向[②]的治疗设置中整合应用 CBT 技术的干预方式产生了令人信服的治疗效果。因此，这两种模式的整合为多种问题解决策略的诞生提供了兼容并蓄的方法。GCAT 的设置也为实践新的思维方式和行为方式提供了一个充满支持和安全的治疗氛围（Treadwell，Kumar，& Wright，2004）。

---

① 行动技术在本文中即指心理剧所使用的诸如角色扮演、角色训练、角色互换、替身、独白、镜观等技术。——译者注

② 本文即指心理剧。——译者注

适用人群

这种特殊的干预模式已被证实对那些被诊断为心境障碍、物质滥用、焦虑障碍及人格障碍的大学生和病患群体是有效的。

整合行动理论和技术的团体治疗模式：一般指南与干预措施

在心理剧的背景下应用各种 CBT 技术时，重点之一是要将前两次会面（每次至少三小时）用于对参与者进行 GCAT 模式的教育，以创建一个安全放心的环境，使个体可以自由地向团体成员们分享自己的忧虑。

最初的教学会面要向参与者们传达这样一个观点：团体形式首先是一种解决各种人际、职业、学业、心理和健康等问题及冲突的治疗方法，这是很重要的。正式干预开始时，治疗师也要向团体成员们解释每周按时完成贝克抑郁量表 -II、贝克焦虑量表或 PHQ-9 和焦虑量表的重要性。按照规定，这些诊断量表需要成员们在每次会面前完成并存入个人治疗档案，作为其团体过程持续的评估标准。

除贝克系列量表外，团体成员们还需完成由杰弗里·杨（Jeffrey Young）创建的 Young 图式问卷（Young, Klosko, & Weishaar, 2003；Young & Klasko, 1994）和社会网络调查问卷（Tradwell, Stein, &Leach, 1993）。通过 Young 的图式问卷，治疗师可以获得有关其早年适应不良和功能失调的图式 / 核心信念的额外数据。而社会网络调查问卷类似于家谱图，用于绘制和量化参与者与其家庭成员、重要他人、团体和组织的关系。最后是分发知情同意书和录音、录像说明，其中，录音、录像的作用是能够持续地记录团体活动，并在必要时作为信息反馈的来源。

CBT 干预措施与技术在心理剧中的应用

自动化思维记录（ATR，Greenberger & Padaskey，1995）

基本的心理剧技术，如角色互换（role reversal）、角色互换采访（interview in role reversal）、替身（doubling）、自我表现（self-presentation）、镜观（mirroring）、未来投射（future projection）、附加现实（surplus reality）、空椅技术（empty chair techniques）等（Moreno, 1934；Blatner, 1996；Kellerman, 1992）都可以被直接应用于自动化思维记录（automatic thought records，ATR）所指出的情景中。在最初进行教学会面时，治疗师需要教会团体成员们如何完成 ATR，这是大有裨益的。ATR 可被理解为一种自我反省的策略，能

够帮助来访者觉察在团体内外产生的自动化思维，从而有助于提高他们解决问题和情绪调节的能力。

自动化思维（ATs）

自动化思维是一种瞬间产生的无意识的惯性思维，会对个体的情绪造成影响，可包含一种或多种认知扭曲。在心理剧中，配角和治疗师将帮助主角觉察其陈述中可能会出现的认知扭曲。

向下箭头技术

向下箭头技术（downward arrow technique）由反复向心理剧主角提出的挑战性问题组成，如"如果这是真的，为什么你会觉得难受""难受对你来说意味着什么"。这种技术适用于心理剧的任何阶段，旨在探索和发现有关自动化思维的潜在核心信念 / 图式的更深层次的理解。

个案概念化技术

该技术是一种在治疗中被持续用到的工具。个案概念化可以帮助团体成员对各种规则、条件假设、信念和应对方式等进行反思。另外，贝克（Beck, 2011）曾将这些认知偏差归纳为"否定三角"，即以消极的方式看待自己（"我是毫无价值的"）、看待世界（"世界充满了不公"）、看待自己的未来（"我的生活永远不会变好"）。这类观点往往是扭曲的，而设计个案概念化的目的就是挑战患者对于自我、世界和未来的看法。

成员反馈

一旦参与者们学会了自动化思维记录的基本知识，他们就会意识到这项技术所呈现的现实数据并不是可怕的威胁。他们会变得更加放松，同时开始意识到原来自动化思维是"我们"都会做的事情。另外，"他们的"核心信念与图式是在"所有"人的一生中都普遍存在的，参与者们认识这一点，将有助于行为治疗过程的正常化，他们也会感到如释重负。

结论

将 CBT 与行动技术相结合可以创建出一个强大而有效的团体过程，使参与者能够在团体成员的支持下找到解决问题的思路。学生群体和病患群体对 CBT 或行动技术给予了良好的反馈，因其有助于他们意识到自身习惯性且功能失调的思维模式和信念系统，而二者在情绪调节中发挥着重要作用。认知行为技术与聚焦图式的技术完美地融合在心理剧的框架之内。由此，团体成员们开始发现结构化 CBT 和行动技术的有用之处，并做出相应的调整。

GCAT 以数据为基础，要求团体成员们每周去追踪那些功能失调的想法、抑郁和焦虑的测评数据。GCAT 模式整合了认知行为技术和行动技术，在探索参与者感性层面的困境与找寻更实际、可量化的理性层面的问题解决之策之间实现了平衡。

禁忌

建议在首次会面时将重心安排在心理教育上，避免使用行动技术。依照经验，该模式最佳的团体设置是 5 ~ 10 人，每次会面 2 ~ 3 小时。建议排除有以下情形者：（1）以自我为中心和有躁狂症的人群，他们会对团体工作表现出强烈的阻抗——往往缺乏自发性，对重要他人的扮演刻板僵化（在团体中表现得要么孤立，要么试图支配其他团体成员）；（2）有自恋、强迫症（严重）和反社会人格障碍的人群，个体治疗更适合该群体；（3）患有 A 类人格障碍 ① 和冲动控制障碍的群体，他们在团体中将难以发挥功能。

作者简介

托马斯·特雷威尔，博士，美国执证心理学家，培训师，教育工作者，心理剧从业者和注册团体心理治疗师。他是宾夕法尼亚大学认知治疗中心的临床副教授；也是西切斯特大学的心理学教授，负责讲授认知团体治疗（cognitive group therapy），以及在教育和组织环境中的高效能虚拟团队（high performance virtual teams）课程。

参考文献

Beck, A. T., Rush, A. J., Shaw, B. F., & Emery, G. (1979) *Cognitive therapy of depression.* New York: The Guilford Press.

Beck, J. S. (2011) *Cognitive behavioral therapy: Basics and beyond* (2nd ed.). New York: The Guilford Press.

Blatner, A. (1996) *Acting-In* (3rd. ed.). New York: Springer.

Greenberger, H. & Padaskey, C. (1995) *Mind over mood: A cognitive therapy treatment manual for clients.* New York: The Guilford Press.

---

① A 类人格障碍是 DSM-IV 分型中常见的人格障碍类型，如偏执型人格障碍、分裂样人格障碍、分裂型人格障碍等。——译者注

Kellerman, P. (1992) *Focus on psychodrama: The therapeutic aspects of psychodrama.* Philadelphia, PA: Jessica Kingsley.

Moreno, J. L. (1934) *Who shall survive? A new approach to the problem of human interrelations.* Washington, DC: Nervous & Mental Disease.

Treadwell, T., Kumar, v K., & Stein, S. (1990) A review of psychodramatic action and closure techniques for adolescents and adults. *Journal of Group Psychotherapy, Psychodrama, and Sociometry*, 43 (3), 102–115.

Treadwell, T., Kumar, v K., & Wright, J. (2004) Enriching psychodrama via the use of Cognitive Behavioral Therapy techniques. *Journal of Group Psychotherapy, Psychodrama, & Sociometry*, 55, 55–65.

Treadwell, T., Stein, S., & Leach, E. (1993) The social networks inventory: A diagnostic instrument measuring interpersonal relationships. *Journal of Small Group Research*, 24 (2), 155–178.

Young, J. E. & Klosko, J. S. (1994) *Reinventing your life.* New York: Plume.

Young, J. E., Klosko, J. S., & Weishaar, M. (2003) *Schema therapy: A practitioner's guide.* New York: The Guilford Press.

101 Interventions
in
Group Therapy
2nd Edition

10

愤怒：回顾一段往事，收获顿悟时刻

➲ 凯伦·特拉维斯（Karen Travis）

引言

愤怒是人类经验的一部分。当我们感受到威胁（不论是真实的还是幻想的）、沮丧或紧张时，怒气就会上升。愤怒本身并没有什么错，正是"我"如何对待自己的愤怒，才让愤怒情绪背负恶名。我为人们对愤怒的曲解感到难过，因为几乎没有人真正想要表达出这种情绪。许多人认为愤怒是负面的，根本不想有这样的感受。"是你让我生气了，你应该／不应该，如果你没有这么做……"是生气时最常见的典型评判。这些把愤怒指向他人的言辞会令我们远离自己原本的想法、感受和行为。人们往往在表达愤怒或将愤怒转向自己时没有充分思考过他们为何会如此生气，这才是令人痛苦且有害的。

尽管愤怒的主观体验往往并不愉快，人们也常常试图减少这种负面的内在状态，但如果愤怒能被恰当地疏导，就可以激发出人们在面对沮丧情境时的坚毅品质。然而有时，负面的内在状态也会驱使人们以冲动或不适当的方式行事（Gerhart et al.，2015）。

我希望团体参与者能理解他们早年接收的有关愤怒的信息，并清楚地知道是什么触动了他们的情绪。这两种特殊的干预措施基本上是齐头并进的，旨在帮助人们更好地理解和认识自身的愤怒情绪。基于这种认识，参与者们会尝试接纳自己的感受，摆脱束缚并驾驭自己的情绪，从而有可能不再对他人或自己感到愤怒。我对来访者的期许是：（1）认识到愤怒情绪是人人都会有的；（2）掌握更好地处理情绪问题的方法；（3）探索情绪管理更有效的技能。

在练习和分享的过程中，我所关注的始终是团体过程以及此时此地。

适用人群

我在一个愤怒情绪心理教育团体中应用了这种干预措施，该团体是我在强化门诊计划（intensive outpatient program，IOP）/ 部分医院计划（partial hospital program，PHP）中为功能较好的成年来访者开设的，每周会面 1 次，每次两个小时。我在私人诊所里对一个为期 6 周的愤怒情绪心理教育团体也采用了这项干预措施，每周会面 1 次，每次 90 分钟。不论是 IOP/PHP，还是私人诊所里的来访者，都应秉持着自愿原则加入团体。这种干预措施同样适用于短程或长程的过程取向团体。

干预措施

第一步，介绍今天的主题，让成员们知道我接下来会向他们提出一系列的问题，他们只需默默作答即可。我会说明一下，这么做是为了达成团体的第一个目标：对自己的愤怒情绪更有觉知。另外两个我们也要努力实现的目标是：理解愤怒情绪对自身的利弊，并学习如何有建设性地处理愤怒情绪。我会邀请成员们回忆一下他们人生中第一次感觉生气的时刻，那时他们多大。可能早年他们还不知道使用"愤怒"这个词。谁在这个画面里？在哪里发生的，学校、家里、社区？周围的环境是什么样的？是什么情况？发生了什么事？谁参与了这件事？大人或父母对他们说了些什么？他们从这件事中掌握了哪些有关理解自身愤怒情绪的信息？

第二步，我要求他们拿出一张纸，并在三分钟内写下对这次回忆体验中印象最深刻的点滴。我还会强调一下，这张纸是他们自己保留的，不会被收上来。在短程或长程的团体中，这部分也可以做出一些修改。该步骤还可以仅让一位成员付诸实践，当然团体里的每个人都会听到这个问题，并被鼓励分享和反馈。

第三步，我会询问有谁愿意分享一下他们的经历。由于时间有限，因此我很少会让每位成员都做出足够细致的分享。

第四步，探索当前愤怒的信念和情绪表达与他们所回忆的第一次愤怒的情景有何关联。我试图把过去的经历和他们现在的生活联结起来，并让他们看到那些从早年习得的东西可能仍然对现在的生活有影响。所有的团体成员都受邀给予反馈，并分享他们从过去带回的那些有关愤怒的信息。

普遍反馈

最初，当成员们被要求回忆他们第一次生气的体验时，很多人会说："我可回想不了那么远。"但在一些提示之后，我至今还没有遇到过不能完成这项练习的人。该练习会带出很多情绪体验和个人隐私。很多成员会逐渐回想到一些羞愧、尴尬、羞辱甚至因为表达愤怒而被罚的经历。最常见的一些情况有不被理解或倾听、不公平的感受、被告知有愤怒的情绪以及公开表达愤怒是不对的，等等。

结论与禁忌

在 IOP/PHP 设置中，团体可能会按天或按周发生变更。团体带领者需要了解谁是团体的新成员，以及每次会面时对成员们来说更棘手的事情是什么。由于这种干预措施可能会唤起当事人很多的情绪，所以带领者必须严阵以待。重要的是，团体带领者应具备一定的技术和经验来处理各种问题，他们要清楚如何给团体带来一些封闭性，并将治疗风格与目标人群有机地结合起来以实施干预。我会把每次团体会面的记录交给一位临床工作人员，这样下一位团体治疗师就能够对团体成员的个人情况以及团体中的重要事件有所了解。

总而言之，我认为这种干预措施非常有效，而且适用于很多类型的团体和人群，普遍性、灌注希望和传递信息等疗效因子是当之无愧的改变动因（Yalom and Leszcz，2005）。

期待在 IOP/PHP 的持续作用下，参与者们都可以抵达鲁坦和斯通（Rutan and Stone，2001）所谓的"修通过程"，从而使自己能够接纳自身的防御性心理结构，即便它在当下已经变得过于沉重，却曾在过去的岁月中发挥了有效的作用。

深入的自我探索对来访者本人和其人际关系都颇为有益。当他们开始接纳自己真实的感受并理解自己的愤怒来自何处时，他们的生命将发生崭新的蜕变。

当来访者意识到是什么触发了愤怒的按钮，他们就会厘清自己的价值观，并在人际交往中做出更好的心理建设。不管你心中的"电灯"瓦数多大，在文末，我很荣幸地看到它还亮着。

作者简介

凯伦·特拉维斯，美国执证临床社会工作者（委员会核准临床督导师），专科医师认证，注册团体心理治疗师，美国团体心理治疗协会会员，私人执业者，杰斐逊市橡树行为健康中心合约团体治疗师。任路易斯安那州立大学精神科住院医生培训项目教员，带领受训的住院医生共同开展短程团体；并监管社会工作硕士研究生在巴吞鲁日的执照核发。曾从事路易斯安那州团体心理治疗学会和美国团体心理治疗协会的管理工作；目前是促进心理健康团体基金会的新任主席。

参考文献

Gerhart, G., Holman, K., Seymour, B., Dinges, B. and Ronan, G. (2015). Group Process as a Mechanism of Change in the Group Treatment of Anger and Aggression. *International Journal of Group Psychotherapy*, 65 (2), 181–208.

Rutan, S. and Stone, W. (2001). *Psychodynamic Group Psychotherapy*. New York: The Guilford Press.

Yalom, I. D. and Leszcz, M. (2005). *The Theory and Practice of Group Psychotherapy* (5th ed.). New York: Basic Books.

101 Interventions
in
Group Therapy
2nd Edition

对战"外星人"：在团体治疗中修通自我憎恨

11

➲ 帕特丽夏·凯尔·丹尼斯（Patricia Kyle Dennis）

引言

在团体治疗开始时，莎伦向其他成员寻求帮助。她说，当母亲再一次忽视她的生日后，她感到了强烈的自我憎恨（self-hated），她心中有个空洞，永远也无法满足。她曾试图用食物填满它，但那也只是暂时性地缓解了她的痛苦。最近这个洞里又充满了可怕的感觉。布丽安娜接着莎伦的描述继续分享："这就像电影《异形》（*Alien*）（Scott, R., 1979）里的情节一样，有个可怕的怪物住在身体里，我一直在和它战斗，却无法把它弄出来。这个外星人就是我的自我憎恨，它干扰了我的生活。"

这个话题似乎引起了团体里每位成员的共鸣，以至于他们的关注点转移到了如何对战"外星人"上。他们觉察到自己其实内化和认同了父母的自我憎恨，并对此感到愤怒。随之而来的就是他们对父母在关爱子女方面的失职感到的悲痛。在团体工作的帮助下，他们终于开始摒弃掉那些经年累月所背负的自我憎恨的重担。

适用人群

观看电影《异形》可能会感觉像是一场精神错乱之旅，但上述现象也会发生在相对健康的人身上。在一个父母把自我憎恨投射到子女身上的家庭中长大，会影响子女成年后健康自尊的发展。功能失调的家族史在一般临床人群中是如此普遍，因此有必要考虑将本文所介绍的干预措施应用到各种不同的治疗团体中。

团体成员们经常会因为对某种特定物质或活动的上瘾经历而相聚在一起，正是上瘾替代了爱。另外，上瘾的消极影响更加剧了患者们一直想要摆脱的自我憎恨。所以这种干预措施可能会对成瘾人群特别有效。

干预措施

当布丽安娜的分享与外星人联系在一起时，使我想起了精神分析中客体关系理论家们所描述的一种现象，叫作内摄坏客体（Armstrong-Perlman，1991）。当孩子感觉沮丧并得不到父母的关爱时，这种动力就开始运作了。与其去攻击父母，她不如选择攻击自我，从而挽救了与父母之间的关系。她把父母投射出的自我憎恨内化了，于是开始相信一切错误都因她而起，由此导致的缺乏自尊变得根深蒂固。

我向团体成员们解释说："外星人象征了你内心的憎恨——你相信这是你的一部分——但它实际上属于你的父母。"一开始，他们的反应充满了好奇和困惑，但仔细推敲这个阐释后，又觉得貌似合乎逻辑并且与每个人的经历都息息相关。

意识到这一点就标志着团体治疗师可以开始帮助成员们消除早年经历对他们自尊的伤害。他们需要去理解、去感受、去清楚地分辨哪部分情感属于自己，而哪部分情感又属于其他人。此外，他们也必须接受自己渴望得到父母的爱与接纳的想法是种奢求。他们需要去哀悼这种丧失并看到这段关系中好的一面。最后，成员们一定要对自我充满希望（Armstrong-Perlman，1991）。

在这一过程中，团体治疗对成员们会有很大的帮助（Ganzarain，2008）。他们会在团体互动中再次经历早年的某些内摄体验，这些可被探索的体验与类似的童年经历有关。成员们会试图寻求应对原始恐惧的方法，同时保全了关系和自我。在团体中的积极体验能够培养他们有关爱的信念与信任感，用于战胜消极的内在空洞。

团体治疗师的角色（Tuttman，1992）是营造治疗氛围，以鼓励成员们更开放地探索自身的感受和幻想。第一步就需要治疗师通过共情、镜映和解释等技术为成员们提供一个抱持的环境，并时刻关注成员之间的投射过程。治疗师对患者表达出来的任何内容都需要保持高度的重视，还要对患者愿意分享自己的经历和感受表达感激，并充分接纳在此过程中的任何早年幻想、内化客体以及投射现象的发生。

普遍反馈

在莎伦和布丽安娜所在的团体里，成员们时常对这项干预工作表示赞赏，并将其作为优先任务。他们把团体当作一个实验室和支持系统，作为其中的一分子，他们可以清晰地表达出自己的感受。成员们会把探讨的重点聚焦于自我憎恨所产生的羞耻感上，长久以来，正是这种羞耻感才使他们变得如此易怒。他们也会关注由于父母的自私和冷漠而导致的悲伤议题。在团体中，成员们能够彼此扶持并认识到各自的长处和需要，同时也会练习和发展新的社交技能。这个过程并非毫无纠结和焦虑的，有时候那些沉痛的悲伤也会令人难以忍受。

结论

对治疗师来说，这类深度的团体治疗工作既具挑战性又令人振奋。塔特曼（Tuttman，1992）曾说过，团体带领者在寻找工作的意义和乐趣时，必须保有并表现出乐观的心态。此外，对反移情的处理也要求治疗师必须接受持续的督导和心理治疗。

对于那些有强烈的动机要从受创的童年走出的患者而言，探索和修通内摄坏客体的干预方式是值得推荐的。团体治疗的形式能够为成员们提供益处和支持，以帮助其度过痛苦和绝望的至暗时刻。在自由联想过程中，成员们会意识到彼此之间有关内摄坏客体的共同遭遇，于是他们开始与团体带领者一起，相互支撑着参与到这场对抗"外星人"的战役中。

可能的禁忌

团体里的一位成员似乎举步维艰。她清晰地表达过自己的绝望感受，也带动了团体的讨论。而且，看起来她对自己哪里出了问题也有了理性的认知。但当这一切被情绪所淹没时，她的防御是如此之强，以至于几乎没有人可能帮得到她。

遇到有患者难以忍受这种干预方式时，我们有理由怀疑此人是否有边缘性人格组织或精神病性人格组织[①]（personality organization）。然而，导致个体低自尊水平的因素又很特殊，具有不可预测性。因此，团体治疗师就必须对每位成员的内在冲突、应对能力、对团体过程的影响等方面予以高度的关注。当有成员开始破坏团体经验时，这种干预就不再具有治疗作用了。此时，非常有必要借助个体治疗来支持那些相对脆弱的成员。在某些情况下，由团体成员共同做出是否要终止某人治疗的决定，对所有人来说都是有益的。

[①] 为了解释人格功能失调的发展，美国当代精神分析学家奥托·克恩伯格（Otto Kernberg）提出了人格组织的概念。他区分了人格组织的三个分类：神经症性人格组织、边缘性人格组织、精神病性人格组织。——译者注

作者简介

　　帕特丽夏·凯尔·丹尼斯，博士，美国执证临床社会工作者，注册团体心理治疗师，在私人诊所针对进食障碍人群开展团体工作，主要带领有暴饮暴食和超重问题的女性团体。

参考文献

Armstrong-Perlman, E. M. (1991). The allure of the bad object. *Free Associations*, 2: 343–356.

Ganzarain, R. (2008). Introduction to object relations group psychotherapy. In G. Saiger, S. Rubenfeld and M. D. Dluhy (Eds.) *Windows into today's group therapy: The National Group Psychotherapy Institute of the Washington School of Psychiatry* (pp. 97–111). New York: Routledge/Taylor & Francis Group.

Scott, Ridley (Director). (1979). *Alien* .

Tuttman, S. (1992). The role of the therapist from an object relations perspective. In R. H. Klein, H. S. Bernard and D. L. Singer (Eds.), *Handbook of contemporary group psychotherapy: Contributions from object relations, self psychology, and social systems theories* (pp. 241–277). Madison, CT: International Universities Press, Inc.

12

终止仪式

○ 马文·卡潘（Marvin Kaphan）

> 只有在别离的苦痛中，我们才能窥见爱的深沉。
>
> 乔治·艾略特（George Eliot, 1866）

引言与理论基础

美国团体心理治疗协会（American Group Psychotherapy Association，AGPA）学术服务专项小组（Science to Service Task Force）在 2007 年出版的《团体心理治疗实践指南》（*Practice Guidelines for Group Psychotherapy*）中指出，人们普遍对于团体心理治疗中很关键的结束阶段不够重视。文中指出，"结束阶段（end stage）以及终止过程（termination process）的各方面都有助于使成员的获益具体化，并促进其治疗经验的内化。"同时，该指南在文献回顾（AGPA，2007）中总结道，终止过程需要达成三个必要目标：

- 回顾和强化在治疗过程中发生的改变；
- 处理与治疗师和团体成员的关系；
- 利用治疗工具为以后生活中可预见的困难做准备。

终止是一种状态上的改变。据我本人 80 余年的生命阅历来看，仪式一直被认为是一场标志着个体从一种状态过渡到另一种状态的典礼，从出生、成年、结婚直至死亡。当分离来临之际，团体对封闭性体验的渴望（无论是有意识的还是无意识的）变得如此强烈，以至于成员们往往会创造出某种形式的仪式（Shapiro，2002）。这可能对实现团体目标有所助益，或者只是为了缓解他们的分离焦虑。

从孩提时代起，我在小说《汤姆·索亚历险记》（*The Adventures of Tom Sawyer*）（Twain，1996）中就见识到了葬礼场景的力量及其对人类情感的影响。在这部小说里，主人公有机会欣赏到自己的悼词。在那样的场景下，我们看到小镇居民们开始越发意识到自己与"失踪的"男孩们之间的紧密联结，而男孩们也不得不去聆听那些以前从未有过的溢美之词。

团体概况

我带领的六个团体都是开放式的，已持续了 50 多年。患者们会根据自己的需要和成长情况选择何时离开。新的患者也会在团体有空位的时候适时加入。这些团体是不同种类的心理动力团体，在可能的情况下，团体会配置由年轻男性、年长男性、年轻女性和年长女性组成的家庭式结构。由于他们都是自费患者，因此这几个团体基本上素质都比较高，而每个团体貌似也发展出了各自的独特个性。

干预措施

在每一位新成员所签署的团体协议中，都包含了一项需要声明的内容，即当团体成员准备离开团体时，他有义务提前一个月告知团体。而在这一个月告知期内，团体一般会重点处理该成员离开的原因，并帮助他为以后的生活做好准备。

在成员离开前的最后一次会面中，团体内会举办一场我称之为"葬礼"的终止仪式。在仪式上，那位即将退出的患者会被要求静静地躺在地板上，伸展四肢，闭上眼睛。与此同时，其他团体成员会聚集在他的身边，尽可能详尽地去谈论眼前的这个人曾给他们带来的某种意义。

接下来，我们还会鼓励大家讨论一下，团体中没有了这位成员，下周的会面将会有哪些不同。屡试不爽的是，每位团体成员都能看到一些各不相同的缺失，这是一个有意思的发现。而且在后续的会面中，成员们也大致总会倾向于去提供他所担心的团体里缺失的部分。

仪式完成后，那位要离开的成员会被邀请"重生"，并自愿给予反馈。

普遍反馈

上述仪式已在不同的团体中被应用了半个多世纪，这些"葬礼"场景对每位成员而言都蕴藏了最深刻的情感和强大的团体经验。团体中的每个人都讶异于他们所揭示的深邃观点。于我而言，这种方式已然非常有效地实现了前文 AGPA 指南中所列出的终止目标。同样令人惊叹的是，在深刻的情感反馈之后，往往伴随而来的是轻松愉快的团体氛围。

团体成员在治疗过程中所遇到的问题通常会涉及诸如依恋、对亲密关系的恐惧以及自尊等领域。该仪式似乎能极其生动地凸显他们在治疗中所取得的进步，尤其是上述这些领域。

对仪式名称的反馈

从未体验过这种仪式的患者会时不时地对这个仪式的名称表现出一丝紧张或隐忧，但更有经验的成员总能成功地让他们感到安心。当我向同仁们提到这个仪式时，他们有时会对这个名称表示反感，但一般在了解之后就会觉得饶有兴趣。人们的初始反应可能与我们的文化中否认死亡的倾向有关，越来越多的人更喜欢用"生命的庆典"来取代"葬礼"一词，这就是明显的证据。

在我的一个团体里，一位对"死亡"这种说法感到极度不适的患者曾想方设法"意外"地错过了一次又一次的仪式，由此也导致了团体里一系列聚焦于生死议题的、引人入胜的探讨。最终这位患者对该仪式的恐惧得以释怀，他现在已经能够积极踊跃地参加这些仪式了。

可能的禁忌

在告别仪式的情感宣泄中，任何悬而未决的问题都有可能会爆发出来，导致极度痛苦或极具破坏性的场面。不过在我应用这种仪式的这些年间，此类情况还从未发生过，也许是因为我在给结束阶段做准备时，一部分工作重点会关注到那些未经处理的遗留问题。如果团体中有些问题依然没有得以完全解决，我认为在告知期内应该就会分明可见了。

结论

尽管一些实践者认为，团体自身所发展出来的仪式才具有特定价值（Shapiro，2002），但我认为这些仪式更有可能难以产生预期的效果。一项有关大学心理咨询中心在团体治疗中使用终止仪式的较为全面的调查显示，这些仪式并没有产生类似于本文的干预效果。鉴于"葬礼"仪式可直观地实现 AGPA 所建议的终止过程目标，而且没有明显的禁忌，所以我很荣幸在此能向各位同行推荐它。

作者简介

马文·卡潘，社会工作学硕士，美国团体心理治疗协会终身会员，注册团体心理治疗师，专科医师认证，南加州团体心理治疗协会前任主席。自 1960 年以来，他一直在私人诊所从事专职的心理治疗实践。50 多年来，他始终保持运作着六个持续的团体，并在美国和加拿大各地多次开展过演讲与教学，其中两次由美国精神医学会举办。

参考文献

Eliot，George (1866). *Felix Holt the Radical*. Chapter 44. New York: John B Aldon Publishing Company.

Practice Guidelines for Group Psychotherapy (2007). New York: American Group Psychotherapy Association Press. http://209.190.242.22/guidelines/termination.html.

Shapiro，E. L. (2002，April). Parting Gifts. *International Journal of Group Psychotherapy*，52: 319–36.

Terry，L. (2011，April). Semi-Structured Termination Exercises. American Psychological Association Society of Group Psychology and Group Psychotherapy Division 49 [Newsletter] 7(3)，25–30.

Twain，Mark (1996). *The Adventures of Tom Sawyer*. New York: Oxford University Press.

13

团体文化的建立和发展

➲ 亚伯拉罕·科恩（Avraham Cohen）

引言

> 平静之道在于弥补所缺[1]。
>
> 植芝盛平（O Sensei-Morihei Ueshiba），合气道（aikido）创始人

我认为心理咨询的价值旨在成就人类的成长和发展，这是不言而喻的（Schneider，2004）。而且，我会把苦痛视为个体正在经历成长蜕变的信号（Brazier，1997，2001）。团体治疗为成员的个人成长创造了特殊的机会。尤其在一个充满支持性、觉察性和成长性的团体文化中，不管在个人层面抑或人际层面，成员们都会有所进步。

带领者（作为"老资格"）有一项特殊的权利——以身示范。本文主要阐述了构建成长导向型团体文化的初步实践。

适用人群

团体文化存在于任何形式的团体中，对团体本身及其过程、发展和完成既定任务的功能都会产生不容小觑的影响（Cohen，2009/2015），前提是如何从团体的初始阶段就能设定好

---

[1] 作者之所以在此引用这句话，是为了突出在"以自我成长为主题"的团体中的干预实践。——译者注

团体文化并使其与上述任务相协调。具体而言，本文所介绍的干预措施适用于心理治疗团体、心理教育与咨询团体等。

干预措施

任何干扰了我们习惯性生活方式的行为都可被称为"干预"。由于信念坚定的团体成员们共同创造了一种势在改变的文化，所以团体本身就是一种强有力的干预手段。引领这种文化应该是团体带领者的责任，而最关键的一点就是他要以身示范来证明，他对内心世界的体验是有意识的/自我觉知的，并能借此来进一步发展与自我、他人之间的关系（Cohen et al.，2013）。具体而言，在与团体成员们的互动中，带领者可以通过言谈举止、表现真诚与直率、表达关心等方式来示范。这项干预措施并非一种技术，而是持续进行个人体验的必然结果，其中可能涵盖了一部分反思性实践以及个人治疗的经验积累。

需要特别声明的是，当带领者与真实的自我状态保持高度一致时，就会更有力量地传达出有关团体文化、价值观和个人经验的信息。例如，对团体成员们来说，很重要的一点就是能够听到带领者切身的经验分享："我是心理治疗的倡导者，多年来我本人以及一些优秀的治疗师都在这个过程中获益，我把这些看作帮助自身实现个人成长、专业发展和获得幸福所不可或缺的一部分。最后，我还会提及自己为了追求幸福和进步而努力践行过的各种生活方式。"这样做的目的在于为成员们设定一个自我照拂的基调，并为以后向他们提供理念和实践的具体建议埋下伏笔。

在陈述特定价值观的时候，使用精心设计的语言伴随着即时流露的真诚，能够传达出带领者的能动性、责任感和自知力，最重要的是可以表明有关团体文化的价值观和进程。此处有一个示例，展现了团体伊始，带领者可以向成员们坦露的心声，以及随着时间的推移，这些内容还可以变换各种形式而被反复应用：

我意识到自己现在有点玻璃心的感觉。这是我们第一次聚在一起，我感觉到大家都在盯着我看。（停顿）这让我突然回想到小时候第一次在课堂上被老师拎出来大声朗诵课文的场景。朗诵完之后，我被教室里一片死寂的感觉"击中"，甚至都不敢看周围的同学。我的确有一种在众目睽睽之下"被盯着"的强烈感受，那时我只有七岁。

这是什么情况？我可能会被误解为是在"闲聊"自己的事。当然，这么做实则是为了传递一种对该团体及其目标来说更深层次的信息，能够帮助参与者们去审视自我，最终成为更完整、更有安全感的人。第一句话是带领者在自知力、自我暴露和脆弱性方面的示范。第二句话意在坦陈在座的团体成员的状态对个体所产生的影响。此处的"个体"就是指团体带领者。他通过这样的方式向团体成员们暗示，人类有敞开心扉和表达脆弱的自由。

下一句话是陈述与当前时刻有相似性的过去的记忆。带领者在此示范了对内在世界的觉知力、过去与此刻的关联以及过去与此刻相似的感受。接下来，带领者继续坦承他人对自己内心体验的影响。这是一种人际层面的参考，也就是说别人会对我们产生影响。而带领者讲述时的语气和方式可以传递出这种感受并不是一种心理异常。最后，带领者还回忆了当时的年龄，这也表明，那些外表看上去是成年人的个体，或许在内心某个部分仍然会非常稚嫩，仍经受着过去事件的影响。

这段话还可以用更为丰富的形式表述出来。通过个人经验分享，带领者实则是在尝试为团体设定某些文化价值观。如果想要促进团体潜在作用的发挥，价值观（Cohen，2010）是非常重要的，它将支持着团体成员们去追求更有意义的人生。我曾在治疗团体及咨询教育团体中做过此类表述，也在工作坊和学术会议开始时有过这样的发言。相应地，我会始终关注着在场人员的专注度和卷入程度。

普遍反馈

参与咨询教育项目的来访者和学生们总会评价说，在团体初始阶段，带领者的以身示范的确有助于鼓舞人心和营造安全感。因此很少有人缺席，他们在和自己的关系以及人际关系层面都体会到了改写命运的感觉。

结论

带领者从一开始就对团体价值观进行示范的做法非常重要，能够提升成员们的能动性并对他们发展内在的安全感大有裨益。

禁忌

- 工作经验不足的带领者。
- "禁止"成员进行内在体验的团体。

作者简介

亚伯拉罕·科恩，博士，曾荣获众多学术性和专业奖项，任美国西雅图城市大学（加拿大温哥华校区）教授，也是该校全日制咨询学硕士项目的负责人。作为一名私人执业的心理治疗师，他从业 28 年，曾多次在美国国内外会议中就研究内容发表演讲，是多部出版物的作者和合著者。

参考文献

Brazier, D. (1997, 2001). *The feeling Buddha: A Buddhist psychology of character, adversity and passion*. New York: Palgrave.

Cohen, A. (2010). Nurturing the community development dimension in groups as a pre-emptive intervention. In S. Fehr (Ed.), *101 interventions in group therapy* (pp. 509–513). New York: Haworth.

Cohen, A. (2015). *Becoming fully human within educational environments: Inner life, relationship, and learning* (2nd ed.). vancouver, BC: Writeroom. (Original work published 2009.)

Cohen, A., Fiorini, K., Culham., T., & Bai, H. (2013). The circle of leadership integrity within business organizations. In W. Amann & A. Stachowicz-Stanusch (Eds.), *Integrity in organizations: Building the foundations for humanistic management* . London: Palgrave Macmillan.

Schneider, K. (2004). *Rediscovery of awe: Splendor, mystery, and the fluid center of life*. St. Paul, MN: Paragon House.

14

唯有孤寂：创伤与团体认同

⊃ 理查德·贝克（Richard Beck）

引言

很多治疗师会在本地、国内或国际学术会议上带领团体。当文化、语言和创伤的议题交织于人类所共有的经验之———"孤独"时，本文所介绍的干预措施将有助于解决团体带领者要应对的错综局面。作为国际团体心理治疗和团体过程协会（International Association of Group Psychotherapy and Group Processes）灾难/创伤管理专项小组的主席，也是唯一受邀的美国人，我有幸在波黑萨拉热窝举办的一次学术会议上发言并现场带领了一个团体。为了能够把握不同的文化视角，我私信咨询了一些国际同行："如果有机会发言，你想跟人们说点什么？"最后，我把他们的建议都融入了自己的会议发言和团体带领过程中。

国际同行的建议

曾有一次在罗马举办的督导会上，在认真听完我对一个团体的描述之后，同行们说，这令他们想起了埃尔维斯·普雷斯利（Elvis Presley）的歌曲《唯有孤寂》（*Only the Lonely*）[更正：这首歌为罗伊·奥比森（Roy Orbison）所唱]。

来自乌克兰基辅的一位同行表示，他可能提到悲伤、痛苦、沮丧、愤怒、恐惧等情感，但最重要的是想谈谈孤独。

来自西班牙的一位同行建议道："那些充满争斗和战乱的家庭与社会，其交际中会存在着沉默现象。我会描述一下沉默（作为一种有效方式）是如何传递创伤的，又是如何被遭受创伤的人群（不考虑其同化能力）恣意传递给子女和后代的。"

"我会去看/去听那些饱经苦难的人们的分享，了解他们的疾苦、他们的绝望、他们的故事，从而在未来有可能的情况下去回想和探究自己可以做些什么来修复那些创伤。"这段话出自另一位西班牙同行。

来自美国的一位同行建议："我们的日本同行，秉持着奉献精神和坚毅的品质，努力不懈地持续开展其外展工作（outreach work），以帮助那些受到海啸和核辐射影响的受害者及其家庭。有时，'与他们同行'的理念就可以实现对创伤人群的支持。"

英国同行的贡献是："当你深感无助，不知该说些什么、用什么方法或策略可以解决你面前这个人的大量难以言喻的痛苦时，你可以从椅子上站起来，走到那个人面前，张开双臂，抱紧他，无须多言。"

一位以色列同行提出，"当痛苦难以承受时，用语言表达出来可以是一种疏解之法。"

"我会说，当亲眼看见了人类在毫无明显理由或是毫无良心谴责的情况下对彼此做出的行为（杀人、强奸和重伤）是多么残忍时，我们往往会深感震惊。这不仅会带来个体创伤，甚至会毁掉整个社会结构。因此，有必要在那里帮助苦难中的受害者们去努力修复正义感——这也许要历经很多年甚至几代人，但更是一场我们不能放弃的战斗。"这是我的一位奥地利的同行所写下的。

同样还是一位来自西班牙的同行，他指出："像我们这些在天主教环境中成长并接受教育的人，会伴随着被教导出的负罪感而长大，这种负罪感被解释为原罪。我一直不明白为什么要这样，也不明白这意味着什么。随着年龄的增长，（我）明白了，负罪感会令我们心甘情愿地接受惩罚，甚至不去问问原因。因为只有惩罚才是抵消负罪感和相关不安唯一的路。"

"一息若存，希望不灭，"一位英国的同行如是说，"还有下半句——希望若存，生命不息。这里所谓的希望，就是那种运用超凡想象力的本领和意愿。然而，我认为很重要的一点是，我们要试图去理解'当神谕流经玛利亚的耳朵而受孕耶稣'的象征意义。人际间的倾听以及向创伤人群传达出有人听到了他们的心声，对我们的工作而言至关重要。若是在相当稳定的民主社会，一个人待在舒适的家里陷入如此绝望的境地，难免会显得微不足道和矫揉造作。"

我们的团体成员来自萨拉热窝和图兹拉。他们中有大部分人是穆斯林，多数是精神科医生。英语是他们的第二或第三语言。一些团体成员彼此相识，而另一些则很陌生。在会议期间，除了要出席发言外，他们共有六次会面。

孤独的议题只有在团体成员们做好准备，能坦然讨论时才会被引入。在整个过程中，我一直在耐心地等待这个时机，不去干扰团体的自然进展，对此成员们也可以监督我。终于在第四次会面，继成员们经历了热烈的讨论之后，我认为可能是时候正式介入孤独的议题了。

我深吸了一口气，问道："你们每个人都是如何体验孤独的，不管是在本团体里还是在生活中？"四下一片沉寂，我能感受到一阵悲伤涌动而来。成员们都看着我，期待我的指导。后来，有一位女士开口讲述了自己在萨拉热窝围城战役期间度过的少年阶段，在没有食物、没有电、没有水的恶劣条件下，她会在烛光中弹奏钢琴以抚慰自己的孤寂。

其他团体成员也紧随其后，分享消失的爱、逝去的生命和孤独的生活。在每个人发言后，我还会进一步追问他们，在团体里把这些情感讲出来是种什么样的感受。以前，在某大型团体中，我曾分享过一首小诗，恰好可用来形容那些感受。

《沉默》

沉默比言语更响亮，

沉默比噪声更刺耳。

推开门窗，

碎拍乐，

爵士乐，

蓝调乐。

基调，

世界的基调。

沉默已成诗，

它在诉说：

"不知从何说起，

我已说过所有，

我们只能祈祷。"

嘉斯米娜·马劳斯马诺维奇（Jasmina Mulaosmanovic）

成员反馈

总之，当团体成员们有机会讲述自己的孤独感时，他们是愿意这么做的。为了创造这种机会，带领者就需要在干预之前充分地建立起团体中的信任感和安全感。其中，建立信任感就要求带领者在最初的几次会面中耐心地倾听，去跟随每位成员自己的节奏，而不是强加带领者自己的意图。因此，这项干预就必须在团体有凝聚力且准备就绪的时候才可以实施。

结论

本文实则展示了两则干预措施：（1）咨询可信赖的同行们的建议，他们会如何干预；（2）在团体时机成熟时让成员们展开关于"孤独"的讨论。孤独是一种普遍存在的人类体验，萨拉热窝的团体成员们就证实了这一点。如果团体带领者能够在适当的时机、合适的环境和恰当的带领技巧下提出这个议题，我们就对团体能够消融孤独感充满信心。

作者简介

理查德·贝克，专门研究心理创伤以及相关团体治疗实践的治疗师，在美国哥伦比亚大学任教，曾在美国国内外发表过多篇与创伤相关的论文并受邀发言。

---

101 Interventions
in
Group Therapy
2nd Edition

15

在服刑男性团体中整合应用认知行为和精神分析疗法的功效

➲ 乌里·阿米特（Uri Amit）

引言

面对一群被卡在偏执－分裂样（schizoid-paranoid）心位[①]（Klein，1984）的男性团体成员，如何使他们对团体过程保持充分的好奇心，如何激发他们定期参与治疗，如何唤醒他们与生俱来的发展、提升自我的人类本能（Rogers，1951），这些都是治疗师一直以来所面临的挑战。

仅凭那些对团体关系失衡的一般性分析点评，就足以扼杀这类成员在团体中展现自我的内在渴望。他们会进一步退行到偏执－分裂样心位中，而当记忆里对毁灭的恐惧被重新唤起时，他们可能就会逃离。尽管如此，由比昂（Bion，1961）、特奎特（Turquet，1974）、劳伦斯等（Lawrence et al.，1996）以及其他人（Hopper，1997；Weinberg，2007）所描绘的有关团体过程的"精神分析图"（psychoanalytical maps）却可以派上用场，即邀请团体成员们用此时此地的语言对已知的个人经历加以描述并形象地呈现。这样做的目的在于发掘那些使

[①] 详见梅兰妮·克莱因的"偏执－分裂样心位"及"抑郁样心位"理论，"偏执－分裂样心位"可理解为把人看成全好或全坏的心态，存在于从出生到 3～4 个月时。若未过渡到"抑郁样心位"，则会一直卡在这种状态中很多年，甚至持续到成年期。该类人群无法忍受丝毫模糊性，爱恨分明，要么将某人视为罪恶的化身，要么将某人过分理想化。——译者注

他们做出不良适应行为的思维谬误，重新唤起他们当下的生命活力。

将认知行为与精神分析这两种疗法结合在一起是为了减少假装变好的可能性。一个必要的条件是，即便存在"对联结的边缘性攻击"（Bion，2013），治疗师们依然有能力保持对过程的协调，并为成员们提供空间，使他们有机会去考虑过去对现在的影响。

成员概况

这些成年男性被专门送往法医机构以治疗和评估他们的危险性。该危险性是指从他们的犯罪史（尤其是可憎的性犯罪）所反映出的"心理异常"或"人格障碍"。依据特定的法令，在完成刑事判决的刑罚后，就涉及民事关禁 [①] 的问题。

无论在个体层面抑或是整个团体，成员们的话题都围绕着如下内容展开：早年的创伤经历，那些因"天选荣耀"（Weinberg，2007）而侥幸逃脱法律制裁的行为；试图压抑沮丧情绪的变态性尝试［狂躁性防御（manic defense）（Winnicott，1935）］；投机取巧地回避制度规则的行为；等等。该团体曾因抗拒治疗以及对临床术语的认知困难而臭名昭著，对于不了解情况的治疗师来说，这个团体听上去挺容易让人打退堂鼓的。

同样重要的是，成员们自认为是社会不公的受害者，是政治犯，因此他们必须团结起来奋起反抗危险的制度及其代表、矫正官和临床医生。团体成员们相信，正如传闻，临床医生有能力触及一个人明显或隐匿的原始幻想及隐晦的意图，只要他们大笔一挥，就会致使痛苦的监禁生涯延长。

干预措施

该团体每次会面 90 分钟，有时采用心理教育团体的形式，有时是心理治疗团体。后者每周会面三次，基本上每次都从沉默开始，这种感觉往往会让人不舒服而满腹怨言。比如成员们会说，"我烦透这个鬼地方了""我什么时候才能拿到那份该死的报告""你上次说要带给我的表格在哪儿"……抑或抨击监禁的环境，批判（免费）医疗 / 牙科保健，等等［唯我（me-ness）（Lawrence et al.，1996）］。

团体中只要有一个人发泄出不满的情绪，往往就足以得到少数人的一致认同，而其他人有的尽量将不爽最小化，有的无动于衷，有的急着解决问题并大声地质问为什么别人要对他

---

① 美国有的州会对评估有危险的罪犯在其刑满释放后实施"民事关禁"，交由社会机构继续对其实行监管，其实质是对危险的性暴力侵害犯罪者与社会进行隔离。——译者注

们避而远之 [普及化 / 聚集化（massification/aggregation）（Hopper, 1997）]。在"抱怨时间"里，至少有一个以上的成员会要求该团体的协同带领者（co-leaders）"做点什么"，这太常见了 [依赖，战或逃（dependency, fight-flight）（Bion, 1961）；一致性（one-ness）（Turquet, 1974）]。

此刻，我可能会选择自我暴露一些类似的经历，比如：曾经和严重漠视自己的父母一起生活；需要为父母的冷漠合理化；逃进缄默里，避免成为施虐父母所迁怒的替罪羊；与兄弟姐妹长期竞争；家中存在着结盟……还有在说的过程中我能想起的其他任何的经历。我也会尝试引导团体成员们去思考一下他们被唤起的感受，一经表达，我会请他们留意一下，那些感受也许并不"陌生"，尤其在联想到自身的经历与罪行（实施犯罪行为时说过和做过什么）后，反而会让他们觉得非常熟悉。

其他时候，我们也会对心理教育团体所布置的作业在团体治疗时予以讨论 [依赖（dependency）（Bion, 1961）]。成员们会分享家里的消息以获得如何处理相关问题的建议，或是谈谈和舍友及矫正官的纠纷。他们相信这么做是有回报的，因为这可以让评估报告看起来不错而最终加快自己被释放的进程。同时，这么做也会减轻他们应付上述生活事件的焦虑感，使自己看起来身心健康，从而驳斥那些评价他们"心理异常"的说法（是否被民事关禁的条件之一）。

这么做的效果往往并不乐观，因为团体成员们通常只是在谈论着别人，而没有被引向发掘自己错误思维上的病因。为了中断他们的理智化^①（intellectualization），我常常走到黑板前，用那些理性派成员的名字去画一些人物漫画，然后尽可能多地去重复我所听到的他们的言语，然后问道："X，你对这些（指着两三个漫画人物）交流有什么感受吗？"或者问："X，有没有其他的回应方式让 Y（指着一个漫画人物）也愿意听你说？"

角色扮演随之展开。这种看似单调的呈现方式却给予了成员们一次审视人生经历（即便最后以前路未卜的监禁结尾）的机会，也可以帮助他们实现精神层面的自由。

结论

治疗师不直接质疑团体的认知缺陷和不良适应行为，就可以使成员们避免更进一步地自

---

① 理智化是一种心理防御机制，即为了抑制感情和冲动，不去直接地体验它们，而是对其仔细地思考。在反复的思考过程中，对自己的感情加以逻辑解释，于不知不觉中去除与想法联结的感情，避免了冲突，阻止由难以被接纳的冲动引起的焦虑。团体中，在体验、评论冲突的话题时，就事论事，不带有相应的情感色彩，从而避免了由这些冲突引起的焦虑。——译者注

我防御和自我保护。推荐的替代做法是，增加男性之间的联结以及调动视听感官的参与，似乎可以提供一种安全的氛围，使身在其中的个体能够逐渐瓦解自我保护的外壳，尽管这个过程非常缓慢。

其实我和成员们的见面机会超出了计划的团体会面时间，因为在往返治疗区的途中，我会顺道看看他们。我常常走到他们的四人桌跟前，或站或坐，只是去简单地打个招呼并询问一下他们的家庭情况。随着时间的推移，这些短暂的中途停留在创建过渡空间（transitional spaces）（Winnicott，1953）上奏效了，比如会谈中越来越短的"抱怨时间"以及干预强度的变化等，都足以证明了这一点。

禁忌

这项干预措施历经多次团体实践，尚未发现有任何禁忌。

作者简介

乌里·阿米特，博士，美国团体心理治疗协会注册团体心理治疗师，毕业于美国法医鉴定学院。他在法医机构担任高级临床职位已 30 余年，现在在一所大规模公立研究型大学的心理学系任教，同时也是一名私人执业医生，隶属于某个大城市的精神分析研究所。

参考文献

Bion, W.R. (1961). *Experiences in group and other papers*. London: Tavistock.

Bion, W.R. (2013). Attacks on linking. *International Journal of Psychoanalysis*,40, 308–315.

Hopper, E. (1997). The fourth basic assumption. *Group Analysis*, 30, 439–470.

Klein, M. (1984). *Envy and gratitude and other works* 1946–1963. London:Hogarth.

Lawrence, W.G., Bain, A. and Gould, L.J. (1996). The fifth basic assumption. *Free Associations*, 6 (37), 28–55.

Rogers, C. (1951). *Client-centered therapy: Its current practice, implications and theory*. London: Constable.

Turquet, P.M. (1974). Leadership: The individual and the group. In Gibbard, G.S. et al., eds. *The large group: Therapy and dynamics*. San Francisco, CA and London: Jossey Bass.

Weinberg, H. (2007). So what is the social unconscious anyway? *Group Analysis*, 40 (1), 319–334.

Winnicott, D.W. (1935). *The manic defence*；*through pediatrics to psychoanalysis: Collected papers*, 1958；New York: Basic Books, Inc.

Winnicott, D.W. (1953). Transitional objects and transitional phenomena. *International Journal of Psycho-Analysis*, 34, 89–97.

101 Interventions
in
Group Therapy
2nd Edition

16

点燃关系的火花：提升觉察力、参与度和关联性

➲ 卡洛斯·卡纳莱斯（Carlos Canales）

引言

每次会谈的开始都是团体推进的关键点，不仅能为后续的人际互动奠定基础，而且往往还是今后工作的基本示范。此时，人们会无意识地将自己融入团体环境并努力地与其他人建立关联。有时候，这些努力恰好满足了他们对团体的归属需求，而有时候这些努力则与他们的真实意图相违背。

在每次团体会面开始后，我一般会带领成员举行一个无任何约束的破冰仪式，以此来暗示团体在该过程中的首要目标：提升内在及人际觉察力；加强互动和参与度；最大限度地建立成员之间的关系纽带或重要的情感联结，尽力使该团体成为一个整体。用戴安娜·福莎（Diana Fosha，2000）的话来说就是，我想促进这个过程，如此一来含蓄的东西就会趋于明朗；明朗的东西就可能发展成为经验；而经验会留存于关系之中。我的总体信念是，当我们脱离了头脑，不再将其作为指导策略来驾驭生活或关系时，我们就会愈发流畅地靠近我们的身体、感觉、情感、本能和当下的体验，并能够在每时每刻循环往复的关系互动中保持心态安宁。

适用人群

这项干预措施适用于所有的治疗方式，也适合在演讲和工作坊中使用。有趣的是，鉴于这项干预独特的定向及人际联结功能，我在一所大学的心理咨询中心所开展的几个团体（无证移民团体、拉丁裔团体、男同性恋团体、少数民族团体等）里都见证了该措施逐渐展现的极大丰富性。自然界中无一例外地，动物们都在寻找那些与自己相似、也同样认出了自己的同类；当遭遇生存威胁时更是如此。我相信，尤其当团体中充满了安全感、支持性并鼓励尝试时，这种生物的本能倾向会促进这项干预措施发挥更大的作用。

干预措施

关上团体治疗室的门之后，我习惯性地坐回到位置上，用抑扬顿挫的声音陈述了下面一段话，以此来开始今天的团体治疗：

欢迎各位！花点时间，让自己的身心俱在此时此地。请留意这一刻，你的状态是怎样的，你又是如何让自己以独有的方式"在"这里的……感受你的身体如何支持着你当下的体验。请调用你所有的感官，并对它们保持觉知。请觉察一下，此刻你是否更喜欢走进内在，分辨自己的感受，或者你的注意力是否会转向外界或周围的同伴。请允许你的眼睛四处看看，试着去注意同伴们都看到了什么。当你和其他同伴目光接触时，试着仅让眼睛来引导你，这会让你有什么感受呢？如果准备好了，当你感觉舒适的时候，就可以自由地开始分享了，但也请留意那些不太好的感受，什么是你此刻不想让其他人知道的呢？

我有时候会向团体成员们分享一只松鼠的图片，它站得笔直，左顾右盼地试探外界的环境，看看是安全的还是有危险的，是可引起兴趣的还是无聊乏味的，有什么好吃的或是没有。随着该团体日渐稳定以及数月来的工作基础，还可以在此添加新的内容。如果评估后发现团体成员们已经能体会出诸如"在大厅里聊天"和"在治疗室里交流"之间的差异，我可能会再多说下面一段话：

给自己一些时间，可以沉浸在这种体验里。请留意你是如何与自己和他人相处的。请觉察你的感受！去了解你的感受，是什么样的渴望和想法让你产生这样的感觉？你最想和谁分享这种感觉呢？当你对此刻的内在体验保持觉察，请留意一下你会想起谁？请对你自己的独特体验保持开放与好奇。（欢迎分享！）

在一个 6 ~ 8 人的团体中，这项干预措施通常最多需要 3 ~ 5 分钟。有时候，成员们会对他们的体验或者随时间流逝而发生的觉知变化感到好奇。他们甚至有时还会选择将自己的感悟分享出来，从而在团体中展开更深入的讨论。

普遍反馈

人们时常对自己的躯体感觉和内心感受缺乏觉察力，取而代之的是，他们会遵循一二三四的思维逻辑以及理性决策的目标去行事（Fosha，Siegel，& Solomon，2009）。这种体验式的训练能够促使团体成员们快速地整合身体知觉和情绪感受，隐晦地引导和巩固了一种更完整的关联方式。这项干预措施使人们放慢节奏，有机会去辨识内外觉知的不同，从而增进了我们的领悟，比如我们的内在建构是如何形成的？外在又是如何对我们的内在建构造成影响的？等等。

在很多团体的第一次会面中，成员们会做如下分享："我现在感觉更平静了，因为放慢了节奏"或"我能觉察到自己的焦虑，因为我通常不会在一群人里分享这些"。无论如何，他们都在团体中表现得更加积极主动。如果有成员非常迫切地想要表达想法，我的经验是这项干预也不会打消他们接下来在团体中分享的积极性。然而，治疗师其实还可以选择帮助这类成员去留意自己在有需要或者更心切的时候是如何接近他人的，

有趣的是，在我的一个拉丁裔团体中，成员们时不时地会发出各种感慨：有"回家"的感觉；找到了族人；不再需要去刻意伪装；有一种被接纳的感觉，因为其他团体成员跟自己很像；还有因为少数民族身份而被区别对待的代价；等等。这种类型的分享能迅速地最大限度建立起成员之间的关系纽带，同时增加他们共担风雨的相互支持，因此效果显著。

观察团体成员们的非言语信息对于分析他们的反应也非常重要。有的成员会在干预过程中闭上眼睛向内探索，有的则会盯着治疗师看，有的会选择环顾周围其他成员的反应，还有的会把目光转移到我办公室窗外的树木上。所有的非言语信息都是可供分析的象征材料。

结论

如果在团体治疗中，自我觉察、关联性和彼此相连是强化团体凝聚力和人际互动的理想因素，那么为什么不从一开始就找到方法予以促进呢（Billow，2003）？这项干预措施既简单易行又具有延展性，势必能对未来的工作奠定良好的基础。我认为，若是治疗师在实施这项措施时能够发展出自己独特的语言风格并与团体节奏相协调，那将对团体活力的激发大有裨益。

可能的禁忌

即便我相信这项措施适用于所有的团体，但有时也会出现一些特殊情况，例如团体中可能出现了反应过度的成员，体验过程超出了他的情绪耐受窗。这可能和该名成员当下需要被及时关注到的危机有关，也可能是过往的创伤经历被再度唤起。审视内心或觉察他人的过程简直令其难以承受。这些虽然都不是十分典型的案例，但回想一下，在我 12 年来的团体带领实践中，也曾经发生过两次。所以，在决定是否采用这项干预措施之前，治疗师与来访者的充分沟通是非常必要的。此外，如果治疗师在此过程中发觉有成员反应异常，我的建议是，可以换成放松训练或做正念观呼吸的练习。

作者简介

卡洛斯·卡纳莱斯，博士，美国执证临床心理学家，注册团体心理治疗师。现在西德梅因心理治疗中心的私人诊所工作。

参考文献

Billow, R. (2003). Bonding in Group: The Therapist Contribution. *International Journal of Group Psychotherapy,* 53 (1), 83–110.

Fosha, D. (2000). *The Transforming Power of Affect: A Model for Accelerated Change*. New York: Basic Books.

Fosha, D., Siegel, D., & Solomon, M. (Eds.). (2009). *The Healing Power of Emotions—Affective Neuroscience, Development, and Clinical Practice* .New York: W.W. Norton & Company.

101 Interventions
in
Group Therapy
2nd Edition

17

跨文化团体治疗：世界游民、外籍人士与为爱远赴的移民

○ 玛丽亚·范·诺特（Maria van Noort）

引言

在阿姆斯特丹及其周边遍布了 180 个不同的民族，其中有很多人需要得到团体的支持，因此我在 2005 年决定成立一个用英文交流的跨文化团体。该团体每隔一周会面一次，每次 2 小时。人们带着各种各样的困惑走进团体：感到孤独；难以融入社会；感觉被不同的文化撕裂；等等。但所有成员都希望能够在私人和公共生活中有更好的人际联结和互动。

成员概况

大多数来访者是由全科医生或心理健康机构转介而来，其余的是以前在我这里做过个体治疗的来访者。他们的问题包括：抑郁症、焦虑症、身份认同问题和多重文化适应压力等。他们均为自愿来荷兰学习、工作或为爱远赴的移民。

文化冲击

文化冲击是指当一个人决定生活在另一个有着不同社会规范的国家时所遭受的躯体和情感上的不适。由于失去了所有熟悉的社会互动的信号 / 符号，焦虑感随之而来。文化冲击会

令人产生许多症状。我的一位同事曾把移民的反应按照压力源进行划分。而情绪、行为和躯体症状的产生与发展是任何压力源都会包含的典型反应，这些压力源可被具体归纳进一个由不同类别构成的诊断系统中，例如：移民初期支持；社会环境；教育问题；就业问题；住房问题；医疗保健服务；法律制度相关问题；其他社会心理问题，如灾难、选举权、来自敌对国的排斥行为等。值得注意的是，一般来说，非移民患者通常只有两个压力源，而移民患者却有 5 ~ 8 个压力源不等。

第三次个体化进程

根据萨尔曼·阿赫塔尔（Salman Akhtar）的说法，移民是可能导致身份认同混乱的一种复杂的社会心理历程。他阐述了重建身份认同的四个心理发展维度（Akhtar，1995）。这四个维度分别是：

- 情感驱动——体验对原国家或新国家的爱、恨和矛盾的情绪；
- 人际心理距离——体验对原国家亲人心理距离的远近，并找到新国家人际距离的可接受范围；
- 时间问题——考虑在新国家暂时居住还是永久居住，以及处理这种不确定性；
- 社会归属——在新环境中（如社交网络、社团等）发展更深层次的社会关系。

重新开始在另一个国家及另一种文化背景下生活，移民们所体验到的经历实则与青春期阶段的孩子所经历的分离和个体化现象极其相近。可以这么说，移民是第三次个体化进程。

的确如此，该团体的成员们到荷兰时都已成年，深受文化冲击的他们还要遭受很多生活重要领域的丧失，因此承受了沉重的负担。你可以把这些看作成年人对身份的重组。

干预前的情况

我在 2012 年成立了第三个跨文化团体，该团体由来自世界各地的六位成员组成，每隔一周会面一次。团体成员中有半数人的母语是英语，其他人则不是。作为治疗师，能够观察并见证团体中的每一位成员通过自己的努力踏入上述重建身份认同的旅程，着实令人振奋。

成员们主述在文化层面的诸多差异是三个团体在初始阶段的共同特点。特别是他们表达了对荷兰文化和人民的消极体验。后来这种交流扩展到对每位成员家乡风俗背后所传达出的文化理念的比较。

在这种类型的团体中，我会尝试去问一些与个人背景相关的问题，比如，"在原生家庭及其文化里，你的作用和定位是什么？这些在目前的团体文化里又是如何体现的"。此类提问有时还会引发一系列对文化议题的深度探讨，主要涉及纪念日和特殊庆典活动及其在特定文化背景中的内涵以及对目前团体的影响等。

干预措施

历经了一年半的治疗后，该团体已然度过了团体发展的初建阶段和风暴阶段，现在可以开始进行关系更近的分享。案例背景是：一位团体成员（A）开始谈论有关自己身份认同的一部分过往，随后其他成员也参与其中并交换了自己的经历（van Noort, 2010）。

A：我太喜欢在这里说英文了，也很愿意去分享我在澳大利亚的经历：学校、风景、氛围。F，你也说说在奥地利的经历吧？

F（尴尬地笑了笑，接上这个话题，开始主动分享她在奥地利的朋友）：我也曾经被欺负过，这种感觉很不好，他们排挤我，因为我不是奥地利人，我本身来自一个地中海国家。其实，我很困扰的是，怎么做才会得到归属感。

A和F（问B）：说说你在非洲的经历吧，你一直都不太想提及的部分。

B（沉默了很长一段时间后，她分享了一段印象深刻的经历）：我非常不喜欢待在那里。由于种族隔离政策，我时常感到羞耻，还会害怕因为自己是白人而被其他人指指点点。

B曾在一个对白人极度不信任的社会环境中生活过一段时间。她随之体验到极大的焦虑感和社交排斥。正因为她对团体的充分信任，所以现在才有勇气把这段经历分享出来。所有的成员都全神贯注地听着，对她那段糟糕的岁月感同身受，并传出阵阵悲悯的叹息声。

这种交换类似于一种桥牌游戏"四重奏"，你需要打出相同花色的牌。在我们的团体里，花色或话题就是去探讨多元文化身份认同及其不同的组成部分。这种好玩的桥牌游戏在团体治疗中显得十分严肃，但却加强了成员们的身份认同感。

普遍反馈

团体成员们之间的关系变得更加紧密，他们进一步探讨了有关部分身份认同的问题，以及如何应对冲突与未来可能的风险。在后续的会面中，"多重身份"一词不会再被视为一种耻辱或是不合群的标志，相反，拥有多重身份代表了一段充满挑战的经历，是值得我们去为之奋斗的，也是足以与外人道的。

结论

应用团体的形式能够使成员们在个体心理动力、团体动力和文化等方面产生过渡和转变，似乎能很好地促进移民之间建立起更具建设性的关系。成员们在团体中所收获的实用的理念以及他们对习得的框架和方法的适应，能够帮助他们跨越不同文化的沟壑。

禁忌

不建议移民来访者在非自愿的情况下参加这类团体。他们最需要的应该是进行专门的创伤治疗。另外，他们当中有很多人曾被诊断为边缘性患者（borderline patient），殊不知，有文化冲击和文化适应问题的个体，其压力症状之一就是对正在发生的事情有着含混不清的看法。因此这些来访者有必要花些时间去做一个更精准的诊断。他们的英文水平不需要多么完美，甚至也不用表达得特别流利，但能做到基本理解和口语熟练是必须的。

作者简介

玛丽亚·范·诺特，心理学博士，荷兰阿姆斯特丹的一名私人执业心理治疗师，长期致力于个体、夫妻和团体心理治疗领域。同时她还是督导师和训练分析师。

参考文献

Aktar, S. (1995) A third Individuation: Immigration, identity and the psychoanalytic process, *Journal of the American Psychoanalytic Association*, 43, 1051–1084.

van Noort, M. (2010) Interculturele Groepstherapie. *Tijdschrift voor Psychotherapie*, 36, 332–346.

101 Interventions
in
Group Therapy
2nd Edition

18

回到未来：留心有害的家庭忠诚

➲ 罗素·霍芬伯格（Russell Hopfenberg）

受困于过去

很多时候，团体成员们会意识到自己的问题行为模式与原生家庭有关，因此会表现出纠结的心理。但是他们往往并不清楚，让自己过得不好也许是他们维系与原生家庭深厚情感联结的"有效"手段。从某种程度上来说，个体之所以会对自我改变充满焦虑，可能是担心这样一个现实：做出改变会切断个体与原生家庭之间的特殊联结，并带来丧失感和被抛弃感。

有时候，个体为避免自我改变，就会去幻想"一个和过去不同的更好的父母"，这么做将有助于个体维持与父母的联结，同时允许他们去做一些与父母教导相违的行为。然而，这个愿望毕竟只是一种幻想，往往不会转化为可以帮助来访者满足他们当下需要的真正的改变。本文所介绍的干预措施既可以强调团体成员的愿望（在早年成长过程中拥有不同的体验）并使之正常化，又可以促进他们做出行为上的改变。个体因做出自我改变而打破了对原生家庭的忠诚，围绕着由此所产生的丧失感和被抛弃感，这项措施可以激发团体的共鸣，使成员们体会到彼此之间的支持。

适用人群

这项干预措施被应用于某动力取向的治疗团体。适用情形为：已具备良好的团体凝聚力；成员间已分享过自己当前的困境与相关的生活史；对幽默和类比的干预方式持接纳态度。若确定使用该措施，则要对那些还没有看过《回到未来》（*Back to the Future*）（Zemeckis et al.，1985）这部影片的成员做出"剧透警报"。

干预措施

这项干预措施包含以下三个治疗步骤。

- 准备：评估团体的讨论内容并觉察那些"命中注定"的难题。例如那些包含"我不能"或"我从未没能做到……"等短语的陈述句，再结合最近或之前对父母一方或双方类似行为的讨论，也许能成为一个很好的指标，用以说明团体成员其实是根据他们在原生家庭中学到的行为模式而做出反应的，这些模式维系着他们和家庭的情感联结，而并非他们对当前现实应该做出的反应。
- 评论：用语言表达出来，希望我们的父母不是那样的，并描述电影《回到未来》的场景。
- 过程：促使干预措施融入团体文化及成员相互之间的共鸣和支持中。

准备——举例说明

安妮是一名律师，以前在合伙制事务所中业绩出色。她分享说，独立执业后自己在与客户打交道方面做得很好，但在拓展新业务方面却遭遇了很大困境。有时她会提到自己在父亲所经营的制造公司的经历。安妮总是说，父亲"会操作每一件机器，还会排除每一件机器的故障"，但却不善经营，出现产品营销和财务管理等问题，最终公司以倒闭收场。

本是一名机械工程师，他的社交生活极其贫乏。虽然他已经 30 多岁了，却从来没有谈过恋爱。在团体里，本讲述了许多有关父母对他疏于陪伴的方式。例如，如果他在做家庭作业方面有困难，父母就会为他请家教而不是亲自辅导；当医生说让他加强锻炼时，父母就干脆为他聘请了一位私人教练。

凯瑟琳是两个男孩的母亲，她曾被判过重罪，也有物质依赖，因此失去了大儿子的监护权。虽然她一直在康复中，但也曾多次复发。凯瑟琳的母亲在她四岁时就抛弃了家庭，父亲和继母把她抚养成人。父亲抚养了凯瑟琳，但由于更偏爱她的两个兄弟，对她在情感上相当漠视。

在这次特别的团体会面中，凯瑟琳描述了她婚姻中的难题。她说，她觉得自己必须去做所有的事，即便她和丈夫请了家政服务，她也全职在家。她的丈夫对于自己抱怨整天照顾小儿子有多累显得毫无同情心。说到这里，本谈到了他的难题，"仅仅是照顾他自己就很难了，更别提让他照顾一个孩子了"。随后，他谈到每次下班后自己被邀请出去玩时的不适感，以及这与他在成长过程中一直不合群的关联。他认为自己和凯瑟琳有共通点，即在情感上被父母抛弃了，他"是由保姆养大的"。凯瑟琳评论说，她能看出本在社交方面有多么地困难，因为他"可能觉得没人想花时间陪他，甚至连自己的父母都不愿意"。安妮说，她希望父亲能在事业上做得更好，让她对做生意有更好的感觉。

评论——举例说明

当安妮把她的经历和成长史直接联系起来时，治疗师会这么说：如果我们的父母不是那样的，事情现在可能会简单得多，真是这样。但我只听说过一个人能让这一切发生——马蒂·麦克弗莱（Marty McFly）。如果你还记得，在电影《回到未来》的开头，马蒂的女朋友曾试图说服他把试听磁带寄给唱片公司。马蒂回答说："如果我寄过去了，他们不喜欢怎么办？我只是觉得自己无法接受这样的拒绝。"当马蒂回到过去时，他发现自己的父亲（乔治）写了很多科幻故事。他问过乔治自己能不能读一篇，但乔治回答说："哦，不，我从来不让别人读我的故事。要是他们不喜欢呢？我可受不了那种拒绝。"过了一会儿，在谈到乔治想邀请马蒂的母亲洛莲参加舞会的话题时，他们又有了类似的对话。如今，我们都知道会发生什么。乔治把毕夫打晕了，然后他和洛莲一起去参加了舞会。当马蒂回到未来后发现，他的父母事业有成，哥哥找到了办公室的工作，妹妹也有了约会对象。这同样暗示着马蒂将会把他的磁带送到唱片公司。但对于我们来说，因为没有机器猫哆啦A梦，我们就必须去激发自己承担必要的风险来满足我们的需要。

过程——举例说明

成员们讨论了他们从原生家庭中习得的内容，既有有用的，也有有害的。本感到愤怒和内疚，因为他让自己有害的行为模式持续了这么久。他和团体成员们共同探讨了未来可能做出改变的方法。凯瑟琳很难把她的行为和母亲的行为联系起来。她认为自己能理解别人的事，却无法理解自己正在"试图做与母亲相反的事"。这就进一步在团体中引发了有关相似和对立、分离和自主更深层次的讨论。安妮最后决定努力发展自己的业务能力，而不再仅仅去做她一直擅长的部分。

禁忌

这项干预措施旨在用于这样的团体：已表现出良好的团体凝聚力和支持性；成员们能够理解效仿父母的行为模式与自身困境之间的关联。如果团体中有成员存在尚未处理的父母虐待史，则禁止使用。

作者简介

　　罗素·霍芬伯格，哲学博士，注册团体心理治疗师，美国团体心理治疗协会会员，现任美国杜克大学医学心理学专业咨询副教授并讲授团体心理治疗课程。他是卡罗来纳团体心理治疗协会的前任主席，美国团体心理治疗协会的前任委员，在北卡罗来纳州罗利市私人执业。

参考文献

Zemeckis, R. (Author & Director), Gale, B. (Author) & Spielberg, S. (Producer).(1985) *Back to the Future* [Motion picture]. USA: Universal Pictures.

101 Interventions
in
Group Therapy
2nd Edition

19

犹豫不决：帮助来访者做出决定

➲ 克利夫顿·西蒙·费尔（Klifton Simon Fehr）

引言

许多来访者因为各种各样的原因来做咨询。他们一开始很少会谈论到自己在做决定时的纠结心理。走进咨询室的时候，来访者一般不会意识到做决定这件事对于自己来说时常是一种矛盾的负担，他们会在审视自己的生活时围绕着逐渐暴露的观念问题进行探讨。来访者通常也不会意识到这种内在冲突对自己的经历而言有多么大的影响。一般而言，他们在做决定的时候会重复以往的行为模式，从而在一定程度上获得安慰并成功解决部分问题。如此一来，这些人也就限制了自己的天地和成长空间，这实质上就是一种强迫性重复。

对有的人来说，不论事情大小，做决定的困难普遍存在。比如点菜，这会让一些人感到焦虑，特别是当其他客人开始变得不耐烦的时候；当需要去做事关人生转折的重大决定时，有的人甚至会惊恐发作，比如"我要嫁给谁""我该换工作吗"等问题。

来访者怎样才能知道他是否做出了正确的抉择呢？毕竟有些决定是无关紧要的，但有些则会对一个人的未来产生深远的影响。在做出事关未来的抉择之际，我们该相信头脑还是直觉？当然，理想情况下同时使用头脑和直觉是最佳状态，但这并不容易。

直觉会令人感到做出了正确的决定，因为感觉上应该是对的。但这可能是一种滑坡谬误①（slippery slope）。在你的生活里，有多少件事情感觉上"是对的"，但后来却发觉是错的呢？另一方面，头脑虽可以提供事实、研究以及成熟的思考，但就像直觉一样，它也可能出错，并不一定是一种精准的方式，因为事实、研究和成熟的思考也可能会受到扭曲。

所以有些人在做出改变时会变得犹豫不决。作为团体带领者，我们的职责之一就是使团体成员们在做出决定的过程中变得更释然，并让他们明白，如果不是板上钉钉的事，许多决定其实还是可以改变的。当个体做出决定后，他就会走出内在的冲突。然而，相对于做决定前的矛盾心理，个体的神经质水平会导致已做出的某个决定更令人痛苦。

干预措施

不同寻常的是，这项干预措施的开始阶段似乎是最困难的，即帮助来访者意识到自己的很多焦虑其实是由于难以做出决定造成的。该阶段要求来访者具备一定的抽象思维能力和内省力，从而可以使他们意识到那些隐藏在怨天尤人背后的必须（对一件或多件事情）做出决定的压迫感。

一旦来访者意识或认识到这一点，治疗师就可以进入第二阶段了。对有些人来说，这部分似乎有些难度，因为团体的关注点会聚焦在某个成员身上，而不是相互分享自己的经历。我们首先会把三把椅子摆成一个三角形。其中一把椅子代表了对某件事做出决定后的积极结果，来访者要坐在上面说出各种积极变量，团体成员们也会帮助来访者补充新的积极变量。然后来访者要坐到另外一把椅子上并开始说出做出决定后的所有消极变量，而后团体成员们会再次帮助来访者去补充他们所预见到的未来可能发生的消极变量。上述两把椅子就代表了存在于来访者头脑中的有关做决定的认知冲突。最后，来访者坐到第三把椅子上，凭直觉说出自己的决定，团体成员们仍会将他们自己的感觉投射到现有的冲突情景中来发表观点。

成员反馈

总体而言，来访者对这项干预措施反响积极。这项干预首先可以帮助他们意识到在自己的人格当中一直有许多因素在相互影响着，正是这些因素才导致了过去的大量困扰。学会去分辨思维和情感大有裨益，而那些坐在外围提供帮助的团体成员也表达了这一点。他们认为，从某种程度上来说，这项干预措施也帮助他们自己做出了一些长久以来苦思未果的

---

① 一种逻辑谬论，即不合理地使用连串的因果关系，将"可能性"转化为"必然性"，以达到某种主观臆想的结果。——译者注

抉择。

结论与禁忌

这项十分简单易行的干预措施可以非常有效地帮助来访者去区分那些影响他们做决定的冲突性外在变量。对于一些希望引入一种相当安全的干预手段的新手团体带领者而言，这种方法是个不错的选择。此外，这项干预措施也为未来的团体发展奠定了基调，因为我相信，几乎每个决定的背后都有一个未知的需求在努力地寻求被满足。很显然，当一个人对另一个人说"你来做决定吧"，就很有可能存在一种依赖关系，那就是不去承担责任的需要。然而有关决定与需求之间相关性的探讨，我们将留待下次讨论。

这项干预措施尚未发现任何禁忌。唯一有可能的是，对部分来访者而言，成为团体所关注的焦点会引起他们的不适感，然而这些似乎很快就会被克服。

作者简介

克利夫顿·西蒙·费尔，理科硕士，美国心理健康咨询师。他主要面向成瘾人群、HIV 男同性恋来访者以及刑事司法系统中的男性群体等开展专业实践。目前正致力于创办一家以团体心理治疗为主要咨询形式的私人诊所。

20

促进团体凝聚力：团体设计中的行动等级和结构化程度

➲ 莎朗·L. 施瓦茨伯格（Sharan L. Schwartzberg）

引言

团体从业人员初次接触到的团体治疗将会成为一个模板，使其未来的治疗实践都依之以生。特别是团体带领者在干预过程中所坚持的团体设计（group format）和结构化程度，在其临床推理（clinical reasoning）中都会留下烙印。团体治疗通常可以分为动力取向、人际取向、认知取向和行为取向等。每个取向在其概念架构（conceptual frameworks）下都指明了团体的构成、带领者所扮演的角色以及干预原则等内容。带领者若能做到审慎思考施行于团体的结构化程度，而不是仅遵循过去经验性的内隐知识，那么就可以更有觉知地去塑造团体预期的结果。

我曾提出过一个复健范式，即功能性团体模式（functional group model）（Schwartzberg & Barnes，2012，2014；Schwartzberg，Howe，& Barnes，2008），在此可以作为结构化程度（团体设计的内容之一）的理论基础。

该模式的假设是，通过改变团体的结构化程度，带领者就有可能促进团体功效的发挥，例如增强团体凝聚力。应用于团体过程的步骤对发挥团体功效和实现预期的目标有着直接的影响，不论是默认的还是经验已知的都是有价值的。在功能性团体中，团体本身和各项任务（例如以团体为中心的行动、自发参与、成员的支持和反馈、个体认同和团体认同最大化，以及一种与成员能力和文化导向相匹配的行动挑战"心流体验"[①]（flow experience）等都建构在成员最大限度地参与之上。

成员概况

我将以某大学职业疗法（occupational therapy）认证专业研究生课程中的过程团体为例，说明带领者该如何系统地安排团体设计以影响团体功效的发挥。

干预措施

功能性团体中的行动构成

鉴于团体的成熟度或发展阶段，有四种类型的行动是带领者在系统安排团体设计时可以使用的指南。这些都是功能性团体的显著特征（Schwartzberg, Howe, & Barnes, 2008）。

- 目的性行动（purposeful action）——安排使个人和团体认为符合他们需要和目标的活动、行动或不行动。
- 自发性行动（self-initiated action）——安排支持成员实施探索行为和任务参与的活动、行动或不行动。
- 此时此地的自然行动（spontaneous here and now action）——安排鼓励成员表达与此时此地有关的思想和感受的活动、行动或不行动。
- 以团体为中心的行动（group centered action）——安排使团体成员发挥领导作用，并通过达成共识以实现彼此依存的活动、行动或不行动。

在创建新的团体时，我会首先对成员们围绕团体任务的自我引导能力（self-direction）进行评估，然后设计与他们能力相匹配的活动体验。团体成员的沟通能力、问题解决能力、洞察力以及经验总结能力等都是我尤其关注的点。我会以行动的类型作为纲领来对团体的预期及过程的水平进行分级。所有的会谈将依循四个步骤来构建团体过程：（1）使团体适应设计；（2）向团体阐释步骤；（3）设置任务或活动；（4）跟进与评估（Schwartzberg，Howe，& Barnes，2008）。

上述步骤在成员和带领者之间是共享的。这项干预由两个因素决定：（1）团体成员的

[①] 美国心理学家米哈里·契克森米哈赖（Mihaly Csikszentmihalyi）将其定义为一种将个人精神力完全投入到某项活动中的感觉，达到一种忘我的状态，而且伴随着心流产生的同时，会有高度的兴奋感和充实感。——译者注

人际情感、认知水平和体能；（2）团体的发展阶段。几年来，我和协同导师（co-instructor）一直致力于开展过程性团体，所以在校学生就有机会在协同带领式团体中与同伴们一起尝试开展各种活动。学生们会自行决定这一周的活动是什么，由哪两位成员进行协同带领，以及何时开展。团体的结构会影响团体功效的发挥，而团体的发展阶段也会影响其结构类型以及在促进成员结盟、共情和凝聚力等方面的有效程度。

我发觉在团体早期通过仪式来增强安全感的做法是非常重要的。任何团体的开始阶段都需要更多的结构来提供一种界限感和安全感。比如我会去确保椅子数量的精准，以及是否在保障安全感、保密性、明确期望、健康的边界等方面已达成了清晰的共识。

普遍反馈

我们会发现自己厌倦了一个又一个乏味的活动，这是在所难免的。那些被选出的活动一般都是相似的任务，而非有助于促进团体探索和互动的活动。经过自我反思，带领者们意识到他们是在共同建构团体的被动性。我们分析了一直以来回避去探索的那些抑制团体成员主动性的原因，可能的结论是：由于担心学生在团体初始阶段或在临近考试时会出现强烈的反对、愤怒以及变得越来越焦虑等，我们列举过一些注意事项。此外，围绕着协同带领的问题，如竞争、假期安排、资历差异等，也可能是部分原因，因为我们在和团体成员的沉默（面对"当权者"的隐蔽反应）合谋。

结论

我鼓励带领者们去回顾他们的理论模式并确定结构是如何影响团体预期结果的。在引言中所提到的每种模式都有诸如成员筛选、团体规模、团体构成和团体过程等所属结构类型的适应证和禁忌证。团体设计难免会影响带领者的活跃度。此外，能否留心注意到团体中关于活动或不活动的言语和非言语的预期，也应该引起带领者的重视。

可能的禁忌

有关多少结构是足够的，以及何时结构会令个体和整个团体感到窒息，我做了一份预防性的说明。总体原则是，我会尽可能少地提供必要的结构。如果带领者在团体任务中承担了太多支持成员情感需要的责任，就很可能会导致团体的持续性依赖。另一方面，如果结构太少，成员则可能会感到焦虑，不清晰团体的目标并对团体氛围感到不满。如果团体在早期就被抱持在一个充满支持、关爱和成功的体验中，成员们就能更好地做到接纳冲突、自我暴露、增强归属感以及顺利地完成体验。

作者简介

莎朗·L.施瓦茨伯格，博士，美国塔夫茨大学的职业疗法教授，注册团体心理治疗师。在文理研究生院教授团体过程课程，同时也在医学院的公共卫生和社区医学系以及精神病学系任教。

参考文献

Schwartzberg, S. L., & Barnes, M. A. (2014). Functional group model: An occupational therapy approach. *Israeli Journal of Occupational Therapy*, 23(2), E7–E26.

Schwartzberg, S. L., & Barnes, M. A. (2012). Functional group model. In Kleinberg, J. (ed.). The *Wiley-Blackwell Handbook of Group Psychotherapy*, pp. 139–167. Chichester, West Sussex UK: Wiley-Blackwell.

Schwartzberg, S. L., Howe, M. C., & Barnes, M. A. (2008). *Groups: Applying the functional group model*. Philadelphia, PA: FA Davis.

21

捕捉团体中的微表情：一种关系技术

➲ 玛莎·吉尔莫（Martha Gilmore）

引言

在团体里所发生的很多事情的实质都会体现在人与人之间微妙的、非言语交流时的微表情上，但是很容易被人忽略的。只要密切关注就能捕捉到重要的线索以发现那些仅存在于"未想到的已知"（the unthought known）中的信息，而这些将对我们的生活产生深刻的影响。其实，未曾阐明的体验是很难通过言语传递来获得的，而且在鲜有意识参与的自体状态下可能会被隔离，不被意识化。在研究依恋关系的议题时，我发现关注微表情并再现（reenactments）其所揭示的内容可以给人们带来改变人生的成长机会。

适用人群

虽然我的工作对象主要是针对有一定阅历的受教育群体，但我也相信这项干预几乎适合所有的人群。因为我所关注的始终是行为层面的细微差别，大部分都是非言语的，因此不需要设定任何具体的心理或智力要求。该措施对于把握更本能的自体状态尤其有效（Gilmore，2012），但这些状态并不容易被意识到，而且在过于成熟或"理性"的情况下也不存在。

干预措施

这项干预要求治疗师密切关注团体中的非言语交流，并随之对互动过程给予评论、促进、强化和探索。这就需要团体治疗师保持一种均衡的注意力，不去过分关注交流的内容或团体的议题，而是去关注交互的过程，选择要突出的微表情并对其进行探索，因此就需要开发一套与团体及重点关注的个别患者高度匹配的技术。对于在个体治疗中应用非言语体验干预早年依恋创伤的议题，沃林（Wallin，2007）曾做过详尽的阐释，相较之下，团体治疗则在帮助成员唤起和修通关系类问题上有更多的可能性。

示例一：在一个初建团体的第二次会面中，凯伦讲述了自己童年受虐的经历。出于羞愧，她母亲一直在掩盖这段过往且不愿回应。团体治疗师南希有意邀请凯伦在此时和大家做更多的互动，所以她便把话题抛了出来，联结到其他的团体成员。随后，成员们也分享了有关自己原生家庭中的羞耻感。几分钟过去了，南希注意到凯伦神情迷茫，于是就询问了她的感受。凯伦只敷衍说她很好，也对其他人分享的内容很感兴趣。这时团体里的另一位成员戴安略带哭腔地说，她能体会到凯伦现在的心情，因为南希对凯伦刚才所倾诉的童年经历的反应（让其他成员发表看法，而非直接做出回应）与她母亲的反应很像。凯伦听到这个想法之后很吃惊，但更多的是好奇。于是团体里就开始探讨这个议题，南希也对这种再现表示认同。下一次团体会面时，凯伦来了之后就表达了感激，还分享说她觉察到自己在人际相处时更倾向于去关注那些伤害，然而如果没有上次团体的体验，她是不会觉知到这些的。

示例二：在一个成年人的协同带领式治疗团体中，马克一直与男性治疗师约翰互动，处理他和虐待且排斥自己的父亲之间的矛盾关系。他很少提到他的母亲，只是温和地说过她是个好妈妈。有一次，当他再次讨论这个问题时回答了女治疗师南希的一个提问，然后就用充满渴望的眼神盯着她，以至于南希也屏住了呼吸。约翰并没有注意到这些，仍然继续问话，把马克的注意力又拉了回来。随后，南希的直觉告诉她，马克充满渴望的眼神也许是一个新的突破口，可能会带来一次重要的成长机会。于是她打断了约翰，又引导马克去回顾刚才看着她时的感受，而马克回答说什么都没有。南希再次复盘了他们之间的互动，她说："我当时问你，和爸爸吵了一架之后是什么感觉，当你回答说'孤独'的时候，你的脸上有这种表情。"马克一开始似乎很吃惊，接着又流露出充满渴望的眼神，最后竟哭了起来。南希只是温暖地看着他，自己也流泪了。马克很快就表达说，当南希注意并反映出了他的感受时，他是多么震惊并深受触动。过了一会儿，马克就觉察到一些信息，他联想到自己多么地渴望母亲能注意到他的痛苦并真诚地回应他。随着时间的推移，南希在情感上与马克的相遇体验似乎可以成为疗愈他一些很深的情感创伤的重要组成部分。

在任何互动中都有不可尽数的微表情可供研究。选择突出和探索哪一个微表情则是一个十分复杂的过程。我认为最有效的办法就是去注意和依恋关系有关的内容，例如寻求亲近（proximity-seeking）、回避和自我调节等。根据格式塔流派的经典做法，人们可以直接要求

团体成员尽可能夸张地去表达和分享他们的经历。奥尔蒙特（Ormont，1990）的搭桥技术
（bridging technique）也很适用："戴安，你认为凯伦现在的感受如何"，这在上述第一个示例
中是自然而然发生的。明智地使用自我暴露也是有作用的。例如，在第二个示例中，南希也
许会接着坦露她对马克的一致性投射认同："当你那么看向我的时候，我感觉如此孤独。"在
干预过程中，治疗师能够帮助团体成员维持在被唤起的自体状态并避免其对正在发生的事情
进行理智层面的思考是非常重要的。

典型反馈

正如上述的示例，团体成员们在被问及非言语行为时往往会感到吃惊和困惑，这种情况
在他们完全没有留意到此无意识行为时更甚。成员们会经常忽略这些看似无关紧要的体验的
重要性，直到这种干预方式演变为团体里的标准动作。治疗师需要依赖自己的镜像神经元并
充分相信自己的直觉和点化是有作用的。随着时间的推移，我发现当人们能够领悟这种点化
并有机会去探索那些深深掩埋的信息时，他们会显得既警惕又激动。

结论和禁忌

我认为，关注团体中的微表情是一种强效的干预措施，可以帮助团体探索新的领域并更
深入地体验此时此地，远离那种过于理智的"谈话的头脑"疗法。然而也必须谨慎而为，以
避免造成团体成员产生被羞辱、被审查的感觉。有强烈羞耻感或偏执的人群尤其慎用。

作者简介

玛莎·吉尔莫，哲学博士，注册团体心理治疗师，美国团体心理治疗协会会员，
加利福尼亚州戴维斯市和萨克拉门托市萨克拉门托心理治疗中心的执证心理学家，加
州大学戴维斯医学院精神医学系临床教授。

参考文献

Gilmore, M. (2012). Working with primitive defenses in group. In J.L. Kleinberg (Ed.), *The Wiley-Blackwell handbook of group psychotherapy. Chichester*, West Sussex, UK: John Wiley & Sons, Ltd.

Ormont, L.R. (1990). The craft of bridging. *International Journal of Group Psychotherapy*, 40, 3–17.

Wallin, D.J. (2007). *Attachment in psychotherapy*. New York: The Guilford Press.

22

成长中的团体治疗师

➲ 普里亚·基帕拉尼（Priya Kirpalani）

引言

内在对话

"已经 10 分钟了，说点什么，快说点什么。他刚刚说了我想说的话。啊！往好的方面看，我想至少我的方向是对的。那么，现在说点别的。快点，在他再次把我想说的话说出来之前。如果我没有像他那样的好口才或是没有深思熟虑地说出来该怎么办？好吧，也许我该等等看我们是否还能说的一样。都过了 30 分钟了，我一个字都没说。我是怎么了？现在就去做吧。此刻大家可能会认为我是哑巴之类的。这时如果我讲话，我敢说每个人都会转过头来看着我。多尴尬啊！但我想这也很正常，当你说话的时候，人们会看着你。出于礼貌，对吧？天啊，快停下！怎么这么久？说点什么！"

这基本上是我在实习期间第一次作为团体带领者的经历。当时绝对想不到如今会写这篇文章，更不用说再次带领其他团体（除实习要求之外）。然而，在几位颇有影响力的督导师的帮助下，我逐渐见证团体过程的力量从而被深深吸引！从那时以来，基于自身的督导经历（作为被督导者和督导师），我发现以下干预措施对促进新手团体治疗师的成长非常有效。

适用人群

我所推荐的这项干预措施旨在帮助成长中的团体治疗师从"他的头脑"中解放出来。这类治疗师的典型特点包括焦虑、完美主义倾向以及有结构偏好等。这些特点（虽然在某种程度上是有帮助的）往往会成为新手团体治疗师的桎梏。然而，以下干预措施可以帮助他们清除这些障碍并促进专业成长。

干预措施

对于受训者

1. **别再想了**。虽然这看起来很简单，但实际上却相当困难，当碰到模棱两可的问题难以处理时尤为如此。无论如何，挑战自己去设定一个"说点什么"的目标。一旦你达成这个目标并且意识到自己不会被"嘘"出局，就可以再增加目标。记住，要设定一些小的目标。高大上的目标虽令人钦佩，但往往也容易出错，因为你想要的太多，太急于求成。

2. **相信自己的直觉**。虽然大多数研究生课程从一开始（或者诚实地说，有时总是如此）就鼓励学生在面对来访者时应该"静音"自己的内部反应，只专注于学术研究和循证医疗，但事实上你最好的工具往往就是依赖直觉。在很大程度上，团体里的其他成员会学习你对某位成员的回应方式。因此，倾听你的直觉，然后在团体互动中寻求印证，最后和团体成员们一起来检视并探讨这个议题。

3. **说出你的感受和想法**。就像你每天都和其他人互动一样，在和团体成员进行互动时，你也会产生各种各样的感受和想法。与其去习惯性地忽略这些反应或者依然尝试执行课堂或课本上学到的那一套花里胡哨的干预技术，还不如只是简简单单地分享一下你当下的心理体验如何，以及询问团体成员们是否有某些方面的认同。团体在很大概率上至少会有一位成员能回应你的看法。同理，你也在向团体成员们示范这种能力并将团体过程拉回到此时此地。

4. **做你自己**。即便知易行难，但还是要做自己！没有必要假想和伪造出一个治疗师的人设。一来很消耗人，二来又很虚伪。如果你想要团体成员们做到真诚以待，那为什么自己不率先做个榜样呢？一旦你选择冒险并体会到"只做自己就好"所带来的影响，就会赞叹这种感觉简直太自在了！

对于督导师

1. **使焦虑正常化**。当受训者谈到对焦虑感的自我评估时，他们通常会认为自己像是在孤岛上一样。若能将学习一项新技能（如学习骑自行车或驾驶汽车等）所引发的焦虑正常化，就可以打破这个迷局。如果你感觉有把握，也许还可以分享一下自己在作为团体治疗师时所体验过的担忧。

2. 分享你首次带领团体的经历。通常情况下，受训者会认为他们首次带领团体的经历是不堪回首的。如果合适的话，可以把你第一次带领团体的经历分享出来；如果你的情况不合适，就参考本文引言部分或类似的内容。其实就像在团体中一样，帮助受训者们去意识到并非只有他才有这样的体验，这可能是促进他们专业成长和进步的一个强效激励因素。

3. 告知你的盲点和/或发展领域。据我的经验，受训者们经常把督导师看得高高在上，并认为他们是完美无瑕的。我对督导师们的建议是把自己从那个宝座上拉回现实，告知受训者们自己的盲点和/或发展领域。我们可以坦诚地说，作为督导师，我们也并不完美，我们自己也没有搞清楚所有的事情。虽然承认这些可能会使自己显得不够强大，但这么做却可以让你变得更有人情味，成为更平易近人的督导师。

4. 躬亲示范。在我看来，最好的教学方式就是躬亲示范。在给受训者提供反馈时，督导师要确保自己也是在遵循此建议而开展工作的。因此，指导受训者如何成为一名团体治疗师也是一种有效的方法，可以使督导师们停下来反思自己的工作。如果你有所触动和启发，也可以将这个过程分享出来。在适当的时候，你还可以把从受训者身上学到的内容反映出来。

典型反馈

根据我的经验，这些干预措施相当有效。受训者们的典型反应往往是呆若木鸡、一脸茫然地盯着督导师们，因为绝大多数受训者并不习惯把自己作为改变的载体，也不习惯听到督导师不完美的自我或经历。然而，当最初的震惊逐渐消退后，那些焦虑的新手团体治疗师们会发现，上述建议将为他们的专业成长提供长久的助益。

结论与禁忌

这些干预措施旨在帮助陷入"他的头脑"中的受训者，而对所谓的"斯特福德式"（Stepford）受训者而言却往往收效甚微。所谓的"斯特福德式"受训者是指他们在各个方面都表现得很完美并且没有能力意识到自己身上的缺点。同样地，这些干预措施也不适合过于"负责"的新手团体治疗师，他们在带领团体的过程中总是说得太多太快，因此有必要学会返回到他的头脑中多做停留，从而能更有觉知地对待自己作为团体治疗师的角色。

作者简介

普里亚·基帕拉尼，博士，执证临床心理学家，注册团体心理治疗师，现任美国迈阿密市佛罗里达国际大学心理咨询服务中心心理医生与团体治疗协调员。同时，她还在佛罗里达州库珀市心理健康中心私人执业。

101 Interventions
in
Group Therapy
2nd Edition

23

着陆技术：借助身体感觉进入"此时此地"

⮞ 玛格丽特·M. 波斯特伟特（Margaret M. Postlewaite）

引言

五年前，我开始带领一个新的治疗团体，有几位成员很"健谈"，他们的互动方式需要去取悦他人和 / 或吸引他人的注意力，所以他们表现得高度活跃。为此我在团体伊始使用了一项基于正念的练习，尝试去促进团体中产生更多的内省并强化成员之间的倾听。这么做管用了！一来为团体里的每位成员都提供了一个参照点（reference point）；二来有助于团体进入一种更能引发内省的状态。这种方法为我们更直接地进入此时此地打开了新的探索领域，屡试不爽。那个时候，我开始接受体感疗法 ® 培训 [①]（somatic experiencing®training，SE™），也对安定神经系统的力量有了更多的了解。于是我改进了团体干预措施，主要采用着陆（grounding）技术，即指利用身体的感觉进入到当下那一刻并聚焦自我的方法。在体感疗法的文献中，我所谓的"着陆"可能更接近于"锚定"（orienting），即觉照到那里有一股什么能量，不要去改变它，而并非说要把这股能量送入大地。

[①] 体感疗法（somatic experiencing，SE）与其他疗法尤其是 CBT 的显著不同在于其"自下而上"的干预理念，下即躯体知觉，中为情绪，上为思维。对比 CBT 从非理性思维入手的"自上而下"，SE 则完全相反。其强调躯体知觉会显著地影响情绪和思维，只把思维处理好的做法有时候是收效甚微的。——译者注

适用人群

这项干预措施适用于想要提升成员内省力的任何团体。我一般也会在演讲和研讨会上用该技术的简版引导语来开场，这样做有望能提高参会者专注倾听的程度并帮助他们头脑清醒。不管是个体治疗还是团体治疗，我还会鼓励来访者们适时地应用着陆技术来帮助自己去面对生活中的困窘（如缴税或支付账单、打电话或谈话）或是过分活跃的团体过程。通过调节我们的神经系统，哪怕只是一点点，我们也会在加工、记忆、学习、分享和解决问题等方面拥有更多的自由度（Levine，1997）。

干预措施

团体会面伊始，我会邀请团体成员们以一种别出心裁的方式"在"这里。如果该团体由于假期或节日的原因发生过中断，则更需要应用这项干预。我一般会借鉴体感疗法中简单的引导语，让成员们安住在当下，也就是把自己带入此时此地。我会向成员们坦陈，我们其实大都心在"别处"，比如想着工作、开车、刚才在等候室的聊天等，我鼓励成员们尽己所能地去充分感受并融入此时此地。为此，我邀请他们：

把注意力觉照在你的背部，留意背部靠在椅背上的感觉……臀部接触坐垫的感觉……留意脚踩在地板上的感觉……然后关注你的呼吸，不要做什么改变，仅仅是觉照它就好。

现在让我们从外部转向内部，觉照一下你的身体里正发生着什么——你的警觉和紧张感来自身体的哪个部位？请留意这个部位的感受……现在让我们把注意力转向此刻感觉最舒适的部位。这个部位不一定要很大，只要是不那么紧张，不那么警觉就好。如果没有找到这个让你感到舒适的部位，也许你也可看看有没有处于舒适和不适之间的中间地带。当你把注意力转向那里时会发生什么？请觉照它。然后，花一点时间，尝试去观察一下，当你把注意力转向不适的部位后再把它带回到更舒适的部位时会发生什么……当你停下来，请留意全身的感觉。如果你准备好了，请把自己带回到房间里来，从身体里出来……现在可以环顾一下四周并在这个空间里安定下来（你的思绪刚才去过另一个地方），然后你可以留意一下，当看着在场其他成员时你的内在发生着什么。

接下来，团体会谈仍一如既往地进行就好。

成员反馈

很多成员在反馈时提到，这项体感疗法的干预措施能够非常有效地帮助他们进入当下，从而远离那些有关过去和未来的妄念和执着，同时也可以帮助他们去评估自己身心安定的状态。还有些人报告说，这项干预措施让他们"爱恨交加"：虽然不喜欢去更深入地觉察自己的身体感受，但发现这么做可以"全然地安定下来"，从而增强了他们顺其自然的能力，也使他们有机会体验到随之而来的"神圣空间"（sacred space）。

在团体外，有的人还会使用这项技术来控制自己的坏脾气或其他难以处理的情绪问题，比如讲课之前的忐忑、失眠问题、严重的身体疼痛等。他们清楚地知道这项技术可以在 30 秒内完成并且能有效地平复心绪。他们还发现，这种体验的目的不仅仅只用于放松，更确切地说，是训练自己进入此时此地并提高对身体感受的觉知。当他们安住于当下时就会产生与众不同的觉受，从而使自己有机会以更高的对自我和他人的觉知来体验生命。

体感疗法的着陆技术和正念有一个相似之处，即邀请人们不加评判地、带着好奇和开放的心态去体验当下。本文所提出的着陆技术提高了对身体感觉的利用度，旨在追踪个体神经系统在不同区域的唤起水平。

结论

当我们感到难受或不适时往往总会去关注那些痛处。如果我们能意识到自己还可以把注意力转向一个舒适的部位，或者至少是一个中性的没有不适的部位，那将会是一个很大的进步。这项干预措施能够加深我们彼此之间的体验，从陈述过去的活动或事件转变为更多地去关注团体此时此地出现的问题和忧虑，特别在团体有过中断时更有效。我从体感疗法的培训中领悟到，当成员们的神经系统被激活（被唤起），特别是在愤怒或沮丧的情况下，他们就会失去处理信息或反馈的能力，从而不能再继续真正意义上的谈话。但是通过着陆技术，成员们在此时此地就能获得更大的心理弹性，并将以更敞开的心态去接纳新的事物。

禁忌

这项技术被用于很多场合，我认为没有任何反对它的理由。但是使用者首先需要多进行练习，并能够以一种令人舒适的方式实施干预。当有些来访者在追踪身体感受方面比较困难时，我也会用莱文（Levine，2010）建议的其他方法来帮助他们发展这种能力。

该技术的另一个变形是，站在地面上，将注意力放在你的双脚上，留意身体细微的动作，感知你的脚趾和脚后跟，接着去体会你的脚掌是如何和地面连接的，观想从地面连接到地基，再从地基连接到大地——这是真正意义上的着陆！这项技术可以作为创伤治疗开展的第一步，帮助人们在自己的身体里找到一个安全可靠的地方——一个随时都可以回去的地方。

作者简介

玛格丽特·M.波斯特伟特，哲学博士，注册团体心理治疗师，美国团体心理治疗协会会员。在纽约州怀特普莱恩斯市私人执业，专职从事个体和团体心理治疗、精神分析及督导等相关业务。除在会议中发言并举办工作坊外，她还向机构和组织提供团体和个体治疗的咨询。

参考文献

Levine，P.（1997）*Waking the tiger—Healing trauma: The innate capacity to transform overwhelming experiences.* Berkeley，California: North Atlantic Books.

Levine，P.（2010）*In an unspoken voice: How the body releases trauma and restores goodness.* Berkeley，California: North Atlantic Books.

Somatic Experiencing®Trauma Institute (SETI), www.traumahealing.org.

101 Interventions
in
Group Therapy
2nd Edition

24

对患有创伤后应激障碍的退役军人开展认知行为团体治疗

⊃ 贾斯汀·A. 达里恩佐 （Justin A. D′Arienzo）

引言

2003 年至 2008 年，我以现役海军心理医生的身份开启了自己的职业生涯。我在弗吉尼亚州、佛罗里达州、古巴等地都驻扎过，还登上过曾经停靠在日本的美国小鹰号（USS Kitty Hawk）航空母舰。在服役期间，我曾系统学习过几种治疗创伤后应激障碍（post traumatic stress disorder，PTSD）的心理治疗技术，包含认知行为治疗（CBT）、暴露疗法（exposure therapy）、团体治疗和眼动脱敏与再加工（eye movement desensitization and reprocessing therapy，EMDR）等。退役后，我开始私人执业，最初服务的主要人群就是患有创伤后应激障碍的退役军人。伊拉克和阿富汗战争导致了大量参战的军人在回国后都罹患了这种精神障碍，然而军队的医疗系统在应对 PTSD 上早已不堪重负，无力为这部分群体提供心理治疗。

与治疗一般的患者相比，PTSD 患者往往需要投入更多的支持。要想保障对这类人群治疗的有效性，就需要做到医患之间频繁会面、立竿见影地减轻症状以及干预技术多管齐下。为了能够满足这些特殊的治疗需求，我向 12 名在战争中严重受创的 PTSD 患者提供了参加认知行为团体治疗的机会，该团体为期 6 个月，每周会面 1 小时。此外，除了用药咨询外，成员们还需要每周同时接受个体治疗。最后有 10 人同意参加，而只有 8 人全程参与。

成员概况

所有团体成员都是现役军人，分别来自美国海军、海军陆战队和美国陆军。大多数成员都因 PTSD 和其他战争伤害而面临因病退役。他们中有两名军官、八名士兵。大多数成员曾多次在伊拉克和阿富汗执行过战斗任务，还有两人曾参加过围剿索马里海盗的行动。在转介到我这里之前，他们都在军事医疗机构被正式确诊为 PTSD。此外，在组建团体之前，我已经对所有人都开展过至少两个月的个体治疗。成员们都是男性，一名西班牙裔，一名非裔，其他均为白人。他们的年龄为 20 ～ 38 岁不等。

干预措施

我所提供的干预措施整合运用了认知行为治疗、团体过程与支持等。在团体的环境下综合应用认知疗法可以帮助个体对创伤进行认知重构，旨在使其对创伤性事件获得更为理性和平衡的解释，并促进其发掘这些经历的目的和意义。之后是行为部分，团体主要以对创伤性记忆和相关触发因素的脱敏训练为目标。团体成员们在个体治疗期间就接受过有关放松技巧的训练，如腹式呼吸法、生物反馈疗法、渐进式肌肉放松法和正念练习等。通过在团体中不断用语言复述这些事件（不管话题是他们自己的还是他们所认同的），成员们都锻炼了自我调节的能力。此外，该团体也是一个能够提供支持和安全感的地方，就像他们曾经所隶属和信任的部队一样。"充满支持的部队"可以充当创伤性事件对他们所造成的长期应激反应的正常化载体，为他们提供支持并承担风险，使他们有勇气在团体之外从心理上将自己暴露于"真实世界"的各种触发因素之中。

普遍反馈

尽管有两名成员在治疗期间从团体和个体治疗中脱落，团体成员们的反响仍很积极。他们的症状都明显地减轻，而且处理残余症状的能力也有所提高。成员们反馈说，在最初参与团体时都曾感到非常焦虑。当意识到所有的参与者都罹患了同样的疾病并且都不情愿参与团体去自我暴露时，大家很快就拉近了距离。进一步说就是，每位成员都曾有过成功的军旅生涯，他们都先入为主地认为其他可能来参加的军人并不是真的 PTSD 患者，只不过是在"愚弄"体制罢了。一旦意识到其他成员也都战功赫赫并且同样合乎情理地遭受着 PTSD 的折磨，他们很快就会同病相怜。此外，在团体治疗的所有疗程结束之后，成员们仍然会保持联系，其团体凝聚力可见一斑。

该团体成为成员们的宝贵资源，可用以了解医事委员会和退役流程是怎样的以及退役军人社区里都能提供哪些服务，最重要的是如何去享受这些服务项目等。作为一种资源，鉴于每个成员在医事委员会的获批进程不一，该团体极大地安抚了成员们有关进程的不确定性。而不确定性本身其实会在很大程度上加剧 PTSD 的症状。

这些成员们意识到，与过去的战争经历相比，在看似风平浪静的社会环境中，其他同伴们也正经历着相似的恐惧，该团体确实已成为使他们的经历正常化的载体。现在他们会害怕或者回避一些场合，比如当众发言、去上学、出席工作会议、狩猎、参加体育赛事、送孩子去学校、聚会或者不允许伴侣离开自己的视线，等等。当他们了解到自己的恐惧和焦虑其实与 PTSD 有关并且这种状态是"正常的"、情有可原时，对于上述以及其他事件所带来的焦虑情绪就会变得不那么令人羞耻、尴尬和痛苦了。

该团体的确对成员们起到了凝心聚力的作用，鼓舞着他们直面恐惧并勇敢地在团体里坦陈自己的遭遇。有一名成员鼓起勇气捅破了妻子的婚外情并果断离婚。还有一名士兵每天从家往返驻地 75 英里①，只因不愿意离开自己所在的海军陆战队，但也错失了享受必要治疗服务的机会。团体成员们了解后就敦促他向指挥官反映自己的需求。鉴于他一贯表现良好，指挥官欣然将他调至距家更近的部队里，如此一来，他就有机会在退役前享受到所需的资源。

最后，该团体还鼓励了最年轻的一位成员去接受物质滥用的治疗以解决酗酒问题。他的父亲是一名酗酒严重的越战老兵，最近刚刚自杀。这位成员是一名医护兵，曾服役于三个不同的海军陆战队，他习惯性地利用酒精来应对夜惊、自杀想法、内疚感、侵入性想法和长期严重的焦虑状态。该团体认为他是在走父亲的老路，于是质问并要求他解决自己的问题。而事实上这名海军也照做了，他接受了物质滥用的治疗，在团体所有疗程都结束以后，他仍然状态良好，最终被大学录取，并在因病退役前找到了一份稳定的工作。

结论

认知行为团体治疗是干预退役军人创伤后应激障碍的有效方法。这个同质性团体就像一个紧密团结在一起的战斗部队，使成员们愿意共同抵御风险。通过将认知行为疗法应用于团体过程中，个体就可以用更健康的方式对所经历的事件进行认知再加工，提高自己寻求帮助的意愿和勇气，从而发展出新的行为方式以改善自身的功能并减轻 PTSD 症状。

---

① 1 英里 ≈1.61 千米。——译者注

可能的禁忌

在永不示弱的军事文化熏陶下，很多军人对参加团体治疗存在阻抗。另外，我还发现许多军人不参加团体的原因是由于有其他的医疗预约或工作限制，分身乏术。在我推荐参与的12 人中，两人因为深感焦虑而拒绝参加，他们过于心神不宁或者胡思乱想，以至于无法与一帮根本不相识的人同处一室。

令人讶异的是，团体里的那两位军官始终坚持参加，而两位士兵竟不明所以地退出了。

作者简介

贾斯汀·A.达里恩佐，博士，美国执证临床心理学家，擅长临床心理学、法医心理学、商业心理学和军事心理学等领域。在佛罗里达州杰克逊维尔市私人执业。

101 Interventions
in
Group Therapy
2nd Edition

25

在国际冲突对话中应用团体三明治模型 [①]：以大团体作为社交发展空间

➲ 罗比·弗里德曼（Robi Friedman）

引言

三明治模型（sandwich model）的设计初衷是为了应对动荡社区中的冲突局势。这种模型兼具小团体的相对安全性与大团体的社会属性。以大团体可提供的机会为背景，创造最大限度上进行面对面接触的可能性（在正确带领的前提下，80～300人甚至更多），因此参与者就可以建立一种独特的社会性对话。这种强烈的言语体验和（尤其是）非言语体验使参与者们能够了解到他人的观点并且有机会去表达自己的看法。像三明治一样，夹在两次小团体（small group，SG）互动之间的大团体（large group，LG）互动具有将仇恨转化为共存和止息暴力的独特潜能。在社交媒体无法平息冲突的情况下，面对面的对话过程可以使人们体会到彼此看见、彼此感受的魔力，这一点尤为重要。

人类的社会属性决定了生而为人就必然会受到接纳、排斥和拒绝的驱动。不同的人际环境，从两个人、小团体再到大团体，都是提供不同关系应对需要的潜在空间。首先来到小团体，这里仍然维持着避免排斥或拒绝他人的常规约定，可能会让参与者们在开始表达冲突时感到安全。然后再到大团体，这里却有着完全不同的氛围，很可能提供了一个独特的机会去

---

① 一个暂定的富有情感的代称。

表达冲突，并在不那么安全的社交团体中展开对话。如果有可能的话，促使大团体提出团体内的立场问题，或者提出有关拒绝与驱逐出去的可能性，以及提出其他更具体的焦虑和仇恨，这将会成为解决冲突的开端。最后从大团体再次回到用时简短的小团体里，三明治模型创造了更深入的机会用以理解和应对社会动态中的分裂和憎恨。

无私的态度、社会和独裁统治都是可以去探讨的内容。大团体这个不可思议的空间，被小团体的私密和安全围绕着，可能是与极端主义和狂热分子对话的最佳场所。我们需要"看脸"（FaceLOOK），从而让内疚、羞耻和共情等暴力抑制因素得以发挥作用；而不是在脸书（FaceBOOK）上因虚拟世界的情感距离而使无休止的争斗成为可能。在有威胁性的"群众"面前找到一种声音和正确的基调，并使大团体从无休止的混乱状态发展到能展开与群众和权威对话，这些都是大团体取得的有建设性的成就。

适用人群

该模型已被专业人士和非专业人士用以处理局势冲突。例如战时的乌克兰和北爱尔兰、政治家与民间社团的领袖，以及德 – 犹对话等。在学校、村庄和集体农场，那些非专业的参与者们会去学习该模型，特别是大团体中的"推特"式（tweeting）语言风格。适用人群的最低年龄可能比我们预想的还要小——根据我的经验，15 岁以上即可。

干预措施

当十几位带领者到达村庄时，大约有 100 名参与者在等候着我们。这里有一场关于是否允许前敌人住进村庄的争论，他们一直处于暴力解决的边缘，已经有一段时间了。

在**介绍环节**（15 分钟），带领者首先向参与者们解释了三明治模型及其优缺点，并鼓励他们对该团体的"工作联盟"做出承诺；其次解释了大小团体的关系（小团体是大团体的预备工作）以及大团体的目标和可能引发的焦虑情绪：用简短的"推特文"自由交流自己的忧虑和意图以开展对话。

小团体环节（1 小时），帮助参与者们学会表达自己的观点并对不同的意见形成一种初步开放的态度。

大团体环节（1 小时 10 分钟），上一环节完成后将所有 11 个小团体连同他们的带领者一起组成一个大团体。在这里，很多有关社区的社会政治立场等问题都会用一种极具个人情绪色彩的语气表达出来。整个过程充斥着非常强烈的情感，可以使参与者们了解到不同的和相似的观点，并意识到将愤怒和对立的情绪发泄出来的危险性。

中场休息环节（20分钟）。

小团体环节（30分钟），简短的小团体会议可以安抚那些在大团体中感受到威胁的参与者们，并且可以提供一个附加的空间用以表达尚未阐明的问题。

结束团体环节（15分钟），参与者们在该环节有可能会发表更具建设性的意见，然后结束整个干预过程。

整个过程均由专业造诣很高的带领者所引导，对村庄的一些主要问题进行思考和琢磨。参与者们被鼓励使用"推特式"的发言风格而不是自说自话。所有的带领者都能够认同团体分析的方法，即大团体并不一定会导致群魔乱舞的混乱场面，而是可以促进立场不同的人们开展建设性和开诚布公的对话。在一些干预中，小团体是由参与者中受训过的成员来带领的，他们从中也学会了如何在充满火药味的社区里创造一个安全的对话空间。

普遍反馈

意想不到的是，三明治模型受到了绝大多数参与者的普遍好评。虽然一开始很多参与者（尤其是那些从未参加过大团体的普通民众）被当晚的大规模集会搞得不知所措，但还是有很多人表达了他们对社区冲突和分裂的认识。三明治模型所点燃的星星之火在接下来几天和几周内会持续燃烧。我认为有时甚至要在几个月之后才能见证三明治模型的功效。我们收到的最重要的一条反馈是，那个村庄至少有一年时间没有再发生过任何暴力事件。

结论

法律协议（比如高等法院的裁决或者"北爱和平协议"等）无力完全阻止某些被迫与"他人"共处的社区民众的排他意愿，他们仍然会被传统的敌意、不可理喻的刻板印象以及分裂和拒绝的倾向所摆布。为了实现这些法律协议的"未竟之业"，如能将三明治模型常态化地应用到社区对话中，将会是一种值得期待的解决方案。

禁忌

对于参与者们来说，大团体是一个过程复杂的互动，因此也必须由秉持建设性态度的专业带领者来引导。虽然一个人对人群的熟悉过程是自然而然的，但对于许多参与者而言，大团体里缺乏私密性和安全感，这会令人感到不舒服甚至是感到威胁。然而，带领者们也必须要看到大团体所创造的充满建设性的一面。大团体可以为政治和社会创建一个最佳的对话实施空间，即便最初也有很多参与者都认同这一点，但处理阻抗仍然是带领者工作的一部分，直到参与者们对大团体逐渐变得更为熟悉并且不再感到那么焦虑时为止。

考虑到大团体可被视为一个开展对话的建设性空间，其灵活性使大团体更加引人入胜，极富变化，所以没有必要一味地强调大团体会暴露攻击性的一面。如果认为大团体是充满攻击性的并且心怀这种信念参与进来，那势必会激发出更多的冲突，而不是去调查造成暴力冲突的原因。大团体不利的一点是，由于聚集大量民众，因此务必不能出现刺激煽动性的言论和过度解读的情况。

作者简介

罗比·弗里德曼，哲学博士，临床心理学家，团体分析师，私人执业者，以色列海法大学教师。现任国际团体分析协会主席，以色列团体分析研究所的联合创始人。

26

强化团体治疗终期任务的五阶段技术

○ 杰罗尔德·李·夏皮罗（Jerrold Lee Shapiro）

根据 60 年的团体治疗教学生涯以及作为团体治疗师的工作经历，我总结了新手团体治疗师最常出现的三大失误：（1）行事敷衍地筛选成员或缺乏筛选；（2）过早地介入干预治疗；（3）无效的终止（ineffective termination）。其中，最后一项失误就好比建造了一座漂亮的房子，然而却没有装门。

为了使团体治疗的效果最大化，必须投入足够长的时间来做好终止团体的工作。对于团体成员而言，终止阶段（终期）包含两项基本任务（Shapiro，Peltz，& Bernadette-Shapiro，1998）：（1）说再见——面对丧失；（2）训练迁移（transfer of training）。

说再见

说再见往往是件很困难的事。"你好"代表着可能的开始，相反"再见"则是一种丧失，一种结束，并给了像我这样的存在主义治疗师一个处理终极结束（死亡）议题的机会（Shapiro，2016）。要做到有效终止可能面临以下障碍：（1）团体带领者的个人阻抗；（2）带领者需要再三确认；（3）缺乏有关如何终止的培训。鉴于上述个体和实务等原因，很多培训课程一般都会对如何结束团体避而不谈。我最近在一个实操为主的课程中调查了 50 名高级研究生的参训情况。他们刚开始实习，并且都希望自己所带领的短程咨询式团体能够如期结束。在初建阶段，他们大概进行过平均 18 次的会面，然而用于结束团体的次数为零。

训练迁移

任何治疗所努力的关键点都会涉及来访者的能力问题，即有能力将他们在团体里学到的内容融入自己的家庭生活。一般而言，以症状为导向的团体会更为关注这一点。即便来访者在团体治疗中所学到的内容以及那些时有发生的强烈作用于内在的转变并不仅仅体现在症状的改变或新行为的产生上，训练迁移仍然非常重要。在布根塔尔（Bugental，1987）所提出的改变人生疗法（life changing therapy）中，训练迁移还会涉及更为复杂和颇具意义的内在转变。

适用人群

我所带领的团体基本上是经过严格筛选且有时间限制的封闭式临床成长型过程取向团体。在这些团体中，终止阶段并不会像前面几个阶段（创始、过渡和治疗/工作）那样在过程中有序地展开。当所有的团体会面接近尾声时，终期就会到来。这个时期似乎让人不愿面对、懵然不知、有侵入感并且显得不近人情。本文所介绍的干预措施正是为了在一定程度上弥补有时间限制的封闭式团体里的遗憾而设计的。然而，这些技术也可以随时修改以适用于时间不限的长程开放式团体。实际上，由于成员从开放式团体中离开的情况时有发生，经常性地经历终期的两个任务以及坦然接纳离别，对团体而言可能更有益处。这种技术对儿童、青少年和成人团体当然也是适用的。

干预措施

终止过程一般要持续几次会面（如，为期 12 周的封闭式团体，结束前要安排三次会面），这其中会涉及若干阶段以及相应的技术应用，旨在强化处理终期的两个关键任务。我们的步骤分为五个阶段。

1. **带领者宣布团体即将结束（或有一名/多名成员计划离开）**。该团体最初并没有对带领者的预告做出任何回应，这种反应很典型。越是这样，团体治疗师就越要表现得更加坚定，引导成员们去关注自己的某些感受，例如离开团体、失去团体的支持、对生活中其他丧失的担忧，以及最初的问题：如何将在团体中习得的和体验到的新内容迁移到团体文化孤岛之外的"现实生活"。

2. **工作邀请**。很多带领者将此阶段阐释为要求成员们在时间用尽之前处理"未竟之事"。"现在是时候把未完成的事情都提出来了。"平时比较寡言的成员一般会利用这个时机谈论从前没有来得及说出口的问题。

3. **信任促进**。在团体支持结束后，为了能更好地鼓励成员们处理他们的家庭生活，就需要探索出一种行之有效的技术，既能增强团体内部的信任感，又能促进成员们重新关注外部的世界。如果团体内部的支持性良好且注重此时此地的体验，则该技术会尤为有效。我个人最喜欢的做法是围着团体踱步，然后依次询问每位成员："能不能跟我们讲一些关于你自己的重要的事，这些事以前你觉得没有必要在这里提出来。"有时候，成员们的回答竟着实令人惊讶并且透露出重要的信息。

一位非常内敛的中年男士说，他以前以幽默的形象为人所知，甚至还曾在即兴喜剧剧团短暂工作过一段时间。

在另一个团体里，一位年轻人说自己曾经当过罗马天主教的牧师。他声称，如果别人知道了这个身份，就会影响他们对自己的回应。该团体里的另一名成员的询问印证了他的担忧，那位成员问"神父，您怎么能这么想"，似乎神父只能是一名对着极其振奋人心的祷告说"阿门"的人。

更为不幸的是，团体中一位女性成员透露，她已经考虑自杀好几个月了。

团体中有一位 35 岁的腼腆男士一直在为摆脱孤独付出努力，他透露说自己曾尝试了线上约会网站，而且已经外出约会过两次了——这个出人意料的消息获得了团体的掌声鼓励。

分享生活中的这些"影子"内容，既可以在其他成员面前展现更加饱满的个人角色，也可以把外部世界更直接地带入到团体讨论中来——这是一个更为具体地解决训练迁移问题的开端。

4. **训练迁移**。带领者再次围着团体走一圈，依次询问每位成员："你们在团体里学到了哪些新东西，计划在团体之外怎么应用呢？"一般这个阶段会比较耗时，伴随着计划的提出，成员们经常会使用很多的角色扮演。在一个团体里，一名男性成员汇报说，他学会了更加诚实地面对自己的情感，并将和他人分享这些感受。他预备在自己（不太友好）的工作场所对老板和同事这么做。经过了几次角色扮演"试镜"后，他明智地修改了自己的计划并决定以后会更多地向自己的长期合作伙伴、几个朋友和十几岁的女儿分享这些感受。试想一下，如果他刚一上班就开始很夸张地表达自己的情感，随后的境遇可能会变得很糟。

5. **说再见**。终止过程的最后一个阶段可以包含：带领者做出对成员们有帮助的反馈、举行仪式（有的带领者更倾向使用这种做法）、彼此告别以及制订一些合理的未来计划[1]等。

---

① 团体结束后，在没有治疗师参与的情况下，成员们会在更多的社交场合见面，这并不少见。

结论

作为团体治疗的最后一个阶段，终期为成员们提供了一个巩固发生在他们生活中的变化的机会，并使他们有勇气面对丧失，和那些但愿曾经给予过他们支持的体验说再见。除非团体治疗师鼓励来访者同时处理好上述两个问题，否则团体治疗的效果可能会大打折扣。因此，本文所介绍的治疗技术实则是一项使团体治疗体验的积极影响得以强化的干预方法。

禁忌

像所有的技术一样，终止过程必须根据团体的性质和成员的自我力量进行调整。在一个经常有成员变动的开放式团体中，该过程更倾向于个体层面的心理建设，而不是团体层面的练习。有时候，一些成员可能会因某位特定成员的退出而产生被抛弃感以及愤怒的情绪，此时带领者可以应用这项技术以鼓励他们表达出对退出成员的不满和气愤，他们可以把那些中途退出的人当作没有毕业的逃兵。这种情况在有人格障碍的来访者中尤其常见。最后，带领者必须有能力应对和处理成员们的不适感，避免他们无意识地回避终止过程或是利用这个过程使团体延期结束。

作者简介

杰罗尔德·李·夏皮罗，哲学博士，美国圣克拉拉大学咨询心理学教授，执证临床心理学家，美国心理协会会员。发表过 200 余篇论文和期刊出版物，著作 13 部，如《存在主义咨询与心理治疗实务：亲密、直觉与意义找寻》(*Pragmatic Existential Counseling and Psychotherapy: Intimacy, Intuition and The Search for Meaning*)（2016）等。自 20 世纪 60 年代中期以来，一直从事团体工作并讲授过程取向团体治疗的课程。

参考文献

Bugental, J.F.T. (1987) *The art of the psychotherapist.* New York: W.W. Norton.

Shapiro, J.L. (2016) *Pragmatic existential counseling and psychotherapy: Intimacy, intuition and the search for meaning.* Thousand Oaks, CA: Sage Publishing.

Shapiro, J.L., Peltz, L.S., and Bernadett-Shapiro, S.T. (1998) *Brief group treatment: Practical training for therapists and counselors.* Monterey, CA: Brooks/Cole.

101 Interventions
in
Group Therapy
2nd Edition

27

正念训练：应用于儿童团体的干预措施

● 艾伦·德克尔（Ellen Decker）

● 丽贝卡·M. 科尔迪斯科（Rebecca M. Cordisco）

引言

随着正念训练在成年人中越来越普及，研究儿童正念训练的益处也变得同等重要（Thompson & Gauntlett-Gilbert，2008）。伯克（Burke，2010）对目前应用于儿童的正念训练方法进行了回顾，她认为还需要进一步的实证研究来确定正念疗法在提高儿童专注力和注意力以及降低焦虑、抑郁和压力反应等方面的临床效果。

根据森普尔和李（Semple & Lee，2011）的研究，与成年人相比，对儿童进行正念训练时需要考虑截然不同的因素。在设计正念干预措施时，也要对儿童情绪及认知发展成熟度的差异性有充分的考量并据此研发相应的技术。就我们的目标而言，正念的概念被界定为对当下此刻的觉知、开放和专注。正如伯迪克（Burdick，2014，p. 20）所描述的，"正念就是去关注此时此刻在我们的内外正发生的事情"。另外，我们建议儿童团体中的正念练习要尽可能地简单有趣。根据我们以往的经验，当带领者创造一个充满接纳和觉知的团体氛围时，孩子们的练习效果最好。

适用人群

这些干预措施是为小学阶段的孩子们设计的，但也同样适用于所有年龄段的儿童。另外，此干预对实施环境也没有特别的要求，在学校、私人诊所和咨询机构等都是可以的。

干预措施

先导活动："听铃声"

欢迎孩子们来参加团体，邀请他们以舒服的姿势围坐在一起。向孩子们解释参加团体的目的。可以用这样的方式开场："今天我们要花点时间来集中注意力去关注一些现在正在发生的事情——我们的内在和外在。这将帮助我们学会平静下来，感到放松，还能帮助我们在学校里努力表现得更好。"

向孩子们展示铃铛并引导他们做一次深呼吸。和孩子们一起深呼吸，做出示范。接下来告诉孩子们，等会儿铃铛会发出响声，请他们仔细聆听，当听不到铃声的时候就默默地举手示意。在此过程中边说边给孩子们做出示范。最后，当所有的孩子都举手示意后，引导他们再做一次深呼吸。

围着团体走一圈，依次让学生们说出他们在这个过程中都注意到了哪些声音。这个活动对于孩子们来说非常有趣，同时也可以帮助他们把当下和自己的感官联结起来。我们发现在所有的活动里，孩子们最喜欢这个练习。最后再一次引导孩子们做深呼吸，结束活动，并为他们今天认识并练习了正念表示祝贺！

核心正念练习

泡泡冥想

请所有学生以舒适的姿势坐成一圈。拿出一瓶泡泡水，轻轻地在圈里吹一些泡泡。告诉孩子们，有时候我们的想法就像泡泡一样，如果受其困扰，我们就要学会"让这些想法走开"，这么做会很有帮助。把泡泡水放在一边，等待所有的泡泡都消失。接着引导孩子们闭上眼睛，想象有一个泡泡在他们面前升起。这个泡泡里装着一种想法、感受或者知觉。引导孩子们想象，这个泡泡慢慢地上升，随后飘离。对着飘离的泡泡说"嗨，再见"。鼓励学生们不去评判、评价或者思考。然后继续想象出现了另一个泡泡，同样看着它飘离。再一次引导大家做深呼吸以结束团体。最后和学生们一起探讨他们的冥想体验。

青蛙静坐（Snel, 2013）

请所有学生以舒适的姿势坐成一圈。邀请他们描述一下自己所观察过的青蛙坐着的样子。提示孩子们，青蛙可以跳跃，但也可以长时间坐着不动。如果你准备了玩具青蛙，可以把它拿出来给孩子们看，这会非常有趣。向他们解释，你希望他们试着学一下小青蛙的样子，安静地坐着，只是呼吸就好，保持一小会儿。可以借鉴下面这段指导语：

小青蛙静静地坐着，呼吸着，储存着它的能量，而不是被头脑里不断冒出来的各种念头所带走。小青蛙静静地坐着，一动也不动，随着呼吸，它的小肚子微微地鼓起来，然后又渐渐地落了下来。就这样保持着，小肚子起起伏伏。小青蛙能做到的事情，你也一定能做到。你所要做的就是全神贯注，留意自己的呼吸，专注于这种平和与安宁的状态。（Snel, 2013, p. 24）

气味练习

请所有学生以舒适的姿势坐成一圈。让孩子们传递一个气味宜人的物品，如橘子、柠檬或者是一枝好闻的花 / 植物。在此过程中，他们依次闭上眼睛，吸进这种味道。鼓励他们专注地去闻这个气味。当所有人都完成后，和孩子们一起探讨练习时放松和专注的感觉。

呼吸伙伴练习

请所有学生以舒适的姿势坐成一圈。给每人分发一只毛绒玩具作为呼吸伙伴。如果你有足够的空间，孩子们最好可以平躺在地板上，并把毛绒玩具放在自己的腹部。一开始，学生们可能会觉得搞笑和好玩，但你要鼓励他们去关注自己的呼吸，而且静下来去关注呼吸的时间必须保持一分钟。引导孩子们去留意自己的呼吸伙伴，它们会随着呼吸在腹部上下起伏地晃动。学生们很喜欢这个练习，他们从中认识到正念也可以是很有趣的。

"平静之地"练习

请所有学生以舒适的姿势坐成一圈。闭上眼睛，引导他们想象一个自己感觉平静和安全的地方并告诉他们："这个地方可以是大海、公园、湖泊甚至是自己的房间——任何让你觉得安全舒适的地方都可以。"鼓励他们想象这里的画面，去闻闻这里的味道。然后告诉学生们，这是他们的"平静之地"，当感到不堪重负、沮丧或者压力时，就可以想象回到这里。

普遍反馈

孩子们一般都很喜欢这些练习！根据我们的经验，他们的反应与带领者的表现风格直接相关。建议带领者们使用儿童易于接受的语言风格，这让他们看上去也乐在其中。同时，带领者还应该保持微笑，充满活力，并对孩子们的正念尝试做出正强化。

结论

正念是一项传承了数千年的宝贵技能，可以帮助儿童更好地厘清头脑并管理情绪，如果带领者能以一种有趣和放松的方式来教授儿童的话，那将有助于正念发挥更大的价值。有关儿童正念的其他训练方法，可参见其他书籍文献。

可能的禁忌

处于精神病性症状活跃期或心理危机中的儿童不适用上述干预措施。

作者简介

艾伦·德克尔，心理学博士，注册学校心理咨询师，从事儿童咨询工作 35 年有余。她还经营着一家专门为女性提供咨询服务的私人诊所。

丽贝卡·M.科尔迪斯科，理科硕士，美国新泽西州希尔斯堡的一名小学心理咨询师。她的专业方向是从学校心理咨询师的角色出发以研究隔辈抚养的问题。

参考文献

Burdick, D. (2014). *Mindfulness skills for kids and teens.* Eau Claire, WI: PESI Publishing & Media, PESI Inc.

Burke, C.A. (2010). Mindfulness-based approaches with children and adolescents: A preliminary review of current research in an emergent field. *Journal of Children & Family Studies*. 19:133–144.

Semple, R.J. & Lee, J. (2011). *Mindfulness-based cognitive therapy for anxious children: A manual for treating childhood anxiety.* Oakland, CA: New Harbinger Publications, Inc.

Snel, E. (2013). *Sitting still like a frog.* Boston, MA: Shambhala Publications, Inc.

Thompson, M. & Gauntlett-Gilbert, J. (2008). Mindfulness with children and adolescents: Effective clinical application. *Clinical Child Psychology and Psychiatry*. 13:395.

101 Interventions
in
Group Therapy
2nd Edition

28

一项治疗恐惧症的放松方法

➲ 诺曼·克莱灵布尔（Norman Claringbull）

引言与理论思考

认知行为治疗（CBT）是"恰当的"心理疗法吗？如果是，它会在团体治疗中有一席之地吗？诸如此类的争论一直在持续着（Whitfield 2010，House & Loewenthal 2008，etc）。然而，对我来说，解决办法却很简单：只要管用，就用！

一直以来，作为一名基于"实证"的心理治疗师，我已经习惯于去反复试验治疗计划。这种治疗立场支撑着我发展出了一套特定的 CBT/ 综合疗法组合（CBT/integrative therapy mix），旨在帮助那些表现出退缩性焦虑（debilitating anxiety）状态的来访者。对于这类人群，我最喜欢的 CBT 技术就是放松疗法（relaxation therapy，RT）。这是一种有效的治疗技术，既可以作为单独的症状管理工具，也可以作为系统脱敏治疗的一部分（Wolpe，1958）。

RT 能够指导来访者如何有目标地使自己平静下来，并学会用这种状态来平复焦虑。我所使用的 RT 技术借鉴了埃里克森的理论（Havens，2005），该技术向来访者展示了如何运用一系列的肌肉和呼吸练习来达到身心完全放松的状态。如果每天坚持练习，这个自助式治疗工具往往可以成为降低个体基础焦虑水平的一种有价值的手段。同时，这也是一项有效的自我管理技巧，可以减少个体对压力应激源的不良或过度的焦虑反应。

有些人可能会提出质疑，他们认为来访者学习 RT 技术的过程更像是在接受心理教育，而不是团体心理治疗。这就是为什么在我所有团体中的 RT 流程都必须包含鼓励成员彼此反馈和分享的原因。

适用人群

　　焦虑无处不在地影响着每个人。一般而言，由于 CBT（尤其是 RT）是一种灵活的、无风险的治疗方式，因此适用于在任何场合的任何人群。

干预措施

　　该团体不存在人口统计学上的差异。所有人都曾因车祸而遭受过心理创伤。后来，他们都产生了严重的恐惧症反应（恐慌），甚至提到驾车旅行的想法都会害怕，更别说付诸实践了。

　　会面 1：首先对焦虑及其原因、什么是放松疗法和系统脱敏等内容进行了解释（Claringbull，2011，pp. 78-98）。在后续的会面中，团体成员们还有机会去分享他们对自己以及治疗过程的期待和担忧。最后，布置家庭作业——准备一份有关之前车祸的书面记录，并在下次会面时进行个人汇报。

　　会面 2：成员们在团体内分别汇报家庭作业的重点内容，并对 RT 的基础知识进行回顾。

　　会面 3：引导团体成员们进行一系列的肌肉放松和呼吸练习，并根据需要分别予以"微调"。直到所有人都达到了极佳的身心安定状态。在一贯的鼓励分享之后，带领者还会邀请成员们每天都要坚持进行 RT 练习。

　　会面 4：引导成员们共同做一次 RT 深度练习，随后请他们使用第一次团体后所做的作业汇报来构建一个本团体所共有的"焦虑反应阶梯"（anxiety-response ladder）。

　　焦虑反应阶梯构建在这样一种假设之上：当实际发生紧急情况时，个体的过度焦虑并不是突然出现的，而是由此前一段时间的累积演变而来。焦虑最初只是停留在一个较低的水平上，但会随着一系列事件节点或"阶梯"的出现而有所加剧。随着阶梯"越爬越高"，焦虑水平会逐级上升，以至于最后变得难以自控。表 28-1 展示了该团体所共享的"焦虑反应阶梯"。

表 28-1　　　　　　　　　　　　　　　　焦虑反应阶梯

梯级	事件节点	焦虑（%）
1	得知需要在两天内驾车去某个地方	1

续前表

梯级	事件节点	焦虑（%）
2	意识到明天有趟计划好的驾车旅行	5
3	早晨醒来以后想到旅行"就是今天"	10
4	上午——距离出发时间越来越近	20
5	距离出发时间还剩一小时	30
6	该出发了	45
7	准备就绪	65
8	打开家门	80
9	向车走去	95
10	打开车门	100- 恐慌

会面 5：引导团体成员再次体验深度放松的状态。然后，鼓励他们想象自己正在焦虑阶梯的第 1 梯级。有些成员对这种想象活动会即刻产生焦虑反应，此时可向其展示如何使用呼吸技术来减轻或消除焦虑症状。然后继续重复该过程至第 2 梯级、第 3 梯级……以此类推。

会面 6、7：继续开展两次会面，直至所有的成员在想象自己处于第 10 梯级时不再出现任何的恐慌反应。

会面 8：要求团体成员在至少四天的时间里分四个阶段独立地重新适应现实生活中的驾车旅行。在每个阶段的场合里，RT 都可被当作有备而来的"情绪预防工具"。另外，成员们还学习了我所研发的一种用时简短的 RT 方法——"三秒法"（3-second method）。这是一种能够"快速解决"焦虑症状且适用于任何场合的情绪管理工具。

第一阶段：走出家门，站在汽车旁边。

第二阶段：坐进车内。

第三阶段：发动引擎，开出几码 ① 远。

第四阶段：在安静的道路上开一两英里。

普遍反馈

除一名成员外，其余所有成员都反馈说自己很快就能适应短距离驾车了。在三个月后的随访中，他们也都可以去驾车旅行了。那位没有改变的来访者随后被转介进行 PTSD 的

---

① 1 码 ≈0.9144 米。——译者注

治疗。

在随访期间，有些坚持定期进行 RT 练习的成员还报告了额外的受益。他们发现，经由保持较低的基准焦虑水平（base-line anxiety levels），自己收获了重新评估与自我和他人关系的自由。为了能适当地反思这些改变，有的人还接受了个体心理治疗。

结论

RT 是一种可用于团体治疗的有效工具。现代的综合或折中主义治疗师们无论如何都会意识到：完全依赖 RT、CBT 或其他任何单一的心理疗法的做法终究是对治疗不利的。因此，在心理治疗的世界里，灵活性和适应性才是真正重要的。

禁忌

RT 的目标通常是让来访者们重新控制他们心理层面的混乱区域。然而心理障碍的治疗方式却通常建立在鼓励接纳的基础之上（强迫思维、强迫行为、思维障碍等），因此 RT 可能对这类来访者收效甚微，甚至可能导致其状态恶化。

此外，RT（通常还有 CBT）并不适用于那些不能或不愿接受其治疗原则或抗拒做"家庭作业"的来访者。

作者简介

诺曼·克莱灵布尔，博士，英国高级认证心理治疗师，执证创伤治疗师，曾是英国南安普敦大学心理咨询与治疗学科的负责人，目前从事大量的私人咨询业务。

参考文献

Claringbull, N.（2011），*Mental Health in Counselling and Psychotherapy*，Exeter UK，Learning Matters（Sage Publishing）

Havens，R.（2005），*The Wisdom of Milton H Erickson*，Carmarthen，Wales，UK，Crown House

House，R. & Loewenthal，D.（2008），*Against and for CBT: Towards a Constructive Dialogue*，Monmouth UK，PCCS Books

Whitfield，G.（2010），Group CBT for Anxiety and Depression，*Advances in Psychiatric Treatment*，16，（3），219–227

Wolpe，J.（1958），*Psychotherapy by Reciprocal Inhibition*，Stanford CA，Stanford University Press

29

铺设通往成功之路

⊃ 戴瑞奇·F. 法蒂（Dariush F. Fathi）

把目标分解成可实现的小步骤：简介

刚加入团体的成员可能不太清楚团体治疗是如何起作用的，也不知道这会对他们有什么帮助，所以团体治疗师就有义务向成员们解释清楚团体的过程、规则和期望，这是非常重要的；但仍有许多成员依然难以领会团体治疗是如何帮助他们实现自己的治疗目标或个人期待的。即便是那些"富有经验的"或者"资深的"团体成员也可能会逐渐变得自恃，从而再次恢复到原来不健康的行为模式，忘记了参加团体的初衷。

"铺设通往成功之路（building a pathway toward success）"的类比可以帮助成员们去理解团体是如何发挥作用的，同时鼓励他们去确认、设定并阐明自己当前的目标。此外，这一类比还意味着，我们可以一砖一瓦地，积跬步以至千里，迈出虽小却切实可行的每一步。

目标

这项干预措施的目标包含：

• 鼓励来访者清晰认真地表达、分享并说出他们的目标；

• 帮助来访者为实现目标而付诸行动（今天或本周）；

• 把大目标分解成一系列切实可行的"小步骤"；

- 通过获得成员的支持和反馈来促进团体过程和流程；
- 替代学习——团体成员通过倾听他人的描述和分享，从而学会将自己的目标分解为切实可行的小步骤。

适用人群

这项干预措施对不同的来访者及其所遇到的问题具有广泛的适用性，已被用于一些未成年人、年轻人和成年人群体，他们的临床诊断不一，严重程度不等，涉及情绪问题、认知问题、物质滥用问题或者常见的人际和生活方式问题等。

干预措施

团体治疗师通过向成员们提出一系列的问题来实施干预，旨在增进他们对"铺设通往成功之路"的概念理解并促进成员交流。这种方式可以帮助成员们在团体中清晰地阐明他们的目标，以及为了实现该目标，有哪些小步骤是已经或者可以开始去付诸行动的。在每位成员分享后，都会从其他团体成员那里获得支持和反馈。这些问题会循环依次向每位成员提出。

团体治疗师的干预过程如下（可调整谈话内容以适用于不同的人群和团体类型）。

干预介绍

作为独立的个体，你们各不相同，然而你们来参加团体都是因为同一个原因：想要实现自己的目标。也许在这里你可以实现心理健康的目标，比如感觉不那么郁闷；或者实现个人社交的目标，比如交更多的朋友或是找到一份工作。不管你们的初衷是什么，团体治疗以及这个过程都可能会帮助你们达成所愿。不积跬步无以至千里，一砖一瓦，一步一步，你们就有可能铺设一条通往理想目标的成功之路。

介绍完成后，向团体成员们提出以下问题。

1. 你的目标是什么？你觉得这个团体可能会帮到你什么？

如果有成员说不清楚，团体治疗师应该进一步去澄清团体能为他提供哪些帮助。治疗师也可以选择从其他成员那里获得反馈来回答这个问题。例如，其他人对詹姆斯的问题有什么看法吗？我们这个团体怎么去帮他实现这个目标呢？

2. 为了铺设一条通往目标的道路，你付出了哪些努力？

如果有成员的回答是"什么都没有",团体带领者(或者最好是其他团体成员)可以问他们:"是什么一直在阻碍着你呢?"

3. 这周你可以采取哪些小步骤来铺设通往目标的道路呢?

团体治疗师(和最好是其他团体成员)应该帮助被提问的成员探索当前的阻碍因素,并共同鼓励他制定出切实可行的小步骤。

4. 今天你可以为实现目标做点什么呢?

如果团体治疗师想要激励成员们从今天乃至这周开始在生活中做出改变,这个问题就变得非常重要,避免了成员们的那些推脱之词,如"我要从明天开始""下周再开始吧""等这个或那个条件满足了之后再说吧"。

在以后的会面中,那些已向团体阐明的目标还可以由其他团体成员或者带领者重新提出来,被再次探讨。根据我的经验,通过在团体成员间相互监督目标执行情况、相互鼓励和支持以及共同克服阻碍和挫折等方式,这项干预措施实现了成员们对所追求的个人目标的持续负责。需要注意的是,团体成员之间互相督促的方式一般要与团体的不同发展阶段保持一致。

普遍反馈

大多数成员往往对于在团体中确定和阐明他们的治疗目标秉持着开放和接纳的态度。如果某位成员在确定目标上有困难,带领者可以跳过他们,先让下一位成员继续分享。通过观察其他团体成员的分享过程,就可以帮助那些有困难的成员去确定自己的目标并缓解焦虑,其他成员的示范作用可以帮助他们学会清晰表达自己目标的有效方法。对于带领者而言,向团体成员们答疑释惑并说明团体是怎样帮助(或不能)个人实现目标的做法非常重要。

成员提出的问题列举

团体疗法对治疗精神分裂症、抑郁症(或其他疾病诊断)有什么帮助呢?团体治疗怎么帮我交到更多的朋友呢?

团体带领者应该对成员们的提问予以真诚的回复,同时也可以借助其他团体成员(特别是更资深的团体成员,如可能的话)的反馈,以帮助新成员增进对团体治疗有效性的理解和信任感。

结论与禁忌

这项干预措施可以同时帮助新、老成员变得更加关注团体治疗和团体过程，也可以解答和澄清团体治疗的本质，并鼓励成员们为了实现目标而"开工"，促进他们付诸行动，相互扶持，为实现所有人的理想结果而共同努力。

目前尚未发现任何有关该措施的禁忌。团体成员们都在以一种自我感觉舒适的节奏持续地向着目标迈进，因而削弱了对改变的焦虑。

作者简介

戴瑞奇·F.法蒂，博士后，毕业于美国诺瓦东南大学临床心理学专业，目前是社区保健中心的博士后住院医生，他正在那里接受综合行为健康的住院医生培训计划。法蒂曾接触过各种临床表现的来访者，他对个体治疗、夫妻治疗以及团体治疗有着浓厚的专业志趣。

101 Interventions
in
Group Therapy
2nd Edition

30

在团体治疗中应用艺术疗法

⊃ 塔尔·施瓦茨（Tal Schwartz）

引言

团体分析之父福克斯（Foulkes，1964）曾将个体描述为团体网络即"矩阵"（matrix）的起点（starting point）。矩阵是一个被假设出来的交流和互动网络，在团体中创建和发展；作为共同基础，矩阵承载了所有团体活动的意义和重要性。当在团体过程中同时应用团体分析和艺术治疗两种方法时，这个术语就有了更直观的呈现。这些方法的融合不仅会产生非言语交流的体验，而且也会与潜意识中的情感不期而遇。

为此，我们可以首先使用一种涂鸦技术。在应用该技术时，患者需要闭上眼睛，在没有任何方向要求或控制的情况下，他们会胡乱画出一些交织在一起的线条。这种通常被认为是毫无意义的涂鸦行为，实际上却使身体得到了象征性的发泄。这幅涂鸦就像一张"释放网"（release net），可以用来理解个体和团体中的潜意识信息。温尼科特（Winnicott，1971）就曾使用过这种涂鸦的方法，利用自己的潜意识去和来访者的潜意识进行联结。

适用人群

使用涂鸦技术所画出的线条就像织线，而对个人来说这幅线条网就象征了自己的织品（fabric），然后通过一系列的操作，最终会成为团体共享的织品。使用此技术的患者需要具备良好的联想能力，这对他们理解自己的内心世界尤为关键。温尼科特（Winnicott，1971）

在一次诊断面谈中创造了这种技术，当时他以和来访者相互补全彼此涂鸦的方式实施了治疗。

干预指南

以下内容展示了在团体过程中应用涂鸦技术的不同阶段，主要涉及如何制作一件自己的织品并使其成为团体所共享的挂毯[①]（tapestry）。

第一阶段：创作涂鸦

向每位参与者分发一支铅笔和一张白纸。开始涂鸦之前，参与者们会通过对着空气画大小圆圈和数字"8"来进行练习。他们还要用手沿着白纸边缘去摸索，以便在开始后不会画出纸外。最后，请参与者们闭上眼睛，在纸上随意涂鸦。

第二阶段：探寻意象

涂鸦阶段完成后，请参与者们尝试去找到一个具体的意象（image）以便进行后续的干预。这些乱七八糟的线条就像一张被抛进潜意识"大海"并用"诱饵"捕捞着某些意象的网。接下来，患者们要将这张网从潜意识的大海中收回来，从而就打捞到了他们所唤起的那些具体意象。这些意象将对团体的集体潜意识以及团体过程的潜意识基础做出贡献。

第三阶段：意象具体化

请患者们在第一阶段的涂鸦上对刚才第二阶段所浮现出的意象上色，这么做能使自己的意象凸显出来，被清晰地看到。如果有需要，他们还可以为意象添加额外的细节和色彩，以增强画面的感染力。

第四阶段：意象的自我介绍

在本阶段，丰富的意象呈现在了患者的面前——他们需要使用投射技巧并让自己的意象以第一人称的口吻来"讲话"。例如，"我是一个问号，我能告诉你关于我的一些事情……"等。

这个阶段其实只发生在患者和自己之间，通过独立写下意象的自我介绍来完成。因此，这是患者与自己的潜意识内在表象（inner representation）联结的过程，就好比患者拥有了一把可以打开通往潜意识世界暗门的"钥匙"，那些富有洞见的信息便随之传递了出来。

[①] 此处是一种比喻，结合上下文，织品代指成员的个人涂鸦及其意象；挂毯代指成员的"织品"在团体中经过分析和探讨等一系列操作后，其隐含的深意融入了团体的因素，成了团体所共享的内容。——译者注

第五阶段：完成个人挂毯

参与者们要利用团体的力量来完成自己的挂毯。请每位参与者从上一阶段的意象自我介绍（句子列表）中标记出两个对他们而言富有意义的词汇。他们需要把这些词写在纸上，依次传给右边的参与者，然后再传给左边的参与者。左右两边的人都要为这些词汇写下自己的自由联想（free associations）。团体中的所有意象，加之左右两边成员自由联想的重要贡献，为凸显及增强涂鸦作品的艺术效果提供了丰富的素材，也为激发个体和团体的创造力提供了一片沃土。此外，这些词汇还向个人和团体就潜意识材料的收集提供了线索和信息。该过程同时也在意象与其创作者之间、意象与团体成员之间创建了一种联合对话（joint dialogue），这将有助于其他成员去理解创作者和整个团体在涂鸦相关内容上所隐含的深意。

第六阶段："我"

在本阶段，请团体成员们以"我"作为每句话的开头。这么做旨在直接将投射与创作者本人联系起来。此刻，参与者们将会与他们的自我相遇并且和内在的智慧产生共鸣，因而更加增进了对团体中使用意象进行干预的理解。然而，有时候患者线条网上所浮现出的意象，其"纯真"（innocence）部分会迅速消散，反而被患者人格中的"阴影"（shadow）部分所替代（Jung，1963）；这是人格中隐藏的部分，例如罪恶和卑劣。

简短的示例

在一次团体中，有位参与者向大家展示了她的线条网，上面凸显出一条蛇的意象。她友好地看着这条蛇，说道："它看起来很可爱。"然而当团体要写出意象（蛇）的自我介绍并进行展示时，她突然退缩了。这条蛇所说的有关（蛇）自己的内容却传递出这位创作者不想听到并难以接受的信息。蛇的上半身外边涂了一层蓝色，在患者看来这象征着平静与安宁；蛇的内部也涂了颜色，在自然界中这种颜色具有一种警告功能（比如动物会警告那些对它有威胁的其他动物），即代表了它是有毒的。这条"可爱的"蛇现在变成了一条充满攻击性的蛇，它用尖牙威胁着周围的人。接下来，创作者所选出来的两个词汇都与蛇的毒性有关，比如"毒药"，这个词成了团体里不言而喻的攻击性，以及成员之间潜在权力斗争的象征，引起了团体的共鸣。

结论

"阴影"是一个在治疗中很受欢迎的概念，而该措施可以帮助患者们直面治疗的过程，觉察并整合存在于生活中的阴影部分，从而实现自我完善并扩展自己的世界观。有人将矩阵比喻为围绕着团体的"环"（hoop）。在这个环里，患者通过涂鸦创作的线条网体现并保留了患者自我的部分，也使他们所压抑的部分与整个团体所压抑的部分产生了联结。因此构建矩阵可以创造一种抱持和安全的团体氛围。意象通常是很有意义的，而团体对这些意象所产生的呼应和共鸣将推动探索和领悟的过程，甚至也会令阴影意象更容易被接纳。像渔夫一样，患者们可以把自己渔网上的洞补好以维持他们的内在表象；而当偶尔无能为力时，团体将会在探讨分析阶段代劳。

作者简介

塔尔·施瓦茨，博士，执证艺术治疗师，家庭和夫妻心理治疗师，私人执业者，担任以色列古里昂大学教授，在该校社会工作与艺术治疗研究中心面向研究生开设艺术治疗和团体治疗等课程。

参考文献

Foulkes, S. H. (1964). *Therapeutic Group Analysis*. New York: International University Press.

Jung, C. (1963). *Memories, Dreams, Reflections*. London: Routledge & Kegan Paul.

Winnicott, D. W. (1971). *Mirror Role of Mother and Family in Child Development.Playing and Reality*, pp. 130–138. Middlesex: Penguin Books.

Winnicott, D. W. (2003). *Play and Reality*. Harmondsworth: Penguin.

31

"除了 HIV，我确信自己还有更重要的东西"

➲ 瑞秋·L.康纳斯（Rachel L. Konnerth）

最可怕的孤独，就是对自我感到不满。

马克·吐温（Mark Twain）

除了疾病之外——改写你的故事

接纳承诺疗法（acceptance and commitment therapy，ACT）的创始人曾解释说，导致人类痛苦的核心过程之一就是持续依附于概念化自我 [1]（conceptualized self）。而概念化自我则是一个渐进的故事，包含着对过去的叙事以及基于生活经历所引发的对未来的预期（Luoma，Hayes，& Walser，2007）。此外，ACT 中的这个概念也揭示出"当来访者前来接受心理治疗时，其实早已编织了一张关于自我的蛛网，将对自己的归类、解读、评估和期望都网罗其中"（Luoma，Hayes，& Walser，2007，p. 16）。

作为治疗师，我们必须意识到，来访者会带着他们对自己故事的解读走进我们的咨询室。这些故事描述了他们是谁，然而在大多数情况下故事里都充斥着他们对自我的负面解读，过分强调了那些缺陷和不安。根据我的经验，一个背负着负面故事的来访者将很难产生积极的自我对话，同时很难有信心改变那些无效和有害的行为，也很难有能力再发展出健康

---

[1] 概念化自我或内容自我是我们用来定义和描述自己的言语内容的自我。当个体固守已不再适用的自我描述时，就会深陷痛苦或无效行为，最后可能导致对概念化自我的依附，增加心理僵化。——译者注

的关系。

我的很多来访者是 HIV 阳性患者，这是一种仍然在很多社区里备受歧视的慢性病毒。这些来访者都是因为缺乏社会支持，并难以建立健康的人际关系而寻求心理治疗的。他们会经常提到自己作为 HIV 阳性患者的羞愧和内疚，也会担心自己余生将受到疾病的折磨。

当一个人被诊断出患有威胁生命的疾病或慢性疾病时，他们通常会开始自我认同这种疾病。例如，"我是 HIV 阳性患者""我是一个瘾君子"，或者"我有癌症"。由此就创造出了一套具体的、既定的有关我是谁的概念，将个体与他们所面临的境遇混为一谈，而不是用一套多元化的概念去定义一个完整的人。只有后者才能给予个体赋权感以改写他的故事，并使个体对自己的行为和思维过程有更多的掌控感。

由于过分看重自我和疾病，患者对自身及其思想、感受和情绪的掌控感或驾驭感会受到抑制。通过把故事改写为"我是一个认识到用毒品来应对生活是错误的人；我害怕自己的慢性病；我觉得自己会因为感染了 HIV 而孤独终老"，人们得以从自己对患病痛苦的认同中解脱出来，留出一些空间去经历一段哀伤的历程，而不再是永无天日的折磨。

适用人群或成员概况

这项干预措施被应用于一个开放式的过程团体，团体成员是年龄在 18 ~ 30 岁的少数族裔男性 HIV 阳性患者。该措施适用于以下四类人群：（1）罹患威胁生命的慢性病；（2）有意克服物质滥用；（3）有意探索并重建新的自我；（4）有意识别并彰显积极人格并从中获益。作为一名治疗师，我们有责任帮助患者去面对他们的苦难，并使其意识到自己拥有应对不幸的力量，这是非常重要的。

写一首《我就是我》的诗

准备材料

团体活动所需的基本材料包括纸和笔（或铅笔）。为了提升参与者的创造力，除了胶水、杂志海报、剪刀和闪粉等美工用品外，还可以准备马克笔和蜡笔。

第 1 步

解释何为"概念化自我"，以及个体是如何根据过去的经历和他们期许的未来去构建一个自我故事的。然后探讨失去安全感（如罹患 HIV 阳性、癌症，与物质滥用抗争，等等）后，我们又是如何围绕自己特定的缺陷来构建自我故事的。

第 2 步

向参与者们分发材料，请他们写一首《我就是我》(*I Am Me*)的诗，从而探讨新的故事发展。这首诗的主体会是一系列以"我"字为首的表述，如"我是＿＿＿＿＿"和"我觉得＿＿＿＿＿"。其中空白的部分可以填写：（1）有关自我的积极方面；（2）能促进健康的自我对话并增强自信心的过往成就；（3）能提升自我接纳和自我力量的情感等。举例说明，"我是两个俊俏的小男孩的爸爸""我是一名高中毕业生"，或"我觉得自己很难跟伴侣谈论我的状态"，等等。

第 3 步

引导团体成员在分发的纸上写下这首诗。如果可以的话，用美工用品在诗的四周做些装饰以使其在视觉上更有吸引力，回去以后可以挂在经常能看到的地方。

第 4 步

与其他团体成员分享自己的诗，并从团体中获得支持和反馈。

成员反馈

根据我的经验，大多数 HIV 阳性患者是正在戒毒或戒酒的患者，他们在来到团体之前从未听到过这样的话："我为你感到骄傲，你值得拥有更好的人生。"相反，他们认为世界上充斥着评判和敌意，因此对"未来会更好"几乎不抱希望。成员们对彼此的诗《我就是我》普遍给予了非常正向和有益的反馈与回应，这源于他们意识到了自己有比当前所构建出来的概念化自我更多元的方面，比如他们仍然是合作伙伴、儿子、朋友、同事和很有成就的人。

结论与禁忌

作为治疗师，我们有责任帮助来访者去看到自己的完整性，他们不能仅仅去关注自己的缺陷和不安。对于许多来访者而言，聚焦于自身的积极特质和自我的其他方面往往是一种全新的、不太适应的挑战。对于这项干预措施，我认为一个可能的禁忌是：治疗师和来访者都有义务对来访者的病情有一个最基本的了解。当一名患者对自己的身体发生了什么仍然一无所知时，就很难从痛苦阶段过渡到哀伤阶段。此外，这项干预对于其他慢性疾病或心理问题可能也有效果，比如，帮助那些有"受害者心态"的人创造一个全新的概念化自我，从而使他们对自己的人生更有掌控感。

作者简介

瑞秋·L.康纳斯，美国佛罗里达州劳德代尔堡市的一名执证心理健康咨询师，在社区、医疗机构以及私人诊所中提供个体和团体心理治疗。服务过的对象包含 HIV 阳性患者人群、LGBTQ 人群、无家可归者、服刑人员、少数族裔和物质滥用群体等。

参考文献

Luoma, J.B., Hayes, S.C., & Walser, R.D. (2007) *Learning ACT: An Acceptance & Commitment Therapy Skills-Training Manual for Therapists*. Oakland, CA: New Harbinger Publications, Inc.

101 Interventions in Group Therapy
2nd Edition

32

跨越时间

➲ 马克·G. 施拉姆（Marc G. Schramm）

引言

但愿我还能忆起当初设计这项干预的创意从何而来。我甚至不记得第一次使用它是在什么时候。在偶有的遐思中，我会幻想也许是未来的我把这个方法赠予了那个时候的我。本文所介绍的干预措施是一项以适宜的幻想为基础，并引导成员们站在未来的视角为未来的过去（即现在）提供帮助的方法。

有关人格同一性（personal identity）随时间变化的理论并非由科研人员提出，而是源自哲学家德里克·帕菲特（Parfit，1984）。他认为，个体的当前自我和未来自我之间的"心理联结性"（psychological connectedness）反映了二者在信念和价值观上的重叠程度。巴特尔斯和乌尔明斯基（Bartels & Urminsky，2010）报告称，当这种心理联结性降低时，人们倾向于草率地做出决策。赫什菲尔德（Hershfield，2011）对逐年递增的有关随时间变化的自我认知是何以对个体决策产生显著影响的文献进行了回顾，他发现，那些真实存在积极心理联结性的人更倾向于在当下做出可能对未来某一时刻的自己更有益的决定。

冯·盖尔德、赫什菲尔德及诺尔准（van Gelder，Hershfield，& Nordgren，2013）指出，从个体层面上来说，从不考虑当下的行为对未来造成的迟发后果是与犯罪行为密切相关的因素之一。他们还发现，如果能强化未成年人对未来自我的生动想象，就有可能会降低其犯罪行为的发生。

那些曾给未来的自己写过信的被试不太可能会做出违法的行为。克雷斯、霍夫曼和托马斯（Kress，Hoffman，& Thomas，2008）介绍了他们在治疗性虐待幸存者时所采用的书信写作技术，其中就包含了给未来的自己写一封信。然而，截至目前，我还尚未发现有任何在团体治疗中应用此技术的研究文献。

适用人群

这项干预措施适用于大多数的人群，而且我认为在一个形形色色的成年人团体中，不同的观点会激荡出更为丰富的交流层次，但这一点在年龄跨度太小的团体中却不容易实现。

干预措施

通常情况下，只有当大多数团体成员的生活或治疗体验停滞不前时，我才会很慎重地使用这项干预。有时他们会自己觉察到这个共同特征，而有时是我从旁观察到的。

我会请每一位成员想象和分享（如果能做到的话）20 年（时间跨度可变）后的自己可能会对现在的自己说些什么。无论是在专门的老年团体还是在各年龄段混合的团体中，如果有老年人在场，我都会另作安排，即请他们想象一下现在的自己会对过去某个时刻更年轻的自己说些什么。有时候，一名或多名成员会把这个任务当成家庭作业去完成，相比言语互动，他们更倾向于给自己写一封长篇书信。

普遍反馈

"股票推荐！"

实际上，在跨时间的交流上，这类回应并不多见，而且即便出现了也从来不会成为团体任务的障碍。成员们对这项干预的反应大致可以归为三类。第一类是缺乏对该措施真正意义上的理解。这类回应在团体治疗中始终不构成问题。虽然个体治疗也会使用该措施，但却很少能够企及团体过程的丰富性，这里有机会创造出更多的成员互动和共建，简直是最理想的治疗环境。所以，那些最初对任务理解有困难的成员往往能够从其他团体成员的答案和建议中获得启发。到目前为止，第一类反应通常会继续分化成为另外两种类型之一。

第二类反应是幻想说出一些关于不要停滞不前、克服逃避焦虑的具体劝诫，他们相信，在困境中只要这么做就一定会比无所作为要好。我原本以为大多数成员的答案会属于这一类。

令我吃惊的是，事实证明，第三类反应要比前两类出现的频率总和还要高。在一些答案中，成员给自己的建议也许跟第二类反应很相似，但也有显著的区别：未来的自己所给出的最常见的信息是，一切都会好起来的，不管是在生活上还是治疗体验上，他们会达成自己想要且需要的目标。然而这类反应在个体治疗中却较少出现，我认为，这也佐证了团体治疗在灌注希望方面效果更佳。

结论

个体立足于未来对现在的自己所施加的影响是既定的（Bartels & Urminsky，2010；Hershfield，2011；Sadeh & Karniol，2012；van Gelder, Hershfield, & Nordgren，2013），而我的经验表明，团体治疗会通过共情、灌注希望、人际模仿和社会助长等疗效因子使这种影响得以增强。

可能的禁忌

克雷斯、霍夫曼和托马斯（2008）在对性虐待幸存者实施这项干预的时候，曾提出过一些禁忌人群，比如有蓄意谋杀或自杀念头的人、重度物质滥用者以及有显著自恋或边缘型人格特征的人等。我以前也遇到过一些轻中度的物质滥用患者，他们在言语练习时表现得很好；还有一些有自恋或边缘型人格特征的人，他们因想尝试团体环境和动力是否对自己有效而参与团体，在此过程中竟表现出更加积极的人际模仿、互动参与和共情。

如前所述，在面向老年人实施干预时，治疗师是可以适当缩短时间跨度的，或者有时候也会建议年迈的成员去思考一下他们想对年轻时的自己说点什么。对于那些身患绝症或年事已高的老年人，我会非常谨慎地应用这项干预措施。因为这些患者对自己的未来感到希望渺茫，即便是缩短了时间跨度（比如从 20 年缩短到 5 年）也会令人难以接受。因此我可能根本不会用到这个练习，以免在其他成员幻想未来时这些老年人因比较而深感孤立。当然，孤立的界定在很大程度上取决于其所在的团体中是否还有其他更接近生命终点的成员。

年事已高或罹患绝症并不是人们对未来不抱任何希望的唯一原因。我一直担心的另一个问题是那种来自抑郁的绝望感。虽然至今还没有遇到过，但我可以很容易想到这种情况，也许有位团体成员在做这个练习时，未来的他沮丧地说：事情会变得很糟，没有希望了。然而，迄今为止，即便是我所接触到的那些饱受自杀念头折磨的抑郁症患者，也从未出现过这种回应。这难道是因为团体的力量在灌注希望吗？是的，我是这么认为的。然而，我也认为这种现象可能和上文中提到的该干预的实施前提有关——即只有当大多数成员有在困境中停

滞不前的共同感受时才会使用这项干预。在团体中被共同体验到的无望感却拥有着将绝望蜕
变为对美好未来充满希望的力量。

作者简介

马克·G.施拉姆博士是美国团体心理治疗协会会员，曾两次担任三州团体心理治
疗协会的主席。

参考文献

Bartels, D. & Urminsky, O. (2010). Impatience as Intertemporal Egoism. Proceedings of the 32d Annual Meeting of the Cognitive Science Society.

Hershfield, H. E. (2011). Future self-continuity: How conceptions of the future self transform intertemporal choice. *Annals of the New York Academy of Sciences*, 1235: 30–43.

Kress, v E., Hoffman, R., & Thomas, A. M. (2008). Letters from the future: The use of therapeutic letter writing in counseling sexual abuse survivors. *Journal of Creativity in Mental Health*, 3: 105–118.

Parfit, D. (1984). *Reasons and Persons*. Oxford: Oxford University Press. From Time to Time 113

Sadeh, N., & Karniol, R. (2012). The sense of self-continuity as a resource in adaptive coping with job loss. *Journal of Vocational Behavior*, 80: 93–99.

Van Gelder, J. L., Hershfield, H. E., & Nordgren. L. (2013). vividness of the future self predicts delinquency. Psychological Science, 24: 974–980.

33

在组织中应用表达性治疗以促进认知领悟

> ➲ 本·里帕（Ben Rippa）

引言

一家保险公司的人力资源顾问曾邀请我去该机构改善七位执行董事之间良性沟通的问题，因此我需要找到一种有效的干预方式。据他所述，公司例会就像是个人为了自己的荣誉和荣耀而战的角斗场，进而加剧了部门之间的分崩离析，形成了一种缺乏信任，无效沟通，人际困扰，充满攻击、敌意、嫉妒和破坏性的反团体（anti-group）组织氛围（Nitsun，1996）。

鉴于执行董事们在认知层面的沟通往往会演变成相互指责及控诉的恶性循环，团体工作的推进会难上加难。当时，我仍在基武尼姆心理剧学院（Kivunim School of Psychodrama）执教，对艺术表现形式（artistic expressions）的应用也逐渐得心应手，这种干预方式能够加速来访者的转变过程并且有助于提高他们的沟通质量。最终，在众多表达性治疗中，我选择了更合适董事们的绘画技术。

成员概况

这七位执行董事分别是：董事长，多年前曾是一名戏剧演员；财务主管；新近加入的一家小型保险公司的负责人；四位行政管理部门的董事（基本保险主管、保险代理人主管、特殊项目主管、保险核算主管）。他们均为中年男性，都是素质很高的数理达人和经济学者。

干预措施

干预伊始，我和七位参与者分别进行了一小时的单独会谈，以确认彼此对团体的期待。我向他们解释了建立团体的初衷（即旨在改善目前的组织氛围），随后告知他们该项目将会在一个自由开放的"艺术氛围"中，以一天马拉松式的预热活动开始。在此之后，还将会有三次团体会面，每次 90 分钟。然而，没有一个人表现出任何热切的期待，他们大都这么回应："那就试试呗，反正这是一个'不可能完成的任务'。"

那位保险代理人主管给我的印象尤为深刻，他毫无兴致地看着我，不管从言语还是非言语的信息上都透露出对其他同事的竞争态度。尽管气氛消沉，人力资源主管和我仍然决意继续进行下去，而我和他之间良好且恰当的互动关系也为董事们树立了积极的行为榜样。

在特拉维夫市一家交通便利的酒店大厅里，我们安排了一场马拉松式漫长的星期四活动（总共 10 个小时，中间休息两次）。简单的欢迎和介绍之后，我摊开了一沓白色的大纸和各种形状、颜色的马克笔，然后分发下去并做出非常简短的引导：每个人都要用马克笔在一张大纸上以绘画的形式去表达出此刻的想法。在董事长积极参与的带动下，所有人都开始安静地沉下心来，以自己的节奏专注地绘画。

绘制完成后，他们可以四处走动，去看一下其他同事都画了些什么，并从中观察每个人艺术创造力的水平高低。有些人始终在一张纸上进行持续的创作；而其他人则会替换画纸来绘制并表达出新的想法。在预热活动临近结束前 90 分钟，我宣布停止绘画。然后所有人围着这些画坐成一圈，在带领者不介入任何引导和说明的情况下，每个人都有机会去展示和解读他的画作并分享自己的感受。有些人会提到自己的思考、表达满意以及对美好未来的希望；然而也有人会表达自己的困惑和不安。一个有意思的发现是，时间竟在平静的沟通氛围中悄然流逝。

按照既定计划，从预热活动一周后开始，我将在总公司的会议室对七位执行董事继续进行三次团体工作，每周会面一次，每次 90 分钟。第一次会面开始时，我向参与者们解释道，每个人都可以自由地分享他们的沟通模式或者探讨任何与该董事会工作方式有关的话题。在组织氛围中，我一般会采用动力取向团体的形式来引导会谈，这就意味着该过程需要聚焦人际沟通，而应避免对个体进行分析性的观察。上周的马拉松式预热活动令董事长非常满意，他以对公司的未来展望作为本次会面的开场白。后来，那位保险代理人主管重点说明了代理人是如何对董事会丧失信心的。他进一步强调，其他主管都希望能亲自和客户建立更为直接的联系，但这么做会对公司的发展造成负面影响，毕竟代理人是公司和客户建立联系最重要的沟通渠道，他们很可能会因为对公司感到失望而跳槽到竞争对手的公司。

一石激起千层浪，团体中隐匿的情感连同满是竞争硝烟的攻击性暴露无遗，使团体设置从人际互动变成了个体独白。财务主管直白地说，虽然他的工作很重要，但自己从未奢望任何人的特别赞美。随后，基本保险主管强调了直接保险项目所取得的成功，那是由他们部门负责的。

在第二次团体会面进行过半时，考虑到时间比较充裕，作为带领者，我也表达了自己的想法："我感觉在座的所有人都像置身于一场战役之中，每个人都在用自己的武器单打独斗，没有和其他战友并肩作战。这更像是一场个人的战斗，最终成就唯一的赢家。"在这段简短的发言之后，团体陷入了一阵沉寂。该团体的最后一次会面特别像是一场聚会，当时友好的氛围即便是现在回想起来也会令人备感温暖。

普遍反馈

执行董事们的团体动力逐渐更具合作性。第三次会面结束时，他们对我的态度也变得更为开放和信任。

结论与禁忌

当言语交流不能有效地改变僵化的沟通模式时，应用表达性治疗可能会有所助益。治疗师在使用该技术时，可以在不同的团体阶段根据具体的情况而采用不同的带领方式。例如：在预热活动中，我倾向于更为主动地引导带领、解释说明以及阐述任务，同时积极观察每位参与者的绘画过程并辅助他们去解读这些画作。预热活动后，我的带领方式就有所不同了：更倾向于让成员们（包括我自己）的情感顺其自然地持续在团体中流动。截至目前，我尚未发现该技术存在任何禁忌。

作者简介

本·里帕，生于 1930 年，1982 年获得美国马里兰大学的哲学博士学位。国际团体心理治疗和团体过程协会荣誉会员，以色列团体分析学会荣誉会员。近年来，他的主要研究领域包含：来访者中心疗法；团体分析在组织咨询中的应用；整合各种干预实践以创造出有效的干预技术；等等。

参考文献

Nitsun, M. (1996). *The Anti-Group, Destructive Forces in the Group and Their Creative Potential*. London: Routledge .

34

治疗抑郁症：注入一剂焦虑

◯ 罗素·霍芬伯格（Russell Hopfenberg）

情绪症状与赋能行为

团体治疗中最常见的困难议题就是处理抑郁症和焦虑症。虽然二者都被列为精神疾病，但很多情况下，赋能和维持这些痛苦感受的行为却发挥着重要而未被察觉的作用。处理这些赋能行为（enabling behaviors）可以凸显它们对个体的影响，并能促进个体做出其他替代性的选择。在团体会谈中，焦虑症和抑郁症的话题往往会致使成员们对症状本身展开热烈的讨论。他们可能会讲述自己以往的药物尝试、读过哪些相关书籍以及症状、家族史等。虽然团体成员们通过这样的探讨可以获得人际支持并产生更多的联结，但另一种结果是可能会导致他们对症状产生被动的认同。当这种被动趋势愈发明显的时候，就需要寻求一种有效的干预措施以维持成员之间的人际互动，并帮助他们采用更积极的姿态来解决困境。

成员概况

这项干预措施被应用于一个动力取向的治疗团体，使用前提是患者需要具备一定的认知能力，如内省能力、整合抽象概念的能力等。

干预措施

这项干预措施有以下三个步骤。

- 准备：评估团体的讨论内容，注意这个过程中是否出现了"由于害怕产生焦虑情绪"而刻意回避自主能动性（self-activation）的情况，以及由此引发的沮丧和挫败感。如果发生了这种情况……
- 阐释：用言语描述出焦虑症和抑郁症之间的联系。
- 过程：促进干预措施与团体文化的融合，包括澄清造成团体成员困境的历史背景等。

准备——举例示范

亚伦在会谈开始时说道："根本没什么改变。"他加入这个团体已经有八个月了，自从失去高级经理的工作后，他抱怨说自己患上了严重的抑郁症和焦虑症。从那时起，他越来越感到力不从心，正常的社会功能也受到了影响。比如从拖拖拉拉地继续找工作到干脆放弃找工作，继而是难以走出家门，无法和家人交流，等等。贝蒂也表达了自己一直在焦虑中挣扎，她想要做点什么去融入更健康的社交生活，也填写了在线交友用户资料。亚伦的焦虑感让她深感共鸣，她谈论了自己的孤独以及那些频繁涌出的沮丧。凯西纠结于婚姻和家庭的问题。涉及婚姻问题的时候，她往往习惯性地回避向丈夫袒露自己的担忧，直至某一刻无法再压抑自己而歇斯底里，紧随其后的便是为自己的行为向丈夫道歉并深感抑郁。

该团体遵循着一种典型的互动模式，即成员们可以就彼此的困境相互提出一些建议。比如凯西就建议亚伦尝试陪妻子去超市购物。亚伦对此回应道，他还是觉得很焦虑，甚至想都不敢想。他进一步说，即便自己目前在这个团体的环境中感觉相对安全，但依然是做了很多心理建设才能够走出家门参加团体会面的。

随着会谈的深入，成员们对那些建议的回应往往是这样的："我太焦虑了"或是"我试试看吧，但我太焦虑了以至于想到这一点就不知所措"。然后团体内就会话锋一转，接着去探讨他们以前吃过什么药，尤其是抗抑郁药，以及那些曾在个体治疗时体验过的干预技术和治疗建议。在讨论到药物治疗时，成员们仍会深陷抑郁和绝望的情绪之中。

阐释——举例示范

此时，治疗师可以这样说："你们都很清楚，只要采取行动就必然会引发焦虑情绪。然而，当向其他团体成员给出建议的时候，你们是不用承担焦虑风险的，只有抑郁和绝望。虽然焦虑症和抑郁症通常都被列为精神障碍，但在我看来，团体里发生的一切已然表明，这两个极端实际上是你唯一的选择。要么你选择压抑自己，感到抑郁；要么你选择激发自主能动性，感到焦虑。很遗憾地告诉大家，我还没有找到第三扇门。"

很重要的一点是，治疗师的上述做法应以略带谦恭和诙谐的态度收尾，否则似乎就站队了抑郁这一端。幽默感事实上是可以提高个体的情绪耐受性并缓解焦虑的。

你可以用下面的方式来进一步描述两难的困局："尽管这两种选择看上去都很糟，但这些词本身确实代表了可能的结果。焦虑，有几种不同的含义，可以是害怕的意思，也可以表示渴望和兴奋；而抑郁，我不认为还会有别的含义。而且，你们所讨论的那种焦虑感基本上来自一种对未来预期的担忧。因此，让自己动起来，要么去解决人际关系的问题，要么去填写一份交友用户资料，即便这会让人非常焦虑，但也会让人充满期待。可是，压抑自己的渴望似乎只会造成心境抑郁，不会再有别的结果了。"

过程——举例示范

贝蒂提到，即便她不如亚伦那么焦虑，但在填写在线交友用户资料的时候也会被弄得大脑"一片空白"。随后，成员们开始谈论他们为实现目标可采取的步骤。贝蒂说她可以先写一些东西，即使与自己的目标不是特别相关。我问贝蒂她所认为的原因假设是什么，为什么写个自我介绍这么难。她随之谈到了自己和母亲之间的关系，母亲永远是那个"女主角"。而后，成员们纷纷表示他们对贝蒂难以进行自我描述的行为有了更好的理解，因为她总被视为"隐形的"。讨论完贝蒂的情况后，成员们开始更多地分享自己的经历及其与"行动导致焦虑"之间的联系。

成员反馈

通过阐明两难困境，团体成员们的典型反应是去探索他们可以使自己行动起来的方式。他们对彼此的难题产生了共鸣，并相互帮助对方去探寻焦虑感与其过往经历之间的联系。因为在早期生活背景中，这种行为层面的回避是被家庭文化所默许的。随着团体中逐渐开始尝试一种不同的团体文化（即一种鼓励自主能动性的文化），治疗师能否觉察到成员们所做出的细微改变尤为关键。例如，在后来一次会面中，亚伦提到妻子想让他陪伴一起去游泳，他告诉妻子自己不想去，因为不想被晒伤，也不想下水。我留意到他的理由不再是那句"我太焦虑了"。亚伦表示认同，他还补充道，为了弥补遗憾，自己提议当晚会和妻子一起去散步。

结论与禁忌

在很多情况下，治疗团体难免会陷入进退两难的境地。如果因此而导致团体互动趋于刻板或是消极被动，那么对治疗师而言，促进团体成员的个人探索和人际支持就十分关键。这项干预措施没有具体的禁忌，但谨慎措辞或审慎地修改干预技术是必需的，因为这么做可以避免使那些可能在治疗过程中过度卷入的成员不至于过分羞愧。

作者简介

罗素·霍芬伯格，哲学博士，注册团体心理治疗师，美国团体心理治疗协会会员，现任杜克大学医学心理学专业咨询副教授，并讲授团体心理治疗课程。他是卡罗来纳团体心理治疗协会的前任主席，美国团体心理治疗协会的前任委员，在北卡罗来纳州罗利市私人执业。

35

101 Interventions
in
Group Therapy
2nd Edition

美貌的重担……40 岁就到头了吗

⊃ 克里夫顿·西蒙·费尔（Klifton Simon Fehr）

⊃ 斯科特·西蒙·费尔（Scott Simon Fehr）

引言

如你所知，我们生活于一个肤浅的社会，一个人的青春、美貌和财富状况要胜过他的智慧、修养和善良的心。作为社会的一员，我们被各种各样的欲望所淹没，而这些欲望则强化了一个人必须要年轻貌美才会被渴求、被接纳、被爱的信念，却从不顾及这种爱是真实存在的还是虚妄的。

这种信念的盛行在恋爱人群中得到了深刻的印证。很遗憾，随着年龄过渡到中年，那种被渴求的人际吸引力就开始不断地下降。对于那些曾在年轻时学习了其他傍身之技或已取得成就的男性来说，接纳变老的转变似乎相对容易一些。例如，有些男性会选择继续教育深造或已有一份能赖以糊口的职业，从而减轻了对他人的经济依赖，他们的境况相对会好一点，因为这些都有助于他们平稳过渡到中年及往后余生。

对于那些在年轻时不曾对未来做出规划的男性，过渡到中年的过程往往是痛苦且感伤的。如我们所见，有些人会选择用酗酒、吸毒、频繁危险的性爱或是延长健身时间等方式来稍微弥补一下那些随岁月逐渐黯淡的光彩，也正是被其他男性所渴求的光彩。

一般而言，熟知连续强化（Ferster & Skinner, 1957）概念的人都很清楚，当对一种行为的连续强化减弱时，这种行为发生的频率就会降低，直至行为消失。对于一些日渐衰老的男性人群而言，现在会被一种强烈的想要被爱与被渴求的关系需要所取代。事实上很荒谬的是，为满足这种关系需要的行为反而开始增加。

西奥多·芮克（Theodore Reik，1963）的著作《被爱的需要》（*The Need to be Loved*）同样说明了那种被渴求的热望。然而，被渴求的需要以及长期渴望被他人填充的匮乏感终会成瘾，像任何成瘾问题一样，当被剥夺之后，个体会表现出一系列戒断反应，并以各种不健康的行为来重拾以前的感觉。毕竟，当一个人年轻貌美时，他的一切，如青春、美貌，乃至整个生命，似乎都是永恒不灭的。

成员概况

该团体的参与者都是年过 40 的男性。他们寻求心理治疗（尤其是愿意参加团体治疗）的初衷是为了减轻自身抑郁和焦虑的症状。团体成员的数量理论上为 8 人（Fehr，2003），这是相对比较好的团体规模，因为人数太多会影响团体效果，而人数少于 8 人（比如 5 人）时，如果治疗师再疏于建立成员之间的联结，那通常就会与个体治疗无异。这些团体成员之所以会被选中，主要原因在于他们对自己年轻时曾享受过的红毯般的待遇扼腕叹息，因为那般风光早已不复存在了。

初始阶段

团体设置是开放式的，会有新成员加入，也会有老成员退出。我们发现，参加团体时间最长的成员往往能比他最初参与时更快地介绍新成员加入进来（Fehr，2003）。虽然这些男性参加团体的初衷是处理人际吸引力降低而造成的痛苦，但是随着团体的发展趋于稳定，成员们成了同病相怜的盟友，那些有关性和诱惑的言论也在不断地减少。

干预措施——失与得

针对该特殊人群的干预措施应侧重去展开有关得失经历的探讨。这些男性都是出于自己的失落感而加入团体的，因此就需要治疗师帮助他们去转变已有的观念，使他们开始关注自身已获得的部分。比如：虽然你现在已经年过四十，在生活中体会到极大的丧失感，但随着年龄的增长，你也沉淀了更多的生活阅历、对人性的觉察以及更坚定的职业发展目标等，在这个过程中，你觉得自己有哪些收获呢？

有些成员回复说什么收获都没有，而有趣的是，随后就有其他成员提到，过去那些曾让他们深感困扰的问题现在已不再能影响自己了。例如，一些男性意识到他们无须执着于被这个世界永远喜欢，或者确切地说，被爱着。他们会谨慎开销，在某些情况下变得更有责任感。成员们还提到，他们越来越容易建立起同龄人之间的友谊，而不会再去追求像从前那样短暂的邂逅；他们也会在更大的人际范围内寻求发展友谊，而不会再去把自己的大部分社交生活仅仅局限于特定人群中。

结论

尤其在这种情况下，治疗师若想对成员有所帮助，就需要有能力在仅看到消极因素的现状中去发现一些积极的方面。

禁忌

这项干预对团体成员而言，的确没有任何禁忌，而在治疗师的经验上却有需要注意之处。同时也能坦然面对团体中偶尔出现的大量敌意，这些敌意不仅是针对治疗师的，也可能是针对其他成员的。这里并非一个成员们手拉手、彼此关怀的团体，而是一个需要频繁地去解决现实问题的团体。治疗师如果对某位团体成员说，"你这个可怜的家伙，看看你都经历了什么呀"，那这往往并不是成员们想要的团体治疗。帮助来访者建立与外表吸引力无关的自我力量和自尊，才应该是团体治疗师们矢志不移要实现的目标。

作者简介

克利夫顿·西蒙·费尔，理科硕士，美国心理健康咨询师。主要面向成瘾人群、HIV 男性来访者以及刑事司法系统中的男性群体等开展专业实践。目前正致力于创办一家以团体心理治疗为主要咨询形式的私人诊所。

斯科特·西蒙·费尔，心理学博士，执证临床心理学家，注册团体治疗师，现任美国诺瓦东南大学心理学院的博士生导师，曾出版专著及编著数本，其子正在追随他的职业脚步。

参考文献

Ferster, C.B. & Skinner, B.F. (1957). *Schedules of Reinforcement*. New York: Prentice Hall.

Fehr, S.S. (2003). *Introduction to Group Therapy: A practical guide* (2nd ed.). Haworth Press: New York.

Reik, T. (1963). *The Need to be Loved*. New York: Farrar, Straus and Company.

36

化失败为蜜糖

➲ 莱拉·纳瓦罗（Leyla Navaro）

本文将以西班牙著名诗人安东尼奥·马查多（Antonio Machado）的诗作为开篇：

昨夜酣然入眠，

奇异梦境浮现，

我有一个蜂箱，

恰在深处心房。

金色蜜蜂正忙，

筑造洁白蜂巢，

从往日惜败中，

酿制甜美蜜糖。

引言

这是一场集中在周末进行的工作坊，初衷在于回顾我们经历过的失败、失误以及所谓的过错等，同时我们要在团体中重新去评估它们，并最终将其转化为个体获得成长和学习的经验。我们特意选择用"金缮修复"（Kintsugi）的隐喻来阐明这个过程。金缮修复（日文：金色修复）是一种用金粉或银粉修复破碎陶器的艺术。根据这种艺术哲思，破碎和修复其实不应该被掩盖起来，而是更要被凸显出来，因为它们都属于一件陶器过往历史的一部分。同理，当人们得以从自身的缺点、失误和失败中获得学习和成长的时候，也将会收获更有价值的人生。在工作坊中，除言语交流外，我们还融入了艺术治疗和象征行为以助益该过程。最后，工作坊所需的材料用品包括：色彩丰富的材料、蜡笔、丙烯颜料、纸张、胶水等，当然还有为实现干预目标而准备的陶罐。

干预措施

此次工作坊为期 3 天，共计 16 小时，其中包含 4 次全员在内的大团体（12 名参与者）和 4 次"家庭式"小团体（每个团体 6 名参与者）。合并为大团体工作时，会有 4 位协同带领者共同协助团体过程；每个"家庭式小团体"的干预会有两位协同带领者一起完成。本次工作坊由 12 名年龄在 28 ～ 60 岁的女性组成，她们都是城市里受过良好教育的职业女性，自愿报名参加此次活动。

第一天：试错

引导团体成员们进行分享：他们为什么选择参加本次特定主题的工作坊。

热身练习（两人一组）："在工作坊中选择一位你接触较少的成员，尝试用你的左手（或右手）在纸上写字来进行安静的交流。"这项练习除热身作用外，还有一个目的，即要求成员们使用能力较弱的那只手写字，这其中必然会经历挫败。在无声的交流之后，请成员们口头分享一下自己的体会。然后再回到工作坊的大团体中进行集体分享：用能力较弱的那只手写字，感觉如何？非言语交流的过程是怎样的？感觉如何？

请所有成员说明或描述她们的体验。

再回到"家庭式小团体"中进行分享（1.5 小时）。

第二天：宣泄

全体成员：请每位成员在一张纸上写出自己的一个失败、失误或者过错，写好之后把它扔进团体中间的篮子里。然后请大家围着篮子站成一圈。每位成员要从篮子里随机拿出一份"坦白书"并大声朗读出来。随后全体成员齐声重复这份坦白书，连续三次。当所有匿名的坦白书都被一一读过之后，在团体中分享这段体验。这种写出自己曾经的"过错"并且听到有人大声地重复读出来，是一种怎样的体验？一位成员分享说："当第一次读的时候，我觉得很羞愧；第二次读的时候，羞愧感变小了；第三次读的时候，我已然可以接受了。"

分发给每位成员一个陶罐并要求他们将其打碎，然后写出或讲出打碎陶罐后内心所唤起的感受。这部分的分享是在家庭式小团体中完成的，成员们可以在这里尽情地宣泄自己的泪水和苦痛。由打碎的动作所引发的宣泄感是强大的，因为它能令个体同时体验到"受害者"和"迫害者"两个面向。小团体所营造的抱持氛围，使成员们得以更加开诚布公地进行分享。

下午的时间，全体成员去了萨加拉索斯进行参观。萨加拉索斯是一处考古遗址，保存了很多古希腊和古罗马帝国时期的历史遗迹。我们参观了断裂的石柱、断臂的古代雕塑、竞技场遗迹等。这里有一个隐喻性的类比：萨加拉索斯虽是断瓦残垣，却承载了如此宝贵的历史价值，至今仍吸引着大量的游客参观造访。在遗址现场，成员们也抒发了自己的感受、想法和情感。最后，他们带着这份思考再次回到整个大团体中展开分享。

第三天：修复

请每位成员对破碎的陶罐碎片进行修复或是创作出新的形态，然后在家庭式小团体里进行分享。在此过程中，成员们会有一些疗愈性的话语有感而发。一位身患慢性癫痫的年轻人在第一次"家庭式小团体"会面时就已经表达过自己的绝望和失落。她分享道，打碎陶罐以及后来收集碎片的行为让自己重新燃起了新的力量以面对病痛的折磨。她用鲜亮的色彩涂在破碎陶罐的内壁上，又撒上了一层金粉使其闪闪发亮，这象征了她面对疾病时的希望和坚强。

一位 50 多岁的女性正经历着一段痛苦的离婚过渡期，她很抗拒去哀悼那段失去的感情。在陶罐破碎之后所进行的第二次家庭式小团体分享中，她痛哭着说道，从来没有让自己像这样哭出来过，也没有因为离婚而做过任何哀悼。正是这个团体接纳了她的痛苦，使她的哀悼得以顺其自然地发生。在修复的过程中，她用黑色的纸把一个陶罐碎片包裹起来，而其他碎片都统统被扔进了垃圾桶里。她打算把这块黑纸包裹着的碎片带回家。这里补充一点，那天她刚好穿着一件黑色的 T 恤和一条黑色的裤子。成员们也认为，她一定是在无意识地进行着对婚姻的哀悼。干预完成后，她的状态看上去比刚开始时更加放松，也不那么紧张了。

有两位成员拒绝打碎他们的陶罐。其中一个人解释道，这么做对她来说太可怕了，看到有人毫不犹豫地打碎陶罐，她觉得很生气。她继续说，自己本来就像个破破烂烂的陶罐，所以不愿再重复去经历这种破碎的感觉。她其实一直在同时接受着现场一位带领者的个体治疗。另一位成员也选择保持陶罐的完整，她在陶罐的外壁上写满了所有家庭成员的名字。

最后一次全体活动

将一碗蜂蜜和一些小面包片放在大团体的中央。请成员们去拿一些蜂蜜，他们可以自己品尝，也可以把蜂蜜送给团体中的某位成员并说出原因。这是一项特别有意义而且很有趣的活动，过程中充满了欢声笑语，成员们之间的情感联结也得到了升华。

结论与可能的禁忌

艺术材料和陶罐的应用助推了人们对有关过错及失败的想法和感受的处理，这些想法和感受可能是有意识的，也可能是无意识的。失败或过错的概念主要源于认知层面，因此也只有通过言语交流才能实现认知上的转变。然而，艺术材料可以增强情感的表达，使个体能够更快速地触及潜意识的内容。在干预中，陶罐先是被打碎，然后再予以修复或者创作，这个过程能够提供某些可被进一步处理的直观的疗愈体验，同时也是一项强效的宣泄技术。

本次工作坊的大多数成员是同时在接受个体治疗的来访者，因此他们能够在这种周末高强度的工作坊团体中实现不错的干预效果。那位哀悼婚姻的女性和患有慢性癫痫的年轻人都表示，她们有意以后继续接受个体治疗。

治疗师向未知背景的团体成员们使用这项干预措施可能会有失公允，而且有一定的风险。成员们宣泄过度可能会激发不必要的人格分裂，造成不可控的个体危机。因此，治疗师对候选成员背景信息的掌握、追踪或者预先面试就变得尤为重要。

注：该工作坊是与索尔马兹·哈维兹（Solmaz Havuz）、德尼兹·尤塞伦（Deniz Yucelen）和塞雷达·古尔特金（Sereda Gultekin）共同创办并实施的。

作者简介

莱拉·纳瓦罗，文科硕士，个体、夫妻、团体心理治疗师，土耳其伊斯坦布尔博加西奇大学的客座教授和导师，著有多本关于性别、竞争、激情和权力的书籍。

37

在错误面前秉持谦逊的态度

⊃ 迈克尔·P. 弗兰克〔Michael P. Frank〕

引言

作为一名治疗师，在工作中犯错是在所难免的，不犯错也不会成长。有些错误只是小的疏忽或者短暂的注意力不集中。然而，另外一些错误本质上则与我们的干预假设有关，或者与我们的受训背景、经验，还有我敢说，与我们的个性有关。尴尬的是，本文将要探讨的内容正是后一种类型的错误。

所以，如果问题不在于我们是否会犯错，而是何时会犯错，那么考虑当错误发生后我们该如何补救则尤为重要。在团体工作中，治疗师的错误是公开的，而且影响着团体里的每位成员，因此他们所感到的懊恼、遗憾、恐惧，尤其是无地自容的羞耻感，都会被放大。治疗师必须克服自身防御性的回避、隐藏、责备、轻描淡写或是为自己的错误而辩解的冲动。无论如何，我们都必须秉持一定的谦逊态度，尽己所能且言行坦诚地与团体成员们一起工作。

成员与团体概况

我曾在一家社区咨询中心面向大约 40 名实习治疗师讲授了为期 10 周的团体治疗课程，主要内容是向学员们介绍我认为实践效果不错的人际或动力取向长程团体心理治疗。每期课程110分钟，包含理论讲授、互动讨论和一个"玻璃鱼缸式[①]"的团体演示。每周我都会介绍一种团体工作方法并进行现场演示。为了让尽可能多的学员能有一个比较生动的团体经验，加之让同一批现场演示志愿学员做出 10 周全程参与团体的保证不太现实，因此每周的课程我都会重新组建新的团体。在课程中，我也会讲到团体的发展阶段，这不禁让我对现行课程设置的缺憾是否会在演示团体中表现出来感到担忧。而事实证明的确如此。

我计划演示的主要工作方法有人际互动、内在心理、团体整体性（group-as-a-whole）以及治疗师与成员相互之间的关系等。现场演示的内容一般只限定于本周所学的工作方法，这种做法将更易于学员们对每一种方法获得最清晰的理解。本来一切都进展顺利，直到我演示"团体整体性"这个部分时出现了纰漏。

干预措施（问题出现）

我已多次面向全体学员讲授过干预方面的主题而且总是进展顺利，所以这一次也不例外，我仍带着一种自负的态度开始讨论本周课程的主题，就像从未在某个没有标识的路口翻过车一样。在开启话题时没有做到适度谨慎，这是我犯的第一个错误。

我按照惯例召集了六位志愿者，他们把椅子推到房间中央，组成现场演示团体。像往常一样，我保持沉默，好奇地观察成员们将如何开始。露丝玛丽四下看了一圈，喘了口气，说道："好吧，我先说吧。"随后她就讲述了某位与她很亲近的女士是如何被两名男子残忍地强奸并杀害的案件。

团体成员们都深感震惊，一言不发。

露丝玛丽接着表达了这么多年来她是如何心心念念地想要复仇，以及这给她的生活所造成的重担。

团体成员们仍旧不知所措地坐着。

遇见这种超乎意料的情形，我只有一种没有完全"挂上档"的感觉，进退两难。很显然，团体在如何面对该事件，以及露丝玛丽所表现出的紧张情绪等方面遇到了难题。我本想向成员们说点什么，但又担心这么做会让露丝玛丽感到羞愧，甚至有可能对她造成伤害。

所以，我仍默不作声地坐着。

此时，露丝玛丽情绪激动地继续讲述着自己是如何找到狱中的凶手并与他们当面对质

---

① 像玻璃鱼缸一样透明，在场其他学员可以从任何角度观察到现场演示的团体内发生了什么。——译者注

的。然而，当她了解到这两名凶手的生活经历（如严重受虐的童年等）是何以让他们误入歧途时，她认为自己找到了一丝同情和宽恕的理由。然而，心理创伤仍然伴随着她——现在也影响了包含现场的观察学员在内的所有人。

不知不觉中团体结束，培训班也下课了，所有人各自离开。

我很清楚自己没有对这种情形给予充分的反馈，因此感觉很羞愧、做得不到位，而且更担心这种经历可能会对所有学员带来负面的影响。经历煎熬的一周，我反复思忖着下次会面时该如何处理这个问题。头脑中的一个声音说，下次过去直接讲课，就当什么难题都不曾出现过一样。也许没有学员会说什么，我也不需要去面对了。然而，我更清楚地意识到，这并非仅仅事关如何选择的问题。我有义务把这个过错重新提出来，赋予它存在的意义，同时也允许学员们对此做出回应。既然我标榜自己是一个不错的示范者，就有必要请学员们去品评我处理此事的糟糕表现，并希冀所有人都能从中汲取一些有价值的领悟。

在接下来一次课程中，我坦承了自己的错误，并阐明了为什么我认为自己有错以及我从中学到了什么。此外，我也分享了自己五味杂陈的复杂感受以及处理它们的过程。如果我不这么做的话，那就成了一头被邀请过来舒舒服服地坐在教室中间的大象，徒作摆设罢了。这种做法能够表现出治疗师的坦荡和谦逊，对学员也起到了躬亲示范的作用。

普遍反馈

这个插曲似乎给课程中的每个人都留下了深刻的印象。其中有很多学员后来（甚至几个月之后）过来找我，对我处理这种情形的方式表达感激。通过这件事也表明，人性本身就是我们治疗师职业形象的重要组成部分。

结论

犯错不仅是在所难免的，而且很重要。犯错展现了我们真实的人性，是我们为实现美好的目标而承担风险的意愿，也是我们对成长和积极改变的承诺。除非我们能非防御性地坦承自己的错误，并邀请他人剖析和学习，否则这些美好的事情便不会发生。

那么这个错误是怎么发生的？

我有意将自己圈于一种干预方式之内。如果在一般情况下，我会直接面对露丝玛丽，帮助她去控制自己的情绪，并把这种责任从新组建的团体的肩膀上卸下。但事实是，我在狂妄、自负中将自己置于一种无法挽回的劣势。我认为，这是很多治疗师都会跌落的陷阱，特别是在职业生涯早期。在充满不安全感和需要显得很专业时，我们往往会对某个特定的理论或方法紧抓不放，我们深信自己足以应对各种问题。然后，我们严格依循、确信无疑，却无力更有创造性地去适应困难的情况。冒昧地说，治疗师本人的自我需求有时候可能是有害的。活得真实，远比展现聪慧和永远正确更能帮助来访者实现自我成长。

可能的禁忌

在团体早期，成员们将带领者理想化的做法也许是一种需要。因此，相对于那些发展得更成熟的团体，带领者在早期阶段必须要对自我暴露更加谨慎。

作者简介

迈克尔·P.弗兰克，执证婚姻家庭治疗师、注册团体心理治疗师、美国团体心理治疗协会终身会员。在洛杉矶经营着一家私人诊所，并兼任加利福尼亚州贝弗利山枫叶咨询中心团体治疗项目的临床督导和协调员。

---

101 Interventions
in
Group Therapy
2nd Edition

38

促进撒哈拉以南非洲女性移民团体中的交流与互动

➲ 克里斯蒂娜·马丁内斯－塔博达·库茨
（Cristina Martinez-Taboada Kutz）

➲ 内坎·奥特罗（Nekane Otero）

引言

本文主要展示了一例针对女性移民支持性团体的治疗方案，她们的本土文化与东道国相差迥异。为撒哈拉以南非洲女性移民赋能并促进团体中的交流和互动有着特殊的必要性。她们均来自混杂着多种语言和文化族群的异常复杂的社会系统。移民为这些女性打开了通向价值观新世界的大门，特别是关于性别的价值观。移民初期，虽然新社会（西班牙）更加倡导性别平等、反对性别压迫和歧视，但也会使她们感到更多的不确定性和不安。毕竟，这些女性在其所传承的集体主义文化中通常都需要照顾家庭和子女，外界对她们的角色期待是必须服从于家庭的需要，因此她们很少会追求对自我的认可，反而需要获得更多的安全感和支持。

在这些女性申请参加由红十字会发起的赋能计划时，也曾表达过想要增进对东道国的了解以及学习语言和改善生活的愿望。该团体的干预目标旨在提升这些女性的自尊并增强她们彼此之间的认同感。然而，自团体伊始，这些女性之间就持续存在着明显的社会差异，相互之间的矛盾立场限制了她们的交流。但是，在团体中使用英语而非西班牙语的意愿是他们的一致目标和潜在的共同语言。

社会比较既会使个人自尊和人际自尊得以增强，又会使其受到威胁。这些女性虽说都来自非洲同一地区，而且也面临着相似的境遇，但她们却没有表现出多少对彼此的认同感，反而对与自己不同的族群怀有敌意。为了应对这种情况，我们开发了一种非言语的活动，可以通过图片、文字书写以及肢体表达等方式清晰地呈现个体的多样性和团体的相似性。最后的结果是：共情、真正意义上的亲密感和认同感逐渐在团体内产生，这些女性成了一个整体，她们将一起携手在团体中走得更远。

成员概况

12 名来自撒哈拉以南非洲地区的女性移民组成了该团体。她们保有非常传统的信仰和行为习惯，而且在移民后都遭遇了文化冲击、地位丧失或者下降。她们试图改善自身的心理社会状况并满足家庭对她们出去工作的需要。这就要求这些女性能够树立起积极的自我概念并发展新的社交技能。与其他有类似经历的女性共同分享困惑并且相互学习，似乎是引导该特殊团体的一个正确方向。她们将要成为心理社会治疗团体中的一员，而在这样的团体中，成员间的互动是必不可少的工作过程。

项目背景

在公共基金的支持下，西班牙北部红十字会发起了一项以实施团体干预为主的赋能计划。这些女性移民被认定是目前西班牙社会的典型人群，因而成了项目的候选对象。为此我们实施了走访调查，意在了解她们个人的生活经历、移民的原因和期望等信息。我们评估了这些女性在此过程中所表现出来的态度和情绪，也考查了她们对当前处境的洞察能力，最终评定出她们是否有资格参与到此项目中来。

干预措施

该团体最初的干预目标是通过积极的互动使这些女性以及治疗师建立起一种彼此信任的团体氛围。随着个体表达的增加，涉及种族和多元文化问题的沟通障碍也逐渐暴露。成员们之间的关系迅速紧张起来。此外，团体中的一部分成员坚持要用英语交流（即便英语并非他们的母语），而团体原定的通用语是西班牙语。

基于上述情况，我们改而设计了一种工作坊的形式。其中会明确地告知团体成员，暂且不须考虑语言的问题。接下来，向她们提供各种各样的情景图片，内容都是有关女性题材的，例如做家务、和家人相处、遭受家庭威胁或暴力，还有让人感觉美好富足的画面等。

这些女性需要：

- 从中找出那些能反映她们自己生活的图片并叠放在墙的一边；
- 从中找出那些她们感觉不能反映自己生活的图片，这些画面从未被体验过，因此不得不将它们归置到墙的另一边。

接下来，请她们逐个对那些能反映自己生活的图片写下一些词汇进行描述。具体包含：确认图片上的情景出现在哪里，比如家里、街道或者故乡等；由图片所引发的情感，比如喜悦、恐惧、气愤、满足、悲伤等。这个过程必须在静默中独立完成。随后，她们会依据自己的担忧、喜好、想或不想成为什么样的人等标准将图片进行分类。在接下来的环节中，请这些女性对她们刚才描述过的图片进行造句。如果语言①描述有困难，团体中还预备了字典，可以帮助她们查找到准确的单词或者短语。她们所造的句子会被记录下来，而后还会请成员们投票选出那个最能反映她们真实生活的短语。具体的做法是，将写有这些短语的纸张放在地板上，请每位成员从中选择一个并站在该短语的旁边。投票时，如果有人予以否定，就更换下一个；如果所有成员都表示肯定，她们就可以选择这个特定的主题进行探讨。

成员反馈

总而言之，在参加了几次之后，这些女性都对团体给予了积极的反馈。她们克服了语言交流的困难，学习使用通用语并尝试去做更有效的沟通。一方面，她们对移民经历有着共同的哀悼——正是移民使自己失去了家族、朋友、语言习惯、文化传统、社会地位以及共同的种族渊源；而另一方面，当她们看到与当前情绪状态无关的图片时，就不会产生这种共鸣，因为那些女性题材的图片并不能反映她们当前的生活。经过团体干预，这些女性的自尊得以提升，与同伴相处时也更具共情。她们在团体中发现了彼此之间相似的社会环境、情绪和共享的意义，使真正的对话得以跨越族群和语言，进而发展出更加亲密和充满信任的互动交流。

---

① 此处的语言指的是西班牙语，这是该团体项目要求成员们使用的通用语，目的在于帮助这些女性学习语言，为其融入社会做准备。——译者注

结论与禁忌

移居新国家的女性会接触新的思想和社会规范，这是一把双刃剑，一方面可以促进她们享有女性的权利，而另一方面又迫使她们带着无力感和差异性走进社会。有时候，只有和其他非洲女性相处，才能使她们更容易获得支持并感到平等。

对这些女性实施有效的同化项目旨在促进她们发展社交技能、有性别平等的意识并实现相互支持，使她们对东道国的语言体系和文化传统有更充分的了解，同时能够在对话、理解和包容的基础上激发出相互之间的共情。带领者必须要考虑如何处理团体中的多样性以及如何引导成员们去发现彼此之间的相似性（相似性也包含同为女性而不得不面临的困境）。

族群间的冲突可能会引发仇恨、恐惧和不信任感。当团体中出现这种局面时，该措施是一种可行的干预选择。最初，这些撒哈拉以南非洲地区的女性移民们虽然很清楚她们来自不同的族群，但在团体中仍缺乏必要的控制手段去平息频频出现的冲突，她们一再坚持着自己的立场。因此，治疗师将符号互动①（symbolic interaction）的理念应用于团体内，以期最终帮助团体成员们实现尊重自我、尊重他人、倾诉苦恼与曾经的努力，并以非洲女性移民的真实身份实现相互之间的扶持。

这项干预措施没有任何禁忌可言。当少数移民族群在通往希望之路上遭遇了外部歧视时，该措施可以为具有相同移民经历的团体成员们提供一个学习如何表达看法以及面对内在洞察力的开放契机。

作者简介

克里斯蒂娜·马丁内斯 – 塔博达·库茨，博士，西班牙团体心理治疗和团体技术学会前任主席，国际团体心理治疗和团体过程协会常务理事，精神分析协会团体组高级会员。西班牙巴斯克大学社会心理学系教授，主讲团体课程并进行相关研究。

内坎·奥特罗，西班牙吉普斯夸省红十字会"社区整合计划"的主理人，专门从事有关移民、女性和价值观等领域的研究工作。

---

① 符号互动论（又称象征互动论）是一种侧重于从心理学角度研究社会的理论流派。——译者注

101 Interventions
in
Group Therapy
2nd Edition

39

放下虚构的"结束"：一位执业医生的观点

➲ 丹尼尔·S. 舒恩瓦尔德（Daniel S. Schoenwald）

引言

与基于症状或聚焦情景的团体不同，对于那些求助于人际过程取向团体的来访者而言，他的治疗目标往往在于渴望自己能够从一段被拒绝的关系中获得疗愈，并习得如何在未来的人际交往中收获更有益的关系。不管是治疗师还是普通大众，这个过程的前半部分通常要与"结束"一词联系在一起，而这个词的内涵就像形形色色的个体，多种多样。很多来访者也许会幻想在结束的时刻能有一次最后的当面告别或是肢体接触，相比现在所遭受的心痛，这种方式会让他们在离开旧有关系时保有更积极的感受。然而，不管每个人的初衷是什么，我始终认为来访者们追寻"结束"的执念过于理想化了，因为世事难料，令人满意的结局不多。结束作为一种设想，往往是一个虚构的故事，而不是现实。

这是为什么呢？其实，最后的告别很少会像来访者所预期的那样生动地展开而且完美地收官。一套事先预备好的说辞在遭遇情绪波澜时往往难以慷慨陈词，更不会达到设想的效果。另外，个体不能控制他人的行为，所以幻想出来的告别通常不能达到个体的期望。因此，团体治疗的目标之一就是要帮助来访者们在心理层面理解"结束"的设想，并引导他不再执着于那些神经质的需求。

适用人群

这项干预措施适用于任何类型的团体且不限性别。在一段关系中因被拒绝而感到受挫的经历事实上非常普遍，在临床人群中尤是如此。虽然这项干预措施也可以在个体治疗中使用，但团体设置会使干预的力度得以放大和增强。不过，鉴于成年人情感关系的复杂性，这个话题并不推荐在青少年团体中展开，因为他们的身心发展水平尚未成熟。

干预措施

想要理解来访者对"结束"的执念，关键在于探索出他们个人实际上在寻求什么，毕竟每个人的需求各不相同。根据我的实践经验，来访者想要一个"结束"的核心需求，有三种幻想是最常见的。第一种是得到道歉或证实，在这种幻想中，被拒绝的人希望前任可以对其在这段关系中的所作所为表达歉意，可能还需要做出解释，由此来访者就能证实感情失败并不是自己的过错。第二种是澄清感受，来访者会提前预备好自己的说辞，借此提高自己作为被拒绝一方的人际地位，并进一步阐明自己的心理优势。第三种是个体仍然保持着对关系复合的幻想，这是前两种幻想都兼而有之的假设。

基于上述推论，实施有效干预的一个前提条件是团体成员们能够将这些幻想像讲一个虚构的故事那样分享出来。如此一来治疗师才能有机会引导他们"放下"这些不太可能的执念以及持续暗涌的挫败感。干预的核心信念是：个体所设想的最后的告别并不会改变任何一方已确信的导致关系终止的原因，所以，对方的决定很少会发生改变。

我们必须引导来访者，正如团体治疗一样，并不是每一段关系都能够以积极的感受结束，因而需要培养自己的耐受意识。接下来治疗师所面临的问题依然是如何以最佳的方式向成员们传达这些信息以及相对于个体治疗而言团体治疗的好处。虽说在个体治疗师的干预下来访者也会产生积极显著的改善，但团体的增强作用[①]（potentiation effect）——成员间相互交流具有治疗意义的信息，则可能会使干预效果得到强化。

回到我们最初的那个问题，即发言的当事人想要在"结束"的背后寻求些什么（幻想），一个行之有效的工具是：团体治疗师向其他成员抛出这个问题（"团体整体性"技术）。随着成员们纷纷提出自己的想法，来访者会逐渐承认与那些臆测的关联，随后有关幻想的具体性质便得以澄清。接下来，治疗师会请其他团体成员分享他们对上述幻想的感受以进一步在团体中寻求反馈。这个过程往往会使每个成员将他自己的某个可能发生的结束会面（即重聚幻

---

① 此处借用了医学术语。——译者注

想）以不同的版本讲述出来。这就说明，正如很多团体干预技术一样，这项干预措施激发了来访者、其他团体成员和治疗师之间的多方互动机制，相对于（在团体内）仅对来访者个人实施干预，效果更佳。

此外，很多来访者经常执着于想要获得前任的认可，有鉴于此，在充满安全感的团体氛围中，他们可以借助团体的动力去接受他人真诚的反馈，这种方式会更有帮助。具体而言，治疗师可以利用这个机会向其他成员询问他们对当事人的感受如何。这些感受很可能包含两个方面，即他的积极品质抑或留待后续团体会谈去处理的各种质疑。另外，还可以在团体中追问一下，对于当事人的这段关系，他们的总体感受如何。这可能会揭示出当事人在人际动力中的不健康的互动模式并鼓励他们去寻找那个更合适的伴侣。

这项干预措施与"放下"执念的观点有极其明显的异曲同工之处，对于那些因为一段关系的结束而严重受伤的个体来说尤其如此。这些来访者通常可能会有强迫性思维。无论如何，实施强迫行为（本文中即指试图与前任沟通）往往会通过强化作用使强迫性思维得以加强。如果目前的团体中有一位经验丰富的成员，这将是一个额外的助力，因为他们往往很擅长使用更易理解的术语和其他来访者进行交流。

普遍反馈

鉴于这项干预措施的特殊性，其实可以预料到来访者的反馈。最常见的情形是，来访者会感到解脱，他以前从不认为自己"高估"了"结束"的设想。然而，当尝试去驻足思考后，他通常会承认这么说是有道理的，而且可以使自己朝向一个健康的方向迈进。另外，还有少数成员反馈了不确定感，他们认为在做出最终决定之前还需要对"结束"的设想进一步斟酌。第三类反馈，即有极少的人对这项干预是不支持的，他们会继续追索一个必要的最后的"结束"。

结论

"结束被高估了"一直以来都是我所设定的一个治疗理念，我会在不同的干预措施中向来访者们传达和阐述。那些认为必须要和拒绝了自己的伴侣做最后的告别并且只有这样才能继续生活下去的想法，往往是来访者的一种神经质的执念，只会带来无尽的空虚和情感的拘囿。这项干预措施能够引导来访者去探索"结束"幻想背后潜在的心理需求，从而有助于他在未来收获更持续的成长和更健康的关系。

作者简介

丹尼尔·S.舒恩瓦尔德，博士，美国丹佛健康医疗中心的执证临床心理学家，在丹佛一家大型城市医院门诊为成年人进行治疗，并在此开展专门服务于男性的治疗团体。另外，他也在本地开办了一家小型私人诊所。

名字牌之内

40

○ 塔拉·S. 荣格森（Tara S. Jungersen）

隐蔽信息

团体成员的焦虑感在团体初建及形成的过程中普遍存在。他们缺乏安全感、对是否自我暴露犹豫不决，连同对团体这种新颖的治疗模式的忧惧一起弥漫在这一过程中，为一场有计划的冒险提供了机会（Yalom & Lescyk，2005）。实际上，焦虑感会抑制团体形成期间最基本的一项任务：记住所有成员的姓名。虽然团体带领者和成员们都可以在记忆的辅助作用下提高对他人姓名的辨识力，但简要的自我介绍将有助于个体进行更深入的自我探索。这个步骤可以作为一项标准的团体流程，使成员们能够以预期的暴露水平进行信息公开。本文所介绍的干预措施正是对团体成员自我介绍中的外显信息和隐蔽信息的探讨。

适用人群

这项干预措施要求参与者具备一定的内省力，有表达自我的意愿，并且能够适应言语和非言语的团体任务。我在成年人、青少年的治疗和非治疗的焦点团体中都应用过这项技术。此外，该技术可以使在不同文化下的团体成员们去探索自己的一些背景和所受的影响，这是团体伦理实践的基本组成部分（Gladding，2016）。

干预指南

分发给每位团体成员一张标准尺寸的纸，将纸对折，这样就做出了一个"名字牌"（name tent），可以立放在座位前面。然后用钢笔、彩铅或者马克笔等在外面的一侧写出自己的姓名。接着，请他们继续在名字牌的外面装饰一些文字或图画，以此代表那些外界已知及可见的信息（例如，"我是一名飞行员""我喜欢吃爆米花""我是已婚人士"，等等）。然后，请成员们把名字牌展开，并在内部隐蔽的页面上画出或写下那些不为人知的被隐藏或屏蔽在外的信息（例如，"我很担心自己的体重""我是同性恋""我准备离婚""我厌恶自己的职业选择"，等等）。

接下来，带领者会请团体成员们依次开始做自我介绍，并讲述他们名字牌的内外信息。这些名字牌可以在团体内被保留 1 ~ 2 次会面，以帮助成员们记忆检索，也可以在将来当有新成员加入时为了方便自我介绍而重新再做一次。

典型反馈

团体成员们都很享受这个过程，他们将这种方式视作超越传统意义上肤浅且做作的开场破冰的机会。在团体伊始引入这项技术可以使成员们通过替代学习而把握自我暴露的水平，同时可以帮助他们认识到彼此之间的相似性以及普遍存在的不安全感（Yalom & Lescyk，2005）。此外，成员们还可以获得有关自我暴露水平的第一手反馈，这就使得他们有机会去探索情感上的亲密和防御。很多成员在此过程中有所顿悟，他们在建立新的人际关系时，由于担心遭受拒绝或被别人当成变态，往往会采取"等等看"的态度，寄希望于他人能够"先迈出第一步"。对于这项干预措施，成员们的典型反馈是：他们获得了有关自信、边界、信任和隐私的深刻洞见；在后续的团体互动中，那些由这项干预所暴露出来的信息还有可能被重提和探讨，这种情形也很常见。考虑到团体的时间限制与目标设定，带领者可以根据这一过程中成员们所表现出来的自我暴露水平来灵活地调整未来的干预计划，也可以在团体的结束阶段再次考虑应用这项技术，以此来跟踪成员们所发生的改变。

结论与禁忌

第一次团体会面通常要对常规设置和实际任务进行安排，因此这项干预措施更适合在第二次或第三次团体会面中应用，以便利用团体形成阶段成员的焦虑感和自我暴露之间的平衡。该技术要求成员们对名字牌内部的信息进行自我暴露，但必须遵守自愿原则，不可强迫为之。如有必要，这部分练习可推迟至成员间的关系变得足够融洽时再尝试。另外，如果团体成员们自我暴露过早或在讨论内心世界时没有足够的安全感，他们可能会产生负面情绪；但富有经验的带领者会通过给予支持和联结以使这些情绪得到缓解。最后，考虑到团体的时间限制，也可以把制作名字牌的工作布置为家庭作业，这样就会有更充裕的时间进行团体分享了。

作者简介

塔拉·S.荣格森，博士，执证临床心理健康咨询师，美国国家认证咨询师。现任美国诺瓦东南大学副教授，在咨询辅导系讲授团体、社区心理健康、物质滥用和咨询技术等课程。

参考文献

Gladding, S. T. (2016). *Group work: A counseling specialty* (7th ed.). New York:Pearson.

Yalom, I. D., & Leszcz, M. (2005). *The theory and practice of group psychotherapy* (5th ed.). New York: Basic Books.

41

深度团体心理治疗中的矫正性经验

◯ 里克·蒂弗斯（Rick Tivers）

引言

人们有意接受心理治疗的原因有很多，诸如使症状得以减轻或消除、修复内在的情感创伤、修复人际关系等。其实，来访者所经历的很多问题都源自原生家庭，他们可能在早年的家庭生活中被忽视或遭受过严重的冒犯甚至侵犯。通过团体治疗过程中对原生家庭的镜映，则有可能会治愈来访者过去的创伤、伤害和羞耻感（Yalom & Leszcz，2005），而这些负面感受曾一度在他们的日常生活中如影随形。在团体中，来访者有可能会非常认同治疗师或其他团体成员的见解，但这些见解本身并不会使他们产生内在的情感变化。然而，只有当来访者与治疗师和其他团体成员之间的各种互动结果发生了改变而使矫正性经验得以产生时，转变才会实现（Corey，Corey & Corey，2014）。这项干预措施适用于那些对团体互动秉持开放态度的青少年与成年人群体。

干预措施

针对某些曾遭受过重要权威者侵犯的来访者，矫正性干预措施包括以下内容。

1. 治疗师在做出回应前需征得来访者的同意，并对咨访之间的边界保持充分的觉察。

2. 治疗师认同来访者对人际空间的需要，这可能象征了被侵犯者对安全感的需求。

3. 治疗师在征得来访者同意的情况下可以代其表达，而后再询问来访者自己表达得是否准确。如果准确，来访者就会觉察到这种感受，与此同时咨访之间的边界也得到了尊重。

短暂融合（merger）的出现以及有益的退行（regression）可留待日后再继续探索。相反，如果治疗师的表达不准确，来访者则可以通过向治疗师分享自己的体验来获得矫正性经验。然而，只有当来访者坦露真实的自己并开始发展自体感（sense of self）的那一刻，矫正性经验才得以产生。当治疗师接纳来访者成为真实的自己，而无须去扮演习以为常的"讨好家人"的角色时，矫正性经验就实现了。

接下来，治疗师会对来访者做出回应。在此过程中，如果其他团体成员注意到他们自己也有类似的问题（即渴望讨好权威者）时，更进一步的矫正性经验就会出现。值得注意的是，当来访者开始以一种健康、积极的姿态来彰显他的内部权威（internal authority）时，治疗师应该对此给予高度肯定和认同。

4. 治疗师还会让来访者在团体中挑选另一位成员来充当一面镜子，并请第一位来访者说出下面这句话："我很抱歉（吹毛求疵、自我羞愧等）。"充当镜子的成员将对其他团体成员重复这句话。当治疗师介入并建议将这句话换成"我会继续努力让自己愧疚下去"时，团体中就会产生更深层次的矫正性经验。

治疗的价值在于可使来访者将自己的真情实感如实地表达出来（Fehr，2003）。通过"镜映"练习以及了解其他团体成员当时的所思所感，治疗师就可以达到这个目的。

即便许多治疗师的风格是要尽可能少地参与指导，但如果这么做能够创造出更有效的治疗体验，我认为和来访者一起承担治疗风险是有必要的。这就是我所谓的主动地"重塑父母^①"的过程。

对于那些习惯于理智地回避痛苦和不安的来访者而言，使用该措施的效果最好。另外，任何以减少或修复羞耻感为主要治疗重点的来访者也都适用于这项主动干预。

成员反馈

来访者对这项干预措施的反馈是：他们感到自己被看见、被理解，羞耻感降低；在治疗师主动干预的帮助下，他们得以发展出更强大、更有力量的自体感。

---

① "重塑父母"并不是要你回去改变生活中真实的父母，而是建议你在自己的内在修行中重塑你内在受到父母重大影响的部分与回溯童年时重要的原始创伤，释放当时卡住的生命能量，重新做出更有力的选择。——译者注

结论与禁忌

当治疗的目标是减少青少年或成年人的羞耻感时，行动导向的技术可能会有更好的效果。治疗师关注的重点应放在建立良好的治疗关系上，而干预技巧的应用只是辅助增强这种咨访关系中的疗愈本质。

在临床上，这种类型的治疗并不适用于那些罹患严重人格障碍或情绪功能低下的来访者；相反，对于有适应障碍、焦虑障碍或有人格障碍特征但仍功能较好的来访者而言，这项干预措施效果斐然。

作者简介

里克·蒂弗斯，执证临床社会工作者，注册团体心理治疗师，是美国伊利诺伊州芝加哥市私人执业的心理治疗师。在芝加哥职业心理学校讲授培训与开发、团体治疗与人本主义心理治疗等课程。

参考文献

Corey, M., Corey, G. & Corey, C. (2014). Groups Process and Practice (9th ed.).Belmont, CA: rooks/Cole.

Fehr, S.S. (2003). Introduction To Group Therapy: A Practical Guide (2nd ed.).Binghamton, NY: The Haworth Press.

Yalom, I.D. & Leszcz, M. (2005). The Theory & Practice of Group Therapy (5th ed.). New York: Basic Books.

42

通过团体的"镜厅"技术干预母女关系

➲ 肖莎娜·本－阿诺姆（Shoshana Ben-Noam）

母与女：一种矛盾的关系

母女关系为女性的关系自我（relational self）奠定了基础，女儿的情感、人际关系和职业发展都会受其影响，在步入大学或结婚等人生过渡阶段尤为如此。

女儿们对母亲的态度往往是矛盾的，有时爱意盈盈，有时却充满了怨恨和批判。当积极的情感体验占主导时，女儿的自体感和自信心得到增强，她们可以模仿母亲的选择，也有机会去开拓新的视野；然而，那些对母亲满腹怨言并且忙于"谴责母亲"（mother blaming）的女儿们，则往往会选择模仿母亲以避免因超越了母亲而产生的内疚与纠结，因而影响了自身的个人成长和职业发展（Bernardez，1996；Brenner，2002；Caplan，2000；Fuller & Plum，2010）。

在聚焦于母女关系主题的女性团体中，女儿们需要去理解"谴责母亲"的态度，并尝试去接纳母亲只是一个普通人的事实，她是不完美的。如此一来，就有可能帮助成员们去跨越障碍，踏上充实的人生旅程。

适用于有洞察力的人群

由女性心理治疗师带领的女性动力取向团体是最适合深入探讨母女关系的。这类团体适用于探索和修通消极或冲突的感受，也适用于发展女性的关爱、共情和坚定自信。团体成员必须是具有自我反思能力的成年人，同时也要具备接受意见的能力及行为模仿能力等。所以，处于青春期阶段的女孩可能还没有达到治疗工作的基本要求。另外，在这些团体中获益最大的成员，往往是那些更具洞察力的人群。

干预措施

在这类团体中，女团体治疗师是最突出的母性权威，有些成员也时常表现出这种权威。在一个有安全感和凝聚力的"此时此地"的团体中，无论是积极情绪抑或消极情绪，如愤怒、沮丧和嫉妒等，都有可能被激发出来以探索和修通。那些遭受虐待的痛苦过往、对子女保护失职的母亲以及女儿尚未被满足的渴望，都会在团体中得以分享和反思。成员们对母亲的描述往往是缺乏与她们的情感交流或者无力为她们灌注自信，她们的个人成长和职业发展不成功或受此牵连，其母亲难辞其咎。

为了探索成员们痛苦的母女经历，促进对"谴责母亲"态度的理解，团体治疗师需要共情、对成员们有情感上的回应并且坚定自信。另外，对成员们表现信心的行为给予积极认同也可以帮助她们释放无力感，让她们变得更有自主权。

黛安（28 岁）：我是一个讨好者。我努力地讨好每一个人。老板额外交给我一个项目，但我几乎已经协调不好手头的事情了。每天要工作 10 ~ 11 小时，但我不懂拒绝。我妈是一个酒鬼。每次她喝醉的时候，如果我因为什么事和她顶嘴，她肯定狠狠地揍我一顿。

桑德拉：你在这儿也总是讨好别人，我从来不知道你在想什么，也真的不了解你。

我：你害怕在这里说出自己的想法吗？

黛安：是的。

我：这里有人会揍你吗？

黛安（笑）：没人。有时候桑德拉的讲话被人打断，我看她每次都很生气，但我办不到。

桑德拉：你能试试吗？

几周后，萨拉在黛安讲话的时候打断了她，黛安接着说："等一下，我的话还没有讲完。"成员们都为黛安的进步而鼓掌。

以下是另一次会面时的对话：

玛丽（36 岁）：我总是遇到错的人，杰瑞和我分手了，我本以为我们之间的问题是可以解决的。也许我根本就不应该结婚，我妈就离过两次婚。

凯伦：从 19 岁开始，我妈就希望我能结婚。现在 29 岁了，仍然没有找到我的白马王子。

詹妮弗（回应凯伦）：你漂亮、聪明、很有思想，我敢打赌有很多男人都想和你约会。

凯伦：是的，但是我不确定我是否想嫁人。我妈从不鼓励我发展自己的事业。她 19 岁就结婚了，当了一辈子的家庭主妇，所以她对我事业上的成就不感兴趣。我也对这些成就感到内疚，因为我妈从来没有这样的机会，即便她本人特别聪明能干。

玛丽：你在大公司的国际部担任主管，我为你感到骄傲。我自己也在为升职努力。你妈妈希望你能早点结婚，而不是全心发展事业，有没有可能是因为不同年代的观念差异？

凯伦：我知道她爱我，但是得不到她的支持让我很伤心。

我（回应凯伦）：她不支持你的事业，你觉得很受伤，也很生气，你以前告诉过她吗？

凯伦：没有，我不能生她的气。

我：那跟这里在座的人发火呢？

凯伦：凯瑟琳一发火我就觉得害怕，我办不到去跟别人生气。

凯瑟琳：有没有可能你一直在通过违抗母亲的愿望（希望你早结婚）来发泄你对她的愤怒呢，特别是年轻的时候？

凯伦：哈，我从没有想过这个问题。

玛丽：那我是不是因为妈妈离过两次婚才一直遇人不淑？

这个讨论继续进行着……

结论

在一个成员都是女性、充满安全感、探讨热烈且发人深省的团体里，对母女关系的聚焦可以帮助成员们修通母女之间强烈的情感纠葛，减少或消除"谴责母亲"的态度。治疗师的介入加上团体的"镜厅"（hall of mirrors）技术将有助于提高成员们对自己、人际关系以及职业发展的满意度。

禁忌

这种类型的团体并不适合边缘性、攻击性强或自恋的女性参加，她们可能难以对母女关系进行探索和反思。此外，那些与母亲关系冲突极大的或"谴责母亲"的团体治疗师也不适合带领这类团体。

作者简介

肖莎娜·本–阿诺姆，心理学博士，临床心理学家，注册团体心理治疗师，美国团体心理治疗协会终身会员，美国佩斯大学心理学博士项目客座教授。在纽约市拥有私人诊所。

参考文献

Bernardez, T. (1996). Conflicts with anger and power in women's groups. In DeCant, B. (Ed.) *Women and Group Psychotherapy*. New York: The Guilford Press.

Brenner, J.R. (2002). Mothers and daughters in Israel—only human: A group experience. In Brenner, J.R., Savran, B. & Singer, I. (Eds) *Women in the Therapy Space*. Jerusalem, Israel: The Counseling Center for Women.

Caplan, P.J. (2000). *The New Don't Blame Mother: Mending the Mother–Daughter Relationship*. New York: Routledge.

Fuller, C. & Plum, A. (2010). *Mother–Daughter Duet*. Colorado Springs, CO: Multnomah Books.

101 Interventions in Group Therapy
2nd Edition

43

通过团体心理治疗改善情感表达

➲ 大卫·康托尔（David Cantor）

引言

刚开始接受心理治疗的时候，人们往往难以体会并表达出自己的感受。这种在情感表达上的无力感将对个体的自我安抚及与他人建立情感联结的能力造成干扰，转而又会成为导致抑郁、焦虑和人际关系问题的心理因素。鉴于团体功能是外部世界的一个缩影，所以每位成员在与团体里的其他人乃至整个团体互动的过程中都会表现出他们特定的情感风格。那些在现实生活中用以屏蔽和麻木自己感受的模式，也会在团体治疗中显现。然而，团体心理治疗的体验强调了成员之间的互动，因此这种难以表达自身感受的问题便凸显了出来。

许多人是在表达情感方面遇到了困难而选择前来接受团体心理治疗的。当存在情感阻滞（emotional blocks）时，个体特定的内化规则就会干扰情感的表达过程。这些阻滞反映出个体在其生命历程中早已内化了的特定情感和人际规则，并通过个体的内在对话或在他们告诉自己应该如何处理相关感受或关系时反映出来。其中，内在对话可被理解为个体与自己之间的关系。

如果个体在表达感受方面有困难，那么很有可能在其内在对话中存在着对这一情感过程的禁令。这些对情感的禁令通常是既严厉又充满评判的，它们会抵制改变的发生，导致个体在情感上封闭自我并在人际关系上趋于疏离。由于团体本身是一个情感和人际学习的舞台，因此相对于个体心理治疗而言这些禁令会更容易被识别到。一旦情感阻滞被察觉并得以矫正，个体将更容易体会并表达出自己的感受，从而发展出更满意的人际关系。当然，他们体验到的精神痛苦也会减少。

适用人群

这项干预措施被应用于某门诊的成人心理治疗团体。总体来说，该团体的成员在工作和生活中的表现都相当不错（即便也有不尽如人意之处）。他们一般都具备完好的现实检验能力、令人满意的语言表达能力、中等以上的智商水平、深刻的内省能力（尤其是在情感、信念、内在对话和人际关系等方面）等。另外，若能在已运行了一段时间且具有信任感和凝聚力的团体中使用该措施，则效果更佳。

干预措施

当治疗师或团体意识到某位成员正在关闭、阻断或麻痹他们的感受时，团体内就可以采用这项干预措施。治疗师可以通过观察成员们在互动中是否缺乏丰富的情感及感受的表达来辨识出情感阻滞的存在。此刻，那些有情感表达困难的成员会被问及是否也意识到了自己正在关闭感受，而通常得到的反馈是：一旦关注到感受，他们就自动在情感上把自己封闭起来。接下来，治疗师和其他团体成员会进一步去询问当事人有关那些感受的内在对话。

这些内在对话往往都非常消极，以此来压制个体的觉知力和情感体验。例如，最常见的压抑感受的内在对话有："没必要用心体验，那样不会有什么好下场的""闭嘴，你没有任何理由哭鼻子""这都是你的错，你不配去体验任何情感"。在团体互动中经常出现的情况是成员们难以表达出对父母、朋友或配偶的感受。

这项干预措施的具体步骤是：首先，由一位团体成员谈论某个在情感方面很重要的人际关系问题。在此过程中，治疗师和其他团体成员都要记录下他们的内在反应，用以觉察自己是否对当事人所讲的话题有情感上的共鸣。然后，把这些信息作为一种假设（而非评判）反馈给当事人，使其得以在不自我克制的状态下拥有了释放情感的空间。接下来，团体会进一步询问当事人其内在对话的内容。

一旦消极的内在对话得以澄清，治疗师就会请当事人把这些负面评判大声地讲出来，随之请他对着团体中的另一位成员再说一遍。然后，另一位成员要用相反的话语来做出反击。例如，如果当事人说"这都是你的错，你不配去体验任何情感"，反击的成员就可以说"不，这不是我的错，我有权去感受一切"。

若是当事人能把上述负面评判直接对着跟自己有类似问题的成员讲出来而且该成员也予以反击的话，干预效果就会事半功倍。这种做法能使双方都有机会意识到，如果用这样的方式进行内在对话，在情感上是多么地画地为牢。

普遍反馈

对团体成员而言，这是一项非常有效的干预措施，能够清晰地让他们看到自己是何以关闭感受以及进行内在对话的。当觉察到这种对自身感受的负面评判时，当事人通常会重新开始，学会更好地善待自我并且更愿意去体会和表达自己的感受。在此过程中，其他团体成员也会产生共鸣和认同，这将有助于提升他们的觉察力并鼓励他们做出更多的情感表达。

禁忌

这项特定的干预措施尚未在住院患者中应用，也不适合那些难以区分幻想和现实的患者以及那些不能清晰地分辨出自己和他人的人群。角色扮演完成后，每位团体成员都必须在感受上回归到此时此地，回归到自己真正是谁上。对于不能满足上述要求的人群而言，该措施可能会收效甚微。最后，这项干预措施对于新成立的缺乏信任感和凝聚力的团体并不适用。

结论

综上所述，走进团体心理治疗的患者往往正经历着情感阻滞的困扰。这些困扰是个体内化规则的反映，主要表现为规则是何以教导他们处理自身感受的。这种内在对话通常是消极的，而由此导致的情感影响就连患者本人都很难察觉。该措施可以帮助患者们意识到自己的内化规则是什么以及刻板遵从的后果是怎样的。这份觉知力配合团体里的即时练习，将有助于提高个体的情感表达能力。对于那些现实检验能力完好、具备一定内省力的门诊患者而言，这着实是一项有效的干预技术。

作者简介

大卫·康托尔，博士，美国执证临床心理学家，带领过超 2000 小时的团体心理治疗，曾在美国东田纳西州立大学担任过部分课程的兼职教授。

---

101 Interventions
in
Group Therapy
2nd Edition

谁该负责：平等地承担责任，
一个人并非总是受害者

⊃ 瑞秋·L.康纳斯（Rachel L. Konnerth）

⊃ 克里夫顿·西蒙·费尔（Klifton Simon Fehr）

引言

"责任"二字经常会被强加在他人身上，这是任何饱学之士或者至少有点见识的人都能察觉并感受到的。我们的社会已然在按照一个循环往复的主题发展——"不是我的问题，是他们的问题"。很显然，一些事情的发生确实属于他人的责任，例如，即便你遵守了交通规则却还是遭遇了车祸、无端被骚扰、受到犯罪侵害，等等。

如果你看新闻或者听广播，就会发现有很多报道的内容都在暗示着人人都是受害者，几乎没有谁需要对自己所经历的事件负责。我们不需要走出自己的生活圈子就能观察到这一点，比如那些和我们一起共事、一起娱乐或者仅有简单接触的人。想想那些超市里的收银员，给你找错了零钱，还反过来责怪你并没有告诉他们刚才你给了 20 美元，如果换作一些冲动、暴怒的人碰上这种事，可能就会引发事端。

不幸的是，美国佛罗里达州的肇事逃逸事故在呈指数级上升。似乎人们都不愿意承担责任。当然了，承担责任就像一把双刃剑，其所带来的结果可以是美好，也可以是痛苦。

这么多年来，在我们所咨询过的几乎每一段关系中，来访者总会认为，所有问题都是由他人造成的。如果对方能够做出改变，生活就自然会向好发展。我们曾尝试帮助这些来访者去意识到他们自身在这段紧张和冲突的关系里也有自己需要承担的责任，但这种努力往往会使来访者把你这个治疗师看作他们生活和情感的敌对者。

成员概况

在学习承担责任的团体中，成员们需要具备熟练的抽象思维能力以及一定的内省能力。该团体由 25 ~ 65 岁的成年人组成，他们最初所提出的问题是在与同性或异性伴侣相处时遇到了困难。由于镜映功能，团体可以使来访者有机会在其他成员身上看到他自己，因此就成为治疗干预此类问题的最佳选择。该特定团体由 8 人组成：5 位男性和 3 位女性。

干预措施

在进行实质性干预之前，首先有必要让所有来访者将自己对另一半的不满统统发泄出来。这么做的目的在于通过团体内的彼此认同而建立起一种内在联结，也可以使深陷痛苦的来访者不再感到孤独。当所有人都发泄完对另一半的感受之后，我们就可以开始朝着"他们需要承担造成冲突的责任"这一方向去努力了。有时候，直到两三次团体之后成员们才会把对伴侣一直以来的怒气都发泄完。然而这是治疗中非常必要的组成部分，他们需要被倾听，这也是来访者抱怨另一半做不到的最常见的问题之一。

随着团体成员们开始彼此共情和认同，当团体凝聚力形成时，我们就会引入以下议题："你有没有想过，也许你也参与制造了现在的冲突和困境"。这部分可能会很棘手，毕竟在来访者看来，你可能会从一个温暖的、充满支持和理解的治疗师转而变身为另一半的虚拟替身，用另一半的口吻责备他们把关系弄得如此紧张。

接下来，就有必要给大家讲一些关于移情的心理学知识，以及移情会引发什么感受；此外，还要传递一些理念，比如每个人在情绪混乱的时候是很难对自己的行为有所觉察的。

成员反馈

最初，许多来访者会把这种矛盾关系的全部责任都归咎于自己的另一半。治疗师试图让他们修正这种信念（即便在某些情况下是正确的）的各种努力，就像在走钢丝一样小心翼翼。一些来访者会觉得治疗师站队了他们的伴侣，因此会变得极其愤怒和敌对，作为治疗师必须允许这种情况的发生并且有能力去应对来访者的情绪爆发，而不能因为自身一些尚未修通的问题选择还击。有的来访者吐槽说，他们觉得自己被带领者欺骗了，或者因为带领者失职于真正理解他们所遭遇的痛苦和不幸而感到受伤。

有位来访者反馈说，是的，他承认自己也是问题的制造者之一，但另一半却是那个触发按钮的人，正因如此才会导致他把那些糟糕的情绪发泄出来，即便后来自己也会感到歉疚。其他成员也同意这位来访者的说法，他们同样认为自己参与制造了冲突，但并不打算把这一点告诉他们的伴侣，以防在未来的某一刻伴侣会利用这一套来对付自己。

结论与禁忌

这项干预可以帮助来访者在人际互动和个人生活上变得更负责任，这个过程不仅是一种挑战，更是一份令人满意的体验。看着成员们逐渐放下自我防御、敞开心扉并收获成长的过程，是妙不可言的。

此外，这项干预也可能存在一些禁忌。首先在最理想的情况下，来访者的另一半偶然在另一个团体中接受了同样的治疗过程，如此一来你就不会被认为是和来访者串通一气的敌人。因为来访者回家以后会向伴侣透露治疗师认同他的意见，这种情况非常普遍。另一个可能的问题是，事实上这一对根本不适合在一起，他们很有可能会离婚或结束关系。由于这类团体中往往会有很多愤怒被激发出来，有的指向另一半，有的也可能指向其他团体成员甚至带领者，因此那些需要持续被来访者拥戴和钦佩的治疗师请慎用。

作者简介

瑞秋·L.康纳斯，美国佛罗里达州劳德代尔堡市的一名执证心理健康咨询师，在社区、医疗机构以及私人诊所中提供个体和团体心理治疗。她服务过的对象包含 HIV 阳性患者人群、LGBTQ 人群、无家可归者、服刑人员、少数族裔和物质滥用群体等。

克利夫顿·西蒙·费尔，理科硕士，心理健康咨询师。他主要面向成瘾人群、HIV 男同性恋来访者以及刑事司法系统中的男性群体等开展专业实践。目前正致力于创办一家以团体心理治疗为主要咨询形式的私人诊所。

45

热气球技术

◐ 卢铁荣（T. Wing Lo）

引言

　　热气球技术是我所发明的一项团体治疗活动，旨在帮助治疗师和团体去评估来访者与其他人之间的关系，尤其是与重要他人的关系状况。这种技术也可以被用来评估来访者的人生目标。在团体中，每次邀请一位关键来访者当主角，其他团体成员也都参与角色扮演。热气球技术通常会被应用于团体成员尚未彼此熟悉的早期阶段。在实施过程中，治疗师会采用戏剧的形式以引导成员们积极地参与进来，旨在帮助他们澄清、重新审视及规划自身的关系问题或人生目标，从而获得直面忧虑的勇气。

适用人群

　　鉴于这项活动本质上是探索性的，因此对来访者的问题性质并没有任何特殊的要求。然而，角色扮演所需的团体成员的数量应该与关键来访者所指定的重要他人或人生目标的数量相对应。在活动环节中有让来访者将某人推下热气球的动作，所以该活动并不适用于儿童。

干预措施

活动 1：评估人际关系

1. 治疗师讲述了这样一个场景："玛丽中了一张提供免费非洲之旅的彩票，她可以邀请 5 ~ 7 位对自己来说很重要的人一起旅行。"

2. 玛丽选择完同行的重要他人之后，治疗师宣布这次旅行不搭乘飞机，而是搭乘热气球。

3. 将椅子摆成一圈，来访者（玛丽）站在中间。

4. 治疗师邀请团体成员们进来扮演玛丽的重要他人，他们面朝外（背对玛丽）站在椅子上。

5. 治疗师继续讲述这个场景，"当飘浮至大海中央时，热气球没气了，正在下落……"

6. 治疗师请玛丽做出抉择，必须把其中一位重要他人推下热气球以拯救其余的人。

7. 玛丽选定一个人，治疗师请她轻轻地把那个人推下椅子。

8. 然后治疗师请玛丽解释她之所以选择那个人的原因。玛丽回答说……在请她做出解释之前，治疗师必须确保那个人已经被玛丽从热气球上推下去了（避免来访者只说不做）。

9. 在玛丽解释之后，治疗师邀请"受害者"向玛丽和团体讲出他被推下热气球时的感受。

10. 随后，请团体成员们就玛丽的抉择向其提问。他们可以站在自己所扮演角色的角度来发问，也可以站在与玛丽同属一个团体的成员角度来发问。

11. 治疗师邀请玛丽就"受害者"的表述及其他团体成员的评论做出回应（尤其在涉及或出现一些负面问题时）。

12. 治疗师继续讲述非洲之旅的故事，很快地，玛丽被要求把第二个人从热气球上推下去。一位成员被选中并被玛丽从椅子上推下来。治疗师请玛丽解释抉择的原因。活动以此类推，治疗师请玛丽从热气球上推下去第三个人、第四个人……

13. 每次有成员被推下去时，治疗师会请他在听完玛丽的解释之后，说出自己的感受，然后再请其他团体成员发表看法。

14. 在此过程中，玛丽不能选择自己从热气球上跳下去。

15. 治疗师和其他团体成员可以问玛丽："你是否对在活动中做出的哪个决定感到后

悔？"玛丽回答说……

16. 团体中的每位成员都可以轮流担任主角，直至所有的成员都完成了他们的任务，随后团体会对每个人的抉择展开讨论。

17. 团体讨论后，治疗师会做出总结并对所有的成员给予鼓励和支持。

活动2：评估人生目标

这个活动用于评估来访者人生中的优先事项。把玛丽说出的重要他人的名字换成她的人生目标。

1. 治疗师以讲述这样的场景开始活动："玛丽赢得了免费去非洲旅行的彩票，这次她可以带 8 ～ 10 个朋友一起去。这些朋友可以是'家庭''休闲''宗教''事业''深造''浪漫''政治参与''为弱势群体服务''学术成就'和'友谊'等。"

2. 将椅子摆成一圈，来访者（玛丽）站在中间。

3. 治疗师邀请成员们扮演玛丽所提出的人生目标。请他们面朝外（背对玛丽）站在椅子上。

4. 治疗师继续讲述这个场景，"当飘浮至大海中央时，热气球没气了，正在下落……"

5. 治疗师请玛丽做出抉择，必须把其中一个人生目标推下热气球以拯救其余的目标。

6. 玛丽选定一个人，治疗师请她轻轻地把那个人推下椅子。

7. 然后治疗师请玛丽解释她之所以选择那个人的原因。玛丽回答说……

8. 在玛丽解释之后，治疗师邀请团体成员们就玛丽的抉择向其提问。

9. 重复活动 1 中的步骤 11 ～ 17。治疗师请玛丽一个接一个地放弃上述人生目标。

普遍反馈

这项技术旨在探索来访者的关系问题或人生目标。无论如何，当决定把某人推下热气球时，他们可能会经历内在的搅动，或者回忆起一些生活中开心或不开心的场景，但这是他们必须要面对的问题。作为身在其中的见证者，其他团体成员也可能体会到与主角相似的心理历程。当以人际关系为主题时，有些来访者的反应可能会变得异常情绪化。特别是在听到治疗师要求把某人推下热气球时，他们往往会大惊失色。同时，那些曾遇到过类似问题的团体成员也可能会表现出相似的负面情绪。

结论与可能的禁忌

在整个活动过程中，治疗师需要不断地向关键来访者和所有其他的参与者们提供鼓励、共情和支持（尤其当一些情绪化的场面出现时）。如果治疗师评估玛丽的状态（如情绪爆发）需要得到即刻的干预，则随后的会谈内容将围绕着如何处理玛丽的问题而展开。此外，治疗师应该鼓励成员们在团体结束之前的所有会谈中，始终要做到彼此支持、相互支撑。

作者简介

卢铁荣教授，中国香港注册社工，香港城市大学应用社会科学系教授兼系主任，讲授《团体咨询与治疗》等课程。

---

101 Interventions in Group Therapy
2nd Edition

46

长程女性心理治疗团体

◆ 莎莉·巴伦 (Shari Baron)

团体中的女性，就像生活中一样，往往扮演着"第二性[①]"(second sex)(de Beauvoir, 1952)的角色——也就是说，她们会潜移默化地向周围的男性屈服。男性和女性在很大程度上都没有意识到这种动力，而两种性别却都在制造该动力中起到了一定的作用。

霍姆斯 (Holmes, 2002)

引言

代际女性心理治疗团体 (intergenerational women's psychotherapy groups) 为女性们营造了一种氛围，在这里她们可以自然而然地认为自己的性别角色是"一等的"，而不必让自己挣扎于向周围男性屈从的冲动。这类团体也为女性们提供了安全之所，让她们得以探索自己对女性生命周期中里程碑式事件的感受，而这些话题在男性面前是鲜被论及的，例如月经、对生育能力的担忧和沮丧、怀孕、新妈妈、婴儿护理、准更年期、更年期以及应对衰老和失去双亲等问题。

在不限性别的团体中，几乎没有机会去讨论像上述这些对女性来说非常重要的、不同生命阶段的适应性问题。然而，在代际女性团体中，成员们则有机会与那些可能已经历过类似

---

① "第二性"由西蒙娜·德·波伏娃 (Simone de Beauvoir) 在其 1949 年所著的《第二性》(*The Second Sex*) 一书中被首次提出，书中以历史为佐证，阐述了女性在社会中是如何变成二等公民的。——译者注

问题的其他女性一起探讨有关这些压力的感受。此外，有很多女性还会一起交流性方面的问题，但如果有男性在场的话，她们一定是羞于启齿的。

最后，对于那些在任何年龄阶段（包含儿童期在内）曾遭受过性虐待或性侵的女性来说，是否能够在一个充满安全感的女性团体中接受治疗，其重要性不容小觑。

成员概况

29 岁的茱莉亚在很小的时候就被一个哥哥性虐待。她在这个团体有两年时间，会常常诉说自己在原生家庭的孤独和伤痛，当她把自己被性虐待的遭遇告诉了父母以后，他们却置若罔闻，这给她带来了更大的痛苦和绝望。茱莉亚已经和父母疏远了很多年，她在婚姻生活和为人父母方面缺乏家庭的支持，所以在团体中她觉得自己和年长的女性成员特别地亲近。她现在怀着第三胎。56 岁的莎莉有点不愿接受儿媳怀孕（她的第一个孙子）的事实。茱莉亚和莎莉通过她们彼此之间的关系一起探索了当经历怀孕和分娩时她们对家庭纽带的感受、失望和期望。就在同一个团体中，玛丽和自己年迈的母亲关系非常亲密，她对茱莉亚抗拒母亲的态度表现出强烈的不满，由此这三位女性在团体中就有机会去共同探索她们对家庭义务和渴望的假设与感受。

42 岁的贝蒂，仍然需要父母的资助，即便她也在尝试去发展自己的事业。她的父母一边在情感上嫌弃和批评她，一边却还继续在经济上支持她。贝蒂的公寓就是父母给她购置的，她还会拿父母的钱补贴微薄的收入。因此父母经常对她的生活方式进行讽刺和谴责。68 岁的安妮和她的丈夫在经济上很宽裕，他们经常四处旅行，对两个已成年的女儿也非常慷慨。他们 38 岁的小女儿苏珊住在三个州之外，那所房子就是父母购置的，苏珊在一家药店做兼职，只要有机会就会和摇滚乐队一起旅行。安妮正在努力地对苏珊划定一些边界，她想要督促女儿学会承担责任并自食其力。在团体中，安妮经常会在贝蒂抱怨父母时说出自己的想法。如此一来，两人就可以从截然不同的立场一起去探讨在相似的家庭情况下该如何处理类似的问题，而开诚布公的态度也有助于她们得以更清楚地了解自己的处境。

简和金都有超重的问题，在加入团体之前，她们都曾探索过肥胖对于自己的人际关系意味着什么。58 岁的简是一名企业高管，单身，长期保持着和一位已婚男士的婚外情。39 岁的金是一名家庭主妇，她的丈夫对两人的性爱索然无味，却依赖着网络和电话性爱来满足自己。尽管简和金之间存在着明显的差异，但她们都能够借助彼此的关系来探索性爱对于身为肥胖女性的她们而言意味着什么，并一起分析她们的恐惧和期望是何以影响了自己的生活选择。35 岁的珍也在这个团体中，她最近公开了自己的同性恋身份，而金感觉自己被珍以及同性恋的生活所吸引，充满了好奇。团体为女性们提供了一个充满安全感的环境，正因如此，这三位女性都可以对那些原本被视为"禁忌"的话题展开讨论，她们能够正视自己的恐惧和兴奋，而不再需要去担心会被他人评判或厌弃。

28 岁的凯西参加团体的目的在于想要在自己的社交焦虑和对人际关系恐惧方面做更多的探索。她在团体有两年时间，自从得知弟弟是个瘾君子后，她的大部分话题都集中在对母亲的担忧和不满上，因为母亲和弟弟一直生活在一起。49 岁的玛利亚在与丈夫分居期间参加了团体，她一直在和 22 岁的瘾君子儿子较劲。她爱儿子，也允许儿子一直住在她的房子里，她承认自己把儿子逼得不得不去一个"不良的"社区买毒品，也为儿子的健康和生活感到担忧。玛利亚正忧虑着怎么打破自己和儿子之间的恶性循环，当她看到凯西对母亲的愤怒后深受启发，于是，当两位女性从不同的角度为相似的问题而苦恼时，她们之间就会产生亲近的感觉。

干预措施

长程代际女性团体为成员们提供了一个安全的"茧"，多重移情（multiple transferences）在这里形成并得以探索，女性们借助彼此以及与治疗师之间的互动来审视自己在现实生活中有关家庭、事业和友谊的个人经历。在我所带领的团体中，女性们的年龄跨度在 25 ~ 85 岁之间，令人印象深刻的是，那些发生在她们身上的改变同时也为她们的生活带去了积极的影响。在团体里，成员们得以借助彼此之间的关系来共同探索一些话题以及相应的情绪反应，而这些内容在不限性别的团体中是难以敞开的。

结论与禁忌

如果有男性在场，女性们就有屈从为"第二性"的风险，但在女性专属的团体中，她们之间的互动会变得更为敞开。鉴于成员们的年龄跨度可能相差了几十年，所以她们能够从不同的视角来看待问题，从而丰富了团体文化；此外，她们也有可能会从中察觉到一些意想不到的情感体验。团体就像一个安全的"茧"，在这里治疗师成为"母亲"的角色（即便她可能比一些成员在实际年龄上更年轻），引导着成员们去讨论和探索只在有足够安全感时才会去探究的领域，即形成于团体成员之间的移情。

截至撰写本文时，作者尚未发现这项干预措施存在任何禁忌。

作者简介

莎莉·巴伦，执证临床护理专家，美国注册团体心理治疗师，在美国宾夕法尼亚州费城郊区经营一家私人心理治疗诊所，并在宾夕法尼亚大学面向精神科住院医生讲授团体过程与团体治疗等课程。

参考文献

Ellison, C.R. (2000). *Women's Sexualities: Generations of Women Share Intimate Secrets of Sexual Self-Acceptance*. Oakland, CA: New Harbinger Publications, Inc.

Holmes, L. (2002). Women in Group and Women's Groups. *International Journal of Group Psychotherapy*, 52(2), 171–188.

47

成为自我信念的缔造者，而不是受害者

➲ 刘易斯·善·乔丹（Lewis Zen Jordan）

引言

团体治疗为性少数群体男性成员提供了一种方式，使他们可以通过体验自己的需要、边界、角色等来实现相互之间的学习和帮助；不管是作为一位独立的男性还是处于关系之中，团体治疗都有助于性少数群体男性成员摆脱那些有关"我是谁"的侮辱性且有害的信念。

根据我的团体治疗经验，性少数群体男性成员在其生活、人际关系和社交环境中都曾遇到过自己的一些特定问题，比如有关自爱、性爱、男子气概和自我定义等。社会上对于男性性取向和男子气概的态度及观念似乎逐渐发生了改变，这使得个体的羞耻感和负罪感也随之减少。

羞耻感和负罪感在许多性少数群体男性成员的自我意象和自爱中扮演了重要的角色，通常会导致他们在建立亲密关系和健康的边界上极度困难，无论在内在关系方面还是身体方面都是如此。尽管社会上有关性少数群体男性成员的态度已经发生了改变，但对其负面情感却依然存在，甚至从童年时期开始，很多性少数群体男性成员就感到了父母的情感拒斥。

无论是身为男性还是性存有者（sexual being），这些负面情感都会导致他们在亲密关系中出现难以满足、不够完整或圆满的感觉。因此，性少数群体中的相互依赖和依存就像吸毒和酗酒一样普遍蔓延。如果再附加考虑到其他相关的依赖（如食物、赌博、购物、性爱等成瘾问题），结果可能会更加令人咋舌。

虽然备受歧视、偏见、虐待和欺凌对大多数性少数群体中的男性而言是非常普遍的遭遇，但这并非他们真正意义上要面对的核心问题。性少数群体中的男性倾向于把那些对他们有侮辱性的信念认定为自己身份认同的一部分，所以他们并没有完成身为一名完整男性应有的自我认同的过程，从而难以体会到真正的亲密。这始终是他们最大的痛苦之源，也是在团体治疗中启动自我赋能（self-empower）的最佳切入点。

在异性恋父母抚养性少数群体男性儿童的过程中，存在一个很明显却常常被忽略的基本问题，那就是他们不知道如何为性少数群体男性儿童教授或示范亲密关系。此外，异性恋父母也失职于教导性少数群体男性儿童如何识别自爱的性以及健康亲密的性别角色，这就削弱了性少数群体男性儿童身为性存有者与自我建立健康关系的可能性。作者曾经从男性患者口中得知，他们早年的经历往往都是在与其他男孩子进行体魄上的竞技（一般是运动），当他们向另一个倾心的男孩子表达好感的时候，会常常被人蔑称为"娘娘腔"。许多性少数群体只能注意到异性的关系角色，这就加深了他们的困惑和羞耻，从而阻碍了与其他同性建立亲密关系的技能发展；另外，这也影响了他们拥有一种健康关系的能力，这种关系不涉及那些扮演出来的典型男性或女性的角色，伪装只会破坏真正的亲密关系。因为当个体所扮演的角色（虽然心知肚明）不是真正的自己且在人格中与自身相矛盾时，这种关系是不可能产生的。

适用人群

年龄跨度在 18 ~ 80 岁且主要有某种形式的依赖问题（尤其是拖累症 [①]、性行为和性瘾等）的性少数群体中的男性是最适合参加此类团体治疗的。若是他们本人有保险或是医疗保健的付费能力则对治疗会更有益处。此外，那些有功能性依赖（functional dependencies）的男性在这些团体中的互动良好，而无功能（nonfunctioning）患者更适合个体治疗。

干预措施

既然这类团体的主要策略是让每个参与者都能挑战"我是谁"的核心信念——即如何看待自己作为一名男性、性存有者和人（自体），那么这项干预的关键思路就在于要如何帮助成员们学会对自我认同负责，从而使他们放弃那些破坏边界并致使自己依赖成瘾的深层信念

---

① 拖累症（codependency）可被理解为对人、对行为、对事物的沉溺。在关系中，拖累症者会因为太受另一个人羁绊，以至自我、个人认同都会严重地受到钳制，甚至会因为他人的个性与问题，而抹杀了自我。此外，他们还会借由"控制"金钱、食物、性爱、事业等外在因素来无止境地填补空虚，以期"控制"内在情感。——译者注

模式。一旦意识到自己的负向信念系统，团体成员们就会尝试要求自己并鼓励他人以正向的爱的方式来进行自我定义，从而促进他们的自我接纳与自爱，使团体的氛围变得温馨。

这类团体的治疗师要做到：鼓励患者对自己的情绪负责，管理情绪，而不是成为情绪的受害者；鼓励患者为自己的想法负责，不要成为这些想法的受害者，而是要成为创造者；帮助患者了解如何在人际关系中建立和维持健康的边界，而不是成为丧失边界的受害者，这一点至关重要。希望这些做法能够帮助患者们领悟到，他们可以因为"我是谁"而被爱并且受到尊重，他们也有能力为自己的问题创造出独到的解决之策。

这些策略与鼓励个体对自己负责的目标是一致的，这就意味着个体将不再扮演受害者的角色，不再被虚无缥缈的胡思乱想所累，而是要成为自我信念（即我是谁；和别人相比，我想成为谁）的缔造者。

成员反馈

作者发现，参与了此类团体的成员在抑郁水平、焦虑水平、用药量和关系依赖程度等方面都有所改善。个体的反馈次数及自我意象的健康程度与患者的具体问题和参与意愿相关。

结论

团体治疗能够为性少数群体中的男性赋能，使他们能够作为自我定义中的完整男性或者作为性存有者而拥有健康的亲密关系。在团体中治疗师会鼓励成员相互之间去建立亲密的情感联结，对有些成员来说，这可能是他们生平第一次去这么做。当成员们开始以积极的方式进行自我定义时，他们对性爱、酒精或相互依赖的需求就会减少。

据我所知，当前的性少数群体正在发生巨大的改变，而这些进步也为那些自爱的性少数群体奠定了更好的基础。另外，随着社会的进步，性少数群体都普遍感受到了一种前所未有的社交自在与做自己的自由，这就使他们得以成为那个拥有更好的自体感且真实、真正的自己。

可能的禁忌

那些出于各种各样的理由而经常缺席团体治疗的来访者可能会破坏治疗的过程，因此不太适合参与此类团体。其他不适合参与的人群还包括：无法当众发言者、有创伤性脑损伤者、各种严重的人格障碍患者等。

作者简介

刘易斯·善·乔丹，博士，毕业于美国马里兰大学和诺瓦东南大学心理研究中心，美国注册团体治疗师，自 2005 年以来一直在带领团体治疗。目前是一名私人执业治疗专家、作家及演讲人，主要开展个体治疗、夫妻治疗及团体治疗等相关业务。

48

对治疗师开展的团体治疗

➲ 托比·埃伦·纽曼 （Toby Ellen Newman）

引言

因为诸多原因，治疗师们也会聚在一起开展团体。很多治疗师最初是在教室的学术环境下开始学习团体治疗的。他们可能通过听某位教授的课程学习了团体治疗的理论，或者，足够幸运的话，他们可能在课堂上参与团体实操或现场观摩以掌握团体治疗的技术。治疗师们也可能会在教学类工作坊中以分组的形式组成团体。在工作坊中，他们有机会亲身参与或观摩结构化的会谈，这一般是通过"玻璃鱼缸"技术来实现的，也就是说在场的一部分心理健康专业人士需要作为观众去观摩台上团体参与者的会谈过程。但是，这种性质的团体通常是极具治疗性和培训意味的，治疗师们在此可以一起展开案例督导并借助彼此的专业性来对一些难题进行磋商和探讨。通常情况下，治疗师们也会在实施完创伤干预后以团体的形式聚在一起获得彼此的支持，他们会以这种方式开展专属于治疗师的团体治疗。

适用人群

治疗性团体通常由具有一些相似特征的人群组成，例如有成瘾问题、行为问题、关系障碍的人群或者面临生活状况出现变故的人群，包括自己或家人罹患疾病或者在遭遇离婚、死亡等事件时深陷丧失之痛的人群等。治疗性团体在自我探索与个人成长等方面相当有效。此类团体的参与者应具备一定的心理学思维，拥有极佳的自我力量，并且能够在参与、保密、出席和财务等方面做出承诺。

在由治疗师组成的治疗性团体中，保持敞开和严格遵守保密原则这两点至关重要。参与者们的职业虽然都是治疗师，但此刻必须让自己转变为来访者的角色。治疗师的专业形象可能会与其所暴露出的自身弱点相违和，所以在团体中他们有可能会担心自己被同行们评头论足。专业的引导者（facilitator）必须在常规的个体治疗和团体治疗方面有丰富的实践经验，最好曾经跟其他心理健康专业人士一起开展过相关工作。此外，引导者还要做到清楚地把握专业互动的边界，并能够在团体中营造出信任和安全的氛围。

干预措施

这类团体的主要干预方式就是引导者所展现出的倾听、观察、识别共性问题以及发表评论等能力，旨在使团体成员之间的联结得以增强。引导者需要保持对团体历史和记忆的觉知并能够利用当前会谈中"此时此地"的活动以及有关过去情感和互动的信息来增强个体功能以及团体内部的联结。这项干预措施要求引导者能做到驻足思考而胜过付诸行动，也就是说宁少勿多。

普遍反馈

在大多数情况下，来访者/治疗师都渴望能有一个交流的场所，在此他们可以把自己经常需要去克制的情绪释放出来。他们希望能够在这里被看到、被倾听。然而，在此类团体中，引导者很少会向成员们提供充分的镜映及反馈，由此也引发了很多人的抵触和不满。引导者会接纳和包容这些负面情绪，从而使来访者/治疗师可以有的放矢地予以宣泄；同时，在努力地想要被看到及被倾听的过程中，团体成员们就得以让能量重新回归到自己身上。貌似这种干预方式非常有效，能够使引导者得以"避开"那些业务娴熟的治疗师们习以为常的工作方式。然而，当引导者向参与者们总结出他们的共同议题、困境、有效的适应性改变和效果时，所有人都在啧啧称奇。

结论

每个人都是带着对自己和他人的看法来接受治疗的，心理健康专业人士也不例外。在某些情况下，团体以外的事件（如家庭问题、来访者的问题及故事等）会被参与者们带进治疗室里予以探讨。有时这些外部事件与团体治疗过程毫不相干，有时它们却能从情感和认知上全然地激发参与者们各抒己见。这些身在其中的治疗师们可能会扮演起自己的职业角色并试图利用团体的时间来对案例进行研讨；他们也可能会通过对意图进行心理解读来转移自己在团体中对他人的反应，就像他们对自己的来访者所做的那样。

引导者需要具备高超的观察能力和思考能力以及在完成团体既定任务时不惧挑战个别团体成员和整个团体的能力。作为引导者，最重要的技能就是去观察团体中的每个人以及他们之间在"此时此地"的互动，同时也能把握团体过程的整体情况；最重要的天赋就是能够安静地（quietly），有时甚至是静默地（silently）从旁观察，并借此发现团体成员的相似之处与共同点，从而增进成员之间的情感联结。

可能的禁忌

第一个可能的禁忌来自由治疗师所组成的团体成员。可能有这样一类治疗师，他们由于对自己的能力缺乏信心而有意借助团体来展现自己为人称道的智慧或优越感。或者正相反，有些缺乏安全感的治疗师可能会试图成为被多名专业人士所关注的焦点。第二个可能的（也是最重要的）禁忌来自引导者自身。引导者有可能想利用此类团体来获得自我满足和他人的恭维，毕竟作为最终的"超级"治疗师，他们是有资格"修理"其他治疗师的。团体成员也可能会出于同样的考虑而选择这种类型的引导者——聘请一位业内大咖来带领他们的团体，这也许就意味着团体成员自身的特殊性和重要性，因此他们需要一位更卓越的专家来担任团体的引导者。但是，这种做法往往只会在一段时间内起到作用，若要团体长久地持续下去，参与者和引导者都必须具备充分的心理学思维、开放的心态、清晰的头脑并且能够适应团体治疗的任务以及不畏挑战——共同探索有时并不完美的自我。

作者简介

托比·埃伦·纽曼，美国执证临床社会工作者与督导师，注册团体心理治疗师。目前在美国得克萨斯州休斯敦市的私人诊所工作，曾参与了一个超过 10 年的治疗师团体。

49

修补并再次斟满你的玻璃杯：针对双重诊断来访者的洞察练习

⊃ 伊恩·杰克逊（Ian Jackson）

洞察痛苦之源

作为一名接诊共患障碍[①]（co-occurring disorders）住院患者的心理治疗师，我发现很有必要将心理障碍和物质障碍作为相互关联的问题来共同处理，而不是将二者完全割裂。当治疗师遇到有双重诊断的来访者时，一项非常重要的工作就是去探索来访者的成瘾行为和心理健康之间的相关性，并辨识出那些共同影响二者的行为。这就意味着治疗师要帮助来访者去认清那些导致心理健康状况欠佳及物质滥用的特定源头和因素，从而打破恶性循环。

来访者在接受治疗之初通常受限于自己看待问题的视角，当他们学会后退一步，就能获得一个更全面的视野以了解为什么自己要遭受这么多的痛苦，继而更清晰地觉察出那些导致自身问题的原因所在。治疗师在此过程中可以采取适宜的干预措施，旨在帮助来访者意识到他们自身有着特定的损耗及吸收能量的一些行为方式。尤其对于那些有双重诊断的来访者，他们的很多能量都被损耗在与治疗目标相违的无效行为和行动中。

---

① 又称并发障碍、双重障碍（dual disorders），共患障碍是指心理障碍和物质使用障碍同时存在。虽然该术语一般是指物质滥用和心理障碍的结合，但也可以指其他障碍的结合，如心理障碍和智力障碍等。——译者注

适用人群

这项干预措施适用于有双重诊断或仅有心理障碍 / 物质障碍的来访者。该练习要求来访者具备一定的抽象思维能力以及将不同的行为和生活的方方面面进行概念化的能力。我之前只在成人团体中使用过这项措施，但若用于青春期晚期的青少年，该方法也许同样奏效。这项干预措施已被成功地应用于住院医疗机构、心理教育团体以及过程性团体。

干预指南

引导者需在团体开始之前完成第一步和第二步，并在团体会谈期间完成第三步、第四步和第五步。前两个步骤执行一次后，治疗师可以直接复印这两份文件，不用再重复绘制新的模板。

第一步

引导者需要在一张白纸上绘制出一个盛满液体的玻璃杯，杯子底部有个洞，表明存在泄漏（即漏液）。然后，在玻璃杯上方绘制一些简笔画人物，每个人物都拿着一根吸管伸进玻璃杯中。

第二步

引导者需要拿出另一张白纸，在上面绘制出两条相交的线（一条横线，一条竖线）将整张纸四等分。在左上方的象限标注"给予 / 获取能量的对象"；在右上方的象限标注"泄漏的原因"；在左下方的象限标注"修补漏洞的方法（积极的 / 消极的）"；在右下方的象限标注"重新斟满玻璃杯的方法（积极的 / 消极的）"。

第三步

将第一张绘有玻璃杯的图纸分发给每位来访者并向其说明这个练习的目的——使团体成员们能够深入探索并意识到自身能量的来源和去向，以及那些消极行为对他们的生活所造成的负面影响。其中，玻璃杯象征着个体本身；液体象征着个体所拥有的生命能量；那些拿着吸管的人物象征着来访者在现阶段的人生中所存在的各种对象，例如家庭成员、老板、朋友、伴侣以及耗费心神的事情等，他们既消耗能量又给个体的生命提供能量；泄漏象征着损耗一个人生命能量的负性经历、感受或行为，例如羞耻、内疚、抑郁、焦虑、物质滥用和心理创伤，等等。

第四步

向成员们分发第二张绘有线条的图纸，请他们完成四个象限的所有提问并做到全面细致。

第五步

根据可用时间及团体凝聚力的情况，治疗师可选择以下两种方式对团体成员实施干预。

1.请成员们以依次循环的方式或是随机的顺序共同讨论他们的答案，促进团体内的互动和反馈（当成员间相处自在、有安全感且可用时间在一小时以上时，这种方式会很有效）。

2.请一些自愿发言的成员分享他们的答案，同时鼓励那些没有参与分享的成员将自己的答案保留下来，以便日后有机会可以与自己的个体治疗师或教父（母）、导师一起对这些回答予以探讨和反思。

典型反馈

这项干预措施可以帮助来访者视觉化地呈现自己的消极行为是如何影响生活的，并重点凸显了那些能创造出更多积极能量的有效方法。很多来访者反馈说，这是一项独特并富有洞见的方法，可以阐明心理健康状况欠佳与物质滥用的消极后果。事实上，有些来访者也会意识到自己和其他团体成员之间的相似性，这些经历使他们更加团结，而不再是孤军奋战。

有的来访者坦承，通过这个练习，他们能觉察到自己正在消耗现实生活中那么多人的能量，却对他人的付出视而不见，这样的自己简直太自私了。当来访者列出那些如何重新斟满玻璃杯以及修补漏洞的消极做法时，他们就会意识到为什么自己不想要的后果会持续存在。很多来访者表示，这个练习可以帮助他们在一个"更大的画面"中去看清自身行为的负面影响，由此他们就能找到想要改善的部分并充满信心地付诸实践。当来访者意识到自己才是那个消耗重要他人生命能量的巨大黑洞时，人与人之间的共情就会被唤醒。

结论与禁忌

在接诊有双重诊断的来访者时，治疗师能否采取措施以帮助患者深入洞察其心理障碍与物质障碍之间的关系至关重要。这个练习可以事半功倍地使来访者为自己所选择的生活方式负责。那些对自己的所作所为开诚布公的来访者通常都可以顺利地完成这项干预；反之，那些对自身心理障碍或物质滥用持否认态度的来访者可能会在练习中遇到挑战，同时又由于缺乏对问题根源的洞见，他们也会认为此练习是无济于事的。另外，值得注意的是，治疗师应鼓励每位来访者将干预中已完成的文件保留下来，以便日后反思或是跟踪自己的变化进展，学会对期望的行为改变负起责任。

这项干预措施可能的禁忌有：成员因在团体中自我暴露曾经的消极行为而深感不安，成员的概念性思考能力薄弱等。如果团体以循环的方式依次分享练习的结果，那么对于治疗师而言，具备良好的时间管理能力是必不可少的重要技能，毕竟根据团体的规模，若所有成员都完成分享则可能需要安排两次会谈。

作者简介

伊恩·杰克逊，美国执证心理健康咨询师，专门从事物质滥用的研究工作，尤其擅长治疗那些物质滥用长期复发的来访者。目前在住院医疗机构及私人诊所中开展团体和个体心理治疗。

50

101 Interventions
in
Group Therapy
2nd Edition

我是在示范还是在应付差事：带动一个新团体

➲ 斯科特·西蒙·费尔（Scott Simon Fehr）

引言

对于新手团体治疗师，甚至有时是经验颇丰的治疗师而言，带动一个新团体可能极具挑战。如果你要在某机构或某场所里开展团体工作却对谁将会被分配到你所带领的团体一无所知时，上述说法就显得尤其客观。从理论上讲，过程团体是一种非结构化的互动，尽管其准备工作是非常结构化的（Fehr，2003）。在过程团体中，临床治疗师无法把控最初的团体结构，因此就失去了一个创造美妙治疗体验的最佳机会。尽管这并不意味着治疗性成长不会在随机安置的团体中发生，但是由于成员之间、成员与带领者之间的极度不信任，团体成长的速度要慢很多。这是因为包含带领者在内的所有人都是陌生的，在多数情况下每个人都是被要求来参加团体的，而这并非出自他们本人的意愿。

接下来要介绍的干预措施将涉及治疗师如何在个体治疗实践中选定来访者以组建一个团体，以及治疗师该如何将新团体带动起来的方法，旨在使团体成员们积极互动或是学会在新环境中发出自己的声音。这些特定的成员大多因为在生活中有着相似的抱怨或忧虑而被选中，或是因为他们的人格独特性而被推荐加入，旨在帮助团体成员减少对与自己性格迥异的参与者的评判。

成员概况

该特定团体由四男四女构成，他们的年龄在 25 ～ 50 岁，最初均由私人诊所的临床治疗师推荐而来。这些参与者都受过不错的教育且素质良好，他们都有着不同程度的焦虑、压力和社交障碍。临床治疗师之所以会选中他们参与团体治疗是基于这样一个理念：从来访者目前的情况来看，若想要实现进一步的成长和发展，团体治疗将是最适合他们的疗法。在个体治疗中，即便治疗师也会倾尽所能地在伦理允许的范围内为来访者提供帮助，却不能在一段有限的治疗经验中充当其所有移情的代用人，除非来访者属意要进行多年的个体治疗。

因此，团体治疗使来访者有机会在人际互动中呈现多重移情（multiple transferences），并借此修通他们早年所遭遇的很多问题和冲突。同时，临床治疗师也可以借此契机去观察来访者们是如何在人际环境中与他人进行互动并建立某种联系的。

干预措施

大多数像我们这样的临床治疗师在过往的受训经历中都曾被教导过，不论开展个体治疗抑或团体治疗都要尽可能地少讲话。我们也被告诫过不要向来访者透露任何可能被视为个人隐私的信息，毕竟我们有意使来访者将他们对我们的想法、幻想以及盲目的信奉投射出来。然而，这项干预措施却倡导反其道而行之，为了带动团体的积极性并鼓励成员们开口发言，团体带领者如果能躬亲示范自我暴露的行为，将会对团体的发展大有裨益。从治疗师的角度来看，这种自我暴露的行为会令团体成员们将之视为正常化，特别当治疗师所暴露的信息与成员们的个人生活存在着可能的联系时尤是如此（Fehr，2010）。如前所述（Fehr，2010），自我暴露必须服务于来访者，而非治疗师本人。鉴于团体成员们都是临床治疗师在个体治疗实践中的来访者，所以他也扮演着保护这些来访者个人隐私的角色。然而，治疗师可以从来访者们以前在个体治疗时普遍存在的问题中去选择自我暴露的内容。举例说明，治疗师如果想要探讨成员之间人际交往的问题，就可以自我暴露一些以前发生过的与之相关的个人经历（这可能正是治疗师本人想去公开的）。例如：（1）"第一次当团体成员的那晚，对我来说真的是一段特别焦虑的体验。我觉得其他人都比我有头脑，也更成功，而我万一说了什么蠢话，大家一定不会接受我的。"（2）"我太害羞了，以至于很难在说出自己名字的同时不让声音发颤。"（3）"加入团体之前，我会胡思乱想，会不会在这个团体里有一群怪人。"（4）"初次参加团体的那晚，我说得最多的内心独白就是：我再也不来了。"

典型反馈

一直以来，来访者们对这项干预都给予了积极的评价。他们对带领者自我暴露的那段初次出席团体的情形感同身受，至少这种方式使他们感到自己并不孤单。一位男性来访者曾直视着我的眼睛说："如果你可以做到，那我也能。"虽然这是一句明显带有挑衅意味的宣告，但却是一个不错的开端。

结论与禁忌

显然，治疗师的自我暴露既是自己的，又不是自己的。这些陈述既与治疗师曾经作为一名团体成员的经历有关，又可能与这些新成员们初入团体的体验有关，从而帮助他们将自己的所思所感正常化。我从未发现任何应用该措施时的禁忌，但在 30 多年的团体实践中，有那么一次使我印象深刻。我的自我暴露让一位女性成员感到极为不适，因为她认为我应该是完美无瑕的。然而，这却是一个很好的契机，引发出我们是否要做到事事完美的讨论。一位在某机构从事团体治疗的同行曾表达过自己在带动团体时很犯难，后来他尝试了这项干预并反馈说"虽然这种方法并没有在团体中产生明显的效果，但之前从来没有在团体里发过言的三名女性竟开始去谈一些她们在团体中的感受"。此外，团体带领者所讲述的那段自己身为一名团体成员的切身经历如果是捏造的，言不由衷的虚伪则会成为该措施的明显禁忌。

作者简介

斯科特·西蒙·费尔，心理学博士，美国执证临床心理学家，注册团体治疗师，现任美国诺瓦东南大学心理学院的博士生导师，曾出版专著及编著数本，其子正在追随他的职业脚步。

参考文献

Fehr, S.S. (2003). *Introduction to Group Therapy: A Practical Guide (Second edition)*. Binghamton, NY: The Haworth Press.

Fehr, S.S. (2010). *101 Interventions in Group Therapy (Revised edition)*. New York: Routledge.

101 Interventions in Group Therapy
2nd Edition

火球

➲ 巴尼·斯特劳斯（Barney Straus）

51

引言

火球（fireball）本来是源自美洲土著民的一项娱乐活动，而将这项活动应用到团体中可以使成员们有机会去探索诸如责任、规则解释以及自我认知等方面的主题。这项干预最初是以简单的抛接球开始的，随着活动的逐渐推进，团体成员们将有机会去反思他们对自己和他人的评判，同时也可以提高成员们的诚信品质，而这种品质是所有瘾症得以康复的关键宗旨。这项干预措施与匿名戒酒协会（Alcoholics Anonymous，AA）所提出的"12 个步骤"中的第 10 步，即"每日不断地检讨自己，只要做错了事，就立即承认"（AA World Service，1952）异曲同工。随着这项活动的顺利开展，那些有关评判他人、自律及遵守规则等主题所引发的热议也将在团体中接踵而来。

适用人群

这项干预措施可用以帮助吸毒、酗酒或有强迫行为的人群进行康复治疗。我常常会设计一系列团体活动来阐释匿名戒酒协会所制定的"12 个步骤"。虽然已有数百万人参与过"12 个步骤"项目，但对于大多数在成瘾中挣扎的人来说，信奉上帝的项目理念会让他们避而远之。因此，我时常在治疗中借助一些身体的活动来帮助整个团体运转起来，从而使团体本身成为参与者们现实意义上的"更高力量"。相比之下，敦促人们去相信存在一种充满仁慈的

"比人类更强大的力量"是 12 步康复法的重要基础。本文所介绍的火球技术，作为一项干预措施，可在团体进行至第 10 步自我检视时使用。

干预措施

这项活动需要准备一个球，那种又大又软的皮球就可以。请团体成员们站成一圈，然后开始相互抛接。如果你带领的是一个新建团体，你也可以选择让他们在投球的时候说出接球人的名字，如此一来就会使团体成员们对彼此的称呼更加熟悉。

一旦成员们都适应了抛接球的游戏，就可以向他们介绍一些新的规则。如果有谁违反了任何一条规则，他就需要后退一步，离开现在的圆圈。具体的规则如下：

- 首先，除了你（带领者）之外，所有人都不准讲话。如果某位团体成员发出了任何不相干的噪音，他就要出局；
- 还有，任何不好好接球或抛球的成员都要出局；
- 每个人都需要监控自己的行为；
- 就这样玩一轮，直至约半数成员被淘汰出局。

再次请所有人站回圈中，向他们说明，你现在要增加另一条出局规则：

- 如果有谁出现了任何批判的念头，那他就要出局。

所以这一次，不相干的噪音、糟糕的抛接球表现或某个负面评判都将导致成员们向后退一步，离开圆圈。接下来，持续这个游戏直到约半数团体成员出局。

邀请所有人再次回到圈中，询问他们对最后一条规则是如何理解的，再接着去了解那些被淘汰出局的人当时想要表达什么样的评判。

向成员们说明最后一轮的规则：在遵守所有上述规则的基础上，如果你（带领者）指向谁，他就必须出局。通常情况下，带领者会在活动中随机指向某人。当剩余人数过少时本轮终止。最后一轮的附加规则实质上强调了自我认知与他人对我们的认知之间的差异。这是一种高度转换的动力模式，团体可根据需要展开异常丰富的探讨。

普遍反馈

通过这项活动，成员们进行了富有意义的自我检视并在团体里分享讨论。以下是一些提问示范，可供治疗师参考借鉴。

1. 我们评判自己是否比评判他人更为严苛？同理，他人对我们的印象是否比我们对自己的印象要好？为什么会这样呢，这意味着什么？对于我们大多数人而言，这的确是事实。在此类游戏中，这些规则是显而易见的。举例说明有哪些较为隐晦的方式会对事件的成败造成影响？我们怎么评价自己？你能否回想一下，有没有你觉得自己表现得很差但别人却说你做得还不错的时候？

2. 你是否有过相反的经历，觉得自己表现得很好，但别人却对你吹毛求疵？请举例说明。

3. 你通常会比别人更严厉或更轻易地评判自己，你认为为什么会有这种倾向呢？这是你想改变的吗？改变会给你带来怎样的帮助？

4. 在评判自己或他人时，我们是否能做到坦诚？你是否觉得难以对自己和其他成员承认曾评判过团体中的某人？

5. 对比一下在游戏中自己出局与被治疗师指出局这两种情形。你是更容易接受自己对自己的评价，还是更容易接受权威人物对你的评判？这种动力还对其他什么情形有影响吗？以心理动力学的视角来看，这个议题具有重要的意义。年轻的时候，我们是否接受了很多人对我们的看法，而不是凭借自己的生活阅历做出判断呢？如果真的是这样，我们会受到哪些影响？若带领人随机指人出局，那么自我认知与他人对我们的认知之间的差异就会突显出来；同时，还引申出这样一个问题：我们是更注重听从自己的直觉，还是他人对我们的评判？

可能的禁忌

这项干预措施并不适用于所有的团体，因为火球技术可能会在团体内引发一些在情感上难以处理的对话和情绪。不过，那些在"12个步骤"项目中互动良好的成员通常也都做好了要探讨自我批判、批评主义和傲慢等议题的准备。另需注意的是，不要使用那些可能导致躯体损伤的硬球。

结论

诚信是长程康复治疗的关键品质。很多人最初是因为他人对自己的评判而前来接受治疗的（一般是他们所爱的人或是老板）。为了取得长程康复治疗的成功，人们首先要自己坚信，如果生活中不再有这些成瘾行为，他们将获得更加精彩的人生。一个人是不是喝了酒，是不是又在成瘾行为中重蹈覆辙，只有他自己最清楚。这就意味着，我们自己的意见比别人强加给我们的意见更有意义。

注释

我通过小弗兰克·帕米萨诺（Frank Palmisano，Jr.）学习到这种方法，而他则取经自布莱恩·布洛林（Brian Brolin）。此方法一直被口耳相传，我尚未发现有书面版本。

作者简介

巴尼·斯特劳斯，美国伊利诺伊州芝加哥市一家私人诊所的治疗师，同时也是芝加哥洛约拉大学社会工作学院和罗斯福大学心理学系的兼职教员。

参考文献

Alcoholics Anonymous World Service (1952). Twelve Steps and Twelve Traditions, p. 88. New York: Alcoholics Anonymous World Service.

不仅仅是把椅子而已

52

➲ 约瑟夫·谢伊〔Joseph Shay〕

理论思考

设想一下，现在你正站在一个大房间里，周围有很多椅子。你即将迎来一个新团体的初次会面。在成员筛选阶段你已经告知过所有参与者，团体的规模最多是八人。然而目前的团体成员还不足八人，所以你要带领现有的五人开启团体。其中有一人今天一大早就打电话说他要出差两周，所以本周和下周都不能参加了。这就意味着今晚如果其他人都到齐的话，团体中将会有四位成员。现在该准备摆放今晚团体的椅子了。

你是否会摆放八把椅子以反映团体的最大规模？或者五把椅子，因为现有五位成员（你希望如此）？或者四把椅子，因为今晚有四位成员参加？犹豫不决之际，你干脆去查阅了有关如何开展团体的文献介绍，却发现要么根本没有给出任何建议（Brabender，Fallon，& Smolar，2004；Friedman，1994；Pinney，1970），要么就是些令人费解的建议（Rutan & Stone，2001）。

例如，布拉本德等人（Brabender et al.，2004）曾在团体的空间特性上专门做出过一段论述，甚至提到了"椅子的布局"（p. 79），以让每位成员都能看到其他的人。但是对于怎么确定所需摆放的椅子数量却只字未提。

亚隆和莱兹克兹（Yalom & Leszcz，2005）认为，"如果有成员缺席，大多数治疗师更倾向于将空椅子移走，最后围成一个更紧密的圆"（p. 282），这就意味着椅子的数量每周都可能有变动，毕竟任何会面的座椅数量都应该与具体的出席人数相一致。

鲁坦和斯通（Rutan & Stone，2001）也探讨过这个问题，他们提出了两种可选方案。第一种是，治疗师为全部现有的及未来潜在的成员们配置座椅，同时会对这些空椅做出重点声明，例如有成员缺席、有新成员即将加入或者有的空椅是对那些已经退出团体的成员的铭记和留念。第二种是，就像亚隆、费尔（Fehr，2003）所做的那样，治疗师只为那些预期会来的成员预留座椅。鲁坦和斯通总结道，"这两种方案都遵循一致性的原则"（Rutan & Stone，2001，p. 180）。

直到他们著作的第 4 版（Rutan，Stone，& Shay，2007）问世，书中增加了"第三种方案，也是最常见的做法，即根据团体现有的成员数量安排座椅，不考虑成员们是否预期出席某一次会面"（p. 194）。这种设置就意味着每周椅子的数量都会固定不变，并且与实际加入团体的成员数量相匹配。

团体治疗师该怎么做

我会介绍一位团体治疗师的经历，他最初选择的是放置八把椅子的方案，以此代表团体中所有的潜在成员。然而，通过阅读下文呈现的有关另一种方案的论证并经团体成员讨论后，他决定做出调整。在众多可供选择的方案中，我支持模式 1。

模式 1：座椅摆放的数量应等于团体的实际成员数，而不是团体成员的最大规模，也不是某次参与会面的具体人数。

模式 2 与模式 3 的弊端：

模式 2：座椅摆放的数量应等于某次参与会面的具体人数。这种做法的缺点有：

- 每周座位安排的一致性和可预见性受到干扰；
- 直到最后一刻才知道该摆放多少把椅子；
- 原本预计缺席的人在没有事先告知的情况下直接前来，引起尴尬；
- 当某些成员未出席时，相对减弱了他们实际上仍然是该团体一分子的感觉。

模式 3：座椅摆放的数量应等于团体现在和未来预期的最大规模。这种做法的缺点有：

- 每周暗示着成员们加入了一个并不完整的团体；
- 成员们会持续关注带领者未能招满所有成员的失职；
- 由于随时会有新成员加入，现有成员作为一个团体的感觉被削弱；

- 带领者每周都要承认自己未能招满一个完整的团体，难免羞愧。

现在，假设你认为模式 1 更适合（即便知道模式 1 也有弊端，主要是当有成员退出团体后，椅子会被移走，使这个过程更像是一种没有用任何象征物来哀悼这种丧失感的"死亡"），那么你该如何在已经进行过几周的团体中做出座椅摆放规则的改变呢？

团体类型

一般而言，不论是对于持续的开放式动力取向团体，还是对于有时间限制的封闭式团体，每周的座位如何安排（椅子的数量）都会带来很大影响。那些每周成员都会发生变动的团体，例如无须预约的团体、支持性团体、人数超过比如 12 人的团体等，椅子的数量就很重要，因为只有椅子的数量充足，那些迟到的成员才不至于感到尴尬、不自在或者不受欢迎。

干预措施

虽然我并没有将这项干预措施用以解决这个问题，但我却多次成功地将之应用于类似的情形，在那些时刻，我认为自己已经做出了结构调整的决定。

1. 我一如既往地布置房间。

2. 在团体开始后，我说："一直以来我都在思考自己在治疗室里摆放椅子的方式，我有意在三周后着手在座位安排上做出一些调整。目前我放置了八把椅子来代表团体的最大规模。想想看，虽说这种方式对团体来说貌似有效，但我认为可能还存在更好的办法。于是，我想把椅子摆放的数量和目前加入团体的实际成员总数相一致。如此一来就能一目了然地知道此刻到底有哪些人组成了这个团体。所以，整个团体就等于你们所有人，每周如是。当然，我会在有新成员加入时增加座椅，也会在有成员退出时把椅子移走。我很期待听到各位对此的想法和感受，也会对你们的疑问予以回答。"

3. 之后，我会预留出一段反馈时间，鼓励成员们把所有想说的都表达出来。

典型反馈

治疗师可能会期待有很多反馈，但最典型的反馈就是希望保持现状。有的成员也许会说，他们其实觉得那些空椅子让人很不舒服，因为这就暗示着他们没有在一个运作良好的团体中。还有的成员可能会表达出欣慰之情，因为当缺席的时候，他们希望用椅子代表自己在团体中存在。应该不会出现有成员因为要维持座椅摆放的现状而极力反对调整的情形。

结论与禁忌

值得注意的是，诸如怎样布置治疗室等这样的基础性工作却在文献中鲜有被专门提及，大概是因为答案看上去似乎很明显。然而事实却并非如此。我探讨这种模式（座椅数量与所有正式加入团体的成员数量相匹配，不多也不少）的初衷，一是，当团体治疗师不得不一周又一周地表达自己没能招满一个完整的团体时，我希望这种模式能够帮助他们避免我认为会在许多同行中出现的羞愧感。二是，使用这种模式会给团体成员们带来一以贯之的感觉，他们会知道谁是团体中现实存在的成员，无须再考虑每次会面有多少人会出席。

但是，如果团体治疗师真的对自己目前的座位安排表示满意，并且如果团体能通过探讨这方面的内容而在治疗上有所获益的话，那么该模式就多此一举了，毕竟"如果椅子没有坏，就没有必要再去修理了"。

作者简介

约瑟夫·谢伊，哲学博士，注册团体心理治疗师，美国团体心理治疗协会会员，马萨诸塞州坎布里奇市私人执业心理医生，兼任哈佛大学医学院精神病学系教员，麦克莱恩市和马萨诸塞州综合医院主管，在美国新英格兰精神分析取向夫妻家庭研究所、东北团体心理治疗学会和马萨诸塞州综合医院心理动力治疗和研究中心任教。谢伊博士是《心理动力团体治疗》（*Psychodynamic Group Psychotherapy*）（第 4 版和第 5 版）的合著者，也是《心理治疗的冒险之旅》（*Odysseys in Psychotherapy*）和《团体治疗的复杂困境》（*Complex Dilemmas in Group Therapy*）的联合编撰人。

参考文献

Brabender, v A., Fallon, A. E., & Smolar, A. I. (2004). *Essentials of group therapy*. Hoboken, NJ: Wiley.

Fehr, S. S. (2003). *Introduction to group therapy* (Second edition). Binghamton, NY: The Haworth Press.

Friedman, W. H. (1994). *How to do groups* (Second edition). Northvale, NJ: Jason Aronson.

Pinney, Jr., E. (1970). *A first group psychotherapy book*. Springfield, IL: C.C. Thomas.

Rutan, J. S., & Stone, W. N. (2001). *Psychodynamic group psychotherapy* (Third edition). New York: Guilford.

Rutan, J. S., Stone, W. N., & Shay, J. J. (2007). *Psychodynamic group psychotherapy* (Fourth edition). New York: Guilford.

Yalom, I. D., & Leszcz, M. (2005). *The theory and practice of group psychotherapy*, (Fifth edition). New York: Basic Books.

53

我们所戴的面具

➲ 克劳迪娅·P. 卡拉伯雷斯（Claudia P. Calabrese）

引入人格面具、面具的概念

心理社会发展阶段理论指出，个体在一生的发展中需要解决一系列的"心理社会危机"，以使其能够继续进入到下一阶段的发展任务（Erikson，1968；Newman & Newman，1998）。处于青春期的未成年人的核心任务就是自我同一性的发展（Erikson，1968），而其个性塑造与成形的过程会受到生理、心理及社会等因素的共同影响。自我同一性与个性最终定义了我们是谁、我们该如何与自己所在的世界相处，甚至我们对自己生活的满意度（Costa & McCrae，1980）。因此，在对青少年开展工作时，治疗师干预的重点应聚焦于对其自我同一性的形成过程给予指导并通过面质以避免其消极同一性的形成。本文所介绍的练习可以使参与者们有机会重新去审视那些当他们与同伴、父母相处或是在公共场合时自己所戴着的面具。正是这些面具（扮演着的角色）使他们难以全然地体验周围的世界并与之互动。

适用人群

此类团体活动的形式是开展青少年工作的理想模式，这是因为处于青春期的未成年人往往会对莎士比亚的思想"整个世界是一个舞台……"有种发自内心的理解，正如埃尔金德（Elkind，1967）所说，这是因为青少年有着以自我为中心的世界观，他们会通过假想的观众视角将这种感觉放大。对青少年而言，这项练习的假设是很容易被理解的，他们也能够轻而易举地投入到对自己生活里所扮演的各种角色的审视。作者也曾在物质滥用团体、愤怒管理团体中使用过这项练习。

干预措施

材料准备

无须做任何特别的准备，但最好能提供一幅"悲喜剧"（tragicomedy）面具的图示以供参考，该图示随后可用来引入"面具"的概念。其他材料还包括纸张、记号笔等，以便接下来绘制面具。

练习介绍

首先，向团体成员们简要介绍面具的定义以及面具所指代的内容。通常我会介绍一下在古希腊戏剧中人们是如何使用面具以区分不同的角色的。演员们会通过改变他的面具来代表角色的变化，要么是悲剧人物（面具上有悲伤或痛苦的表情），要么是喜剧人物（面具上有微笑或邪笑）。接下来，我会引用莎士比亚在《皆大欢喜》（*As You Like It*）中的这句话"整个世界是一个舞台／所有的男男女女不过是些演员"，以此来开启话题：我们每个人是如何根据自己所面对的"观众"的不同而扮演着不同的角色。我们和朋友之间的言行与和权威人士之间的言行以及在不同的社会环境中所表现出来的言行都是有所差异的。

初步讨论

请参与者们思考一下他们在生活中所扮演的不同角色，然后在团体内依次分享：自己和朋友外出时的言行相较于和父母相处时的言行有何不同。这个环节完成后，我还会请参与者们探讨一下，这些不同的角色在哪些方面对他们有所帮助，又在哪些方面可能适得其反。

正式讨论

现在参与者们都已经熟悉了人格面具（persona）的概念（即我们在不同的情境中与他人互动所发展出来的适应性角色），接下来我就会开始介绍传统意义上的面具（mask）概念，即用以掩藏一个人身份的工具。然后请团体成员们在脑海中找到一个他们用来向周围世界掩藏自己身份的"面具"并把它画出来。所有人都完成后，可以在团体中通过面具表演或者简单的描述来进行成果展示。如果该练习被应用于团体发展阶段的后期，那么带领者就可以在团体内引导一次有关成员之间是如何相互"演"给彼此的过程性讨论。最后一个议题，我会让成员们思考一下，那些面具曾几何时是怎样妨碍他们走近其他人的。

结束语

我推荐使用这句话作为此次练习的结束语：当我们必须面对社会现实及其所带来的压力时，面具是我们的有益工具；然而它们也会妨碍我们去体验真实的人际关系，得不偿失。通常情况下，我还会列举某些团体互动现象来说明这种矛盾的心理。比如，在此次会谈即将结束时，我会请大家去考虑是否要在下次会谈时"摘下面具"，而非当他们不愿和别人分享自己的真实感受时习惯性地戴上面具。

成员反馈

根据我一直以来的实践经验，只要有机会，青少年是很热衷于谈论他们自己的。如果治疗师能够给予他们无条件的积极关注，同时又能面质他们的假想，那么和青少年打起交道来也并非一件难事。大多数孩子们都会积极参与并能从本质上理解面具的概念。通常情况下，对这个练习的领悟还有可能在后续的会谈中被再次提及（例如，"你又戴上愤怒的面具了"），面具技术也可以作为一种关系工具应用于个体治疗。在一个处于康复期的物质滥用团体里，成员们会把他们的面具与自己所扮演的瘾君子角色以及导致复发的成瘾行为联系起来。这个练习是孕育自省的沃土，会谈结束时，大多数参与者都表示，他们已经准备好了要"摘下面具"并以更加紧密的方式与人交往。

禁忌

若能在团体发展阶段的中后期应用这个练习则效果最佳。因为团体成员们对彼此都变得更加熟悉，通过之前的会谈，他们之间已发展出了良好的互动，从而就能更好地借助团体过程来获得更深刻的领悟与更多的自我觉察。我个人并不推荐在初建团体中应用该措施。

作者简介

克劳迪娅·P.卡拉伯雷斯，执证临床社会工作者，在美国佛罗里达州好莱坞从事社会工作，同时兼任美国巴里大学社会工作硕士学位培养计划的客座教授。目前的工作主要是与不同文化背景下的青少年及其家庭合作，重点关注物质滥用、未成年人违法犯罪及行为问题等领域，曾服务过患有成瘾障碍、重度精神疾病及双重诊断的人群。

参考文献

Costa, P. T. & McCrae, R. R. (1980). The influence of extroversion and neuroticism on subjective well-being: Happy and unhappy people. *Journal of Personality and Social Psychology, 38,* 668–678.

Elkind, D. (1967). Egocentrism in adolescence. *Child Development, 38,* 1025–1034. Erikson, E. H. (1968). *Identity: Youth and crisis.* New York: Norton.

Erikson, E. H. (1968). *Identity and the life cycle* (reissue). New York: Norton.

Newman, B. M & Newman, P. R. (1998). *Development through life: A psychosocial approach* (Seventh edition). Belmont, CA: Wadsworth Publishing.

Shakespeare, W. (1997). *As you like it.* In B. Mowat & P. Werstin (Eds.). *Folger Shakespeare Library.* New York: Washington Square Press. (Original work published 1600.)

101 Interventions in Group Therapy
2nd Edition

54

在有社交问题的幼童团体中应用动物辅助疗法

⊃ 斯坦利·施耐德 (Stanley Schneider)

⊃ 查纳·施耐德 (Chana Schneider)

我们可以把为他人着想所产生的情感称为"社会性"……

弗洛伊德 (Freud, 1913, p. 72)

因此，孩子们在群体中就会发展出一种集体感或团体感……

弗洛伊德 (Freud, 1921, p. 120)

引言

团体治疗对于有社交回避 (Slavson, 1940)、羞怯 (Schaefer & Millman, 1994) 等问题的儿童来说是一种极佳的治疗方式。团体有适宜儿童发展的自然情境 (就像在家庭、学校、同伴活动中一样)，因此，对于那些难以展现自己个性且不擅表达嫉妒、竞争和正常愤怒情绪的儿童来说，加入结构良好的治疗性团体大有裨益。抱持的团体氛围使孩子们在被清晰界定的保护性边界内有了恢复的可能 (Schneider, 1990)。

自从鲍里斯·莱文森 (Boris Levinson, 1964, 1969) 通过他的宠物狗叮当开创性地发明了"宠物疗法" (pet therapy) 以来，动物辅助疗法 (animal assisted therapy) 已然成为我们治疗方案中的一项重要内容。尽管动物们已经在个体治疗 (Prothmann, Bienert &

Ettrich，2006；Fine，2000）、家庭氛围改善（Sussman，1985）以及辅助医疗（Holcomb & Meacham，1989；Fine，2000）等方面发挥了它们的作用，但在儿童结构化团体治疗中利用动物以及一些创意活动作为干预媒介的手段尚不多见。

成员概况

这是某高度结构化的治疗团体，五位参与者都是 4 ~ 6 岁有社交难题的幼童。治疗师在团体中主要借助了动物以及一些创意活动来实施干预。该团体计划安排八次会面。孩子们都已入园（托儿所、幼儿园），需要生活在集体的环境中，团体的目标旨在帮助他们掌握一些社交的必备技能，从而使孩子们能更好地融入目前的教育及社交环境。

治疗师概况

这个团体的治疗师包含：一个龙猫家庭（妈妈、爸爸和三只龙猫宝宝）；一名曾在耶路撒冷希伯来大学接受过三年动物辅助疗法系统培训的治疗师。

干预措施

首要任务：融入同伴团体文化，学习如何交朋友

龙猫是一种很容易焦虑的小动物，它们会本能地对驯兽员所表达出来的情绪做出反应，这个过程是通过它们的嗅觉和焦虑水平来传递的。因此，龙猫们会变得"训练有素"，并对特定个体的触摸非常敏感。当孩子们越来越喜欢花时间和龙猫在一起时，这些小动物也会热情地回应他们。孩子们会去观察龙猫一家子是如何互动的，爸爸妈妈是怎么照看它们年幼的宝宝并且小心翼翼地防范着不速之客的。孩子们还会观察到龙猫宝宝们是怎么争宠的以及它们又是如何学会分享的。

第一步

为了让孩子们做好与龙猫一起互动的准备，当龙猫还在大笼子里时就请孩子们尝试去触摸它们并喂食。慢慢地，当孩子们发现龙猫并不咬人并且会以趋避行为做出反应后，他们就变得更愿意尝试冒险，也更外向了。最重要的是，在此过程中孩子们开始更主动地观察同伴并向他们学习。

第二步

将龙猫们从笼子里拿出来，让它们在一个封闭的大院子里自由跑动，孩子们则围成一圈坐下来。团体带领者将一只龙猫放在一个孩子的大腿上，然后依次传递下去。龙猫也会对每个孩子的热情和好奇做出回应。在此过程中孩子们学会了如何分享、如何按次序轮流行事。

第三步

孩子们通过自己反复地尝试并观察其他孩子们的反应来进行学习。通过观察龙猫的互动以及它们为了获得食物和关注而"争斗"的过程，孩子们就可以展开讨论如何减少同胞之间的冲突以及如何化解冲突等内容，并从中学会了解难行为（problem-solving behavior），例如：给龙猫更多的食物，把打斗的龙猫分开，给到每只足够的关注，等等。

在此过程中，我们需要去注意每个孩子是如何用自己的成功经验来帮助其他人的。通过喂养龙猫、清理笼子、用特殊的浴沙给龙猫洗澡等任务，每个孩子的独立性和责任感也得到了提升。

第四步

正如将龙猫作为团体的干预媒介一样，带领者下一步会借助一些促进表达的活动以强化孩子们从龙猫"治疗师"那里所学到的内容。

带领者会给孩子们提供丰富的创意活动，使他们能够在过程中表达出自己所学到的内容。例如：给龙猫制作玩具、发明游戏、共同合作一幅拼贴画或创作一个故事，等等。通过这些活动，孩子们学会了如何去觉察彼此的感受以及如何在集体活动中相互合作。这个过程促进了孩子间的团体互动与友谊的建立，使一种充满安全感的同伴文化得以在团体中形成和发展。

成员反馈

在团体的初始阶段，孩子们往往陷在个人的自恋需要[①]（narcissistic needs）里，然而随着团体的发展，他们会逐渐尝试去表达分享并相互学习，更重要的是，孩子们学会了如何借助团体的力量来获得进步。

团体带领者需要保持清晰的边界，以审慎的态度来表达共情与接纳；同时，龙猫们作为天生的"治疗师"也很清楚该如何做到这一点。

---

① 根据自体心理学的理论，自恋涉及本能性能量从客体撤回以及力比多对自我的投注，这种自我投注，就意味着一个人不能关注他人或与他人建立关系，而是全神贯注地关注自身。——译者注

禁忌

这项干预措施并不适用于攻击性很强的儿童。龙猫是一种对触摸极其敏感的小动物，如果被猛力地抱起或挤压，它们难免要受到伤害。但是，那些本身表现得很孤僻、害羞的孩子们却可以通过这项干预措施获益良多。

作者简介

斯坦利·施耐德，哲学博士，精神分析学家（开展督导与培训）、团体分析师，现任以色列耶路撒冷希伯来大学整合心理治疗计划的负责人与教授。

查纳·施耐德，教育学士，理学士，持有特殊教育教学证书，其中包含开展动物辅助疗法的治疗干预认证。目前在以色列耶路撒冷私人执业，开展个体治疗与团体治疗。

参考文献

Fine, A. (2000). "Animals and Therapists: Incorporating Animals in Outpatient Psychotherapy." In A. Fine (Ed.), *Handbook on Animal-Assisted Therapy* (pp. 179–211). New York: Academic Press.

Freud, S. (1913). "Totem and Taboo." In *Standard Edition,* volume 13. London: Hogarth Press, 1981.

Freud, S. (1921). "Group Psychology and the Analysis of the Ego." In *Standard Edition*, volume 18. London: Hogarth Press, 1981.

Holcomb, R. & Meacham, M. (1989). "Effectiveness of an Animal-Assisted Therapy Program in an Inpatient Psychiatric Unit." *Anthrozoös*, 2:259–264.

Levinson, B. (1964). "Pets: A Special Technique in Child Psychotherapy." *Mental Hygiene*, 48:243–248.

Levinson, B. (1969). *Pet-Oriented Child Psychotherapy.* Springfield, IL: Charles C. Thomas.

Prothmann, A., Bienert, M. & Ettrich, C. (2006). "Dogs in Child Psychotherapy: Effects on State of Mind." *Anthrozoös*, 19:265–284.

Schaefer, C.E. & Millman, H.L. (1994). *How to Help Children with Common Problems.* Northvale, NJ: Jason Aronson.

Schneider, S. (1990). "Transitional Objects, the Holding Environment and Empathy." In S. Schneider & C. Deutsch (Eds.), *Boundaries in Adolescence*. Jerusalem: Summit Institute (Hebrew).

Slavson, S.R. (1940). "Foundations of Group Therapy with Children." In S. Slavson, *Dynamics of Group Psychotherapy* (pp. 523–537). New York: Jason Aronson.

Sussman, M. (Ed.). (1985). *Pets and the Family.* Binghamton, NY: The Haworth Press.

101 Interventions
in
Group Therapy
2nd Edition

55

"我是我妈妈的女儿吗"：家庭榜样对性别角色传递的影响

➲ 莱拉·纳瓦罗（Leyla Navaro）

家庭榜样的影响

无论是最亲密的关系还是一般的人际关系，家庭榜样（family role models）都影响着我们有意识和无意识的态度、行为与交往风格。仅仅是和父母一起生活，观察或无意识地模仿他们，就会从父母那里习得这些模式。其中，有些模式是我们刻意为之、心甘情愿遵循的；而大部分的模式都是在潜移默化中形成的。在团体中，成员们经过反思、探查或镜映等过程，就能显著地提升对这些关系类型的觉知力。

成员概况

该团体是一个有时间限制的心理教育团体（为期 20 周），旨在通过探索家庭榜样以围绕着性别角色传递的问题实施干预。艺术材料（色彩、蜡笔、拼贴画等）的运用能够有效地辅助个体将隐藏于潜意识中的信息加速呈现，而这些仅凭认知层面的工作是难以实现的。

该团体由八位 40 多岁的女性构成，她们都接受过高等教育，社会经济条件优越，现在或以前都活跃于职场。八位成员中：四位仍在职、两位提前退休（离开了高薪职位）、两位是年轻母亲。她们大部分已婚已育，两位离婚，一位单身。其中，六位成员有参与长程团体治疗的经验，两位成员都是初次参加团体。在团体存续期间，所有的成员都接受了或正在接受着个体治疗。因此，在心理层面上她们都具备一定的领悟能力与成熟度。

干预措施

四阶段法

一旦建立起足够的团体凝聚力与信任感（大约在第八周），治疗师就可以在团体中实施这项干预措施，旨在使团体得以容纳更多的情感以促进成员之间更深层次的情感分享。

第一阶段

请每位参与者创作一幅画或拼贴画以代表她的母亲。房间里备有各种各样的艺术材料（纸张、蜡笔、拼贴材料等）。每个人有 30 分钟的时间用以独立完成主题创作。最后请他们在每一幅画或作品上写上母亲的名字。

第二阶段

创作完成后，请每位参与者在团体中介绍自己的母亲。这个女人是谁？她的生活是怎样的？她年轻的时候是怎样的？她的童年是怎样的？作为女性、妻子或伴侣，她是怎样的人？

建议所有的参与者都以第一人称的形式进行发言，介绍母亲时，就好像发言的正是母亲本人一样。例如，"我的名字是……（母亲的名字），我今年 65 岁，我的生活……，当我还是一个小女孩的时候……"少数参与者会以第三人称的形式陈述，此时治疗师不必干预，这种情况并不少见，但需要治疗师将阻抗记录下来以留待当事人后续做更深入的反思。

第三阶段

鼓励团体成员之间相互交流，比如提问、请求澄清、评论与反馈等。

第四阶段

当所有的参与者都完成了这项练习，请她们对刚才分享时的体验予以反思，然后治疗师可以提问："我们从中学到了什么？你们觉得自己和母亲的哪些地方很像呢？有什么相似之处？又有哪些不一样的地方呢？现在，这些领悟对你们的个人生活会产生什么影响？"

成员反馈

这项练习最显著的功效之一就是使成员们领悟到母亲与女儿之间的相似性。尤其当她们意识到那些自己不想要甚至不希望其存在的相似点时，正是自我意识觉醒的关键契机。

举例说明

简对母亲特别挑剔，她分享道，当她意识到自己的愤怒反应和母亲一样咄咄逼人而且很严厉时，她对自己感到非常地不满。通过这个领悟，简能够重新审视自己的愤怒行为并最终尝试做出了改变。与此同时，她对母亲的愤怒情绪也在自我觉察中减少了。简表示，通过这项练习，她对母亲有了更多的共情、理解与接纳。

帕特分享说，她对母亲不尽如人意的生活是多么地痛心，她也意识到这种悲哀在无意识当中已经妨碍了自己追求幸福快乐生活的能力。出于对母亲的认同，帕特不允许自己和家人尽情地享受生活。

艾丽西亚报告说，练习结束后，她对母亲的愤怒和排斥已经变少了。她变得更爱母亲，也更欣赏她了。对于母亲的唠叨，她也不会再表现出那么强烈的反感了。正是艾丽西亚在团体中所体验到的共情与理解帮助她慢慢意识到了母亲在生活中的挣扎，打开了她受限的视野。

起初，朱莉把母亲描述成一个自私自利、以自我为中心的人，她会把更多的精力花在自己身上，而不是为家庭付出，母亲的这个态度一直都让朱莉和妹妹心生憎恶。然而，伴随着团体内的提问和评论，朱莉的看法逐渐发生了质的改变。她分享说，如今自己能更好地理解母亲对生活的热爱与热情，也理解了母亲不甘遵从传统母性角色的观念。这些领悟使朱莉得以重新审视自己为什么会陷入母性角色难以自拔的原因。她意识到，作为对母亲的一种反击，她让自己成了一名过度保护的母亲，这让她心力交瘁，对生活也造成了消极的影响。最后，朱莉下定决心要给自己留出更多的时间和空间去做一些感兴趣的事情。

结论与禁忌

这项干预措施旨在有效地处理母女关系当中的分离、个体化问题。女儿对母亲强烈的情感促成了一种基于未分化且紧密联结的（而不是分化且分离的）性别认同（Chodorow，1978，p. 109）。正如上文提到的帕特的例子（她拒绝与母亲分化、分离），在成长过程中，受母女互动关系影响的个体化进程往往会是女孩无意识的"效忠誓言"（Lerner，1988）。

审视母亲的一生并且展示给一群互不相识的人，这是关系客体化的有力工具。内化的母亲形象或自体–客体（Kohut，1977）成为一个"活生生的"人，有着自己的资产、负债、优点和缺点。团体互动为上述觉察（即从主体性向客体性转变）提供了丰富的机会与可能性。

这项干预措施鲜有禁忌。若在成熟的团体中应用则效果最好，毕竟参与者们已经获得了一定程度的心理成长，也已做好了内省的准备。在临床上，对于边缘性或精神病患者不宜使用该措施，也不推荐使用。

作者简介

莱拉·纳瓦罗，文科硕士，个体、夫妻、团体心理治疗师，土耳其伊斯坦布尔博加西奇大学的客座教授和导师，著有多本关于性别、竞争、激情和权力的书籍。

参考文献

Chodorow, N. (1978). *The Reproduction of Mothering.* Berkeley: University of California Press.
Kohut, H. (1977). *The Restoration of the Self.* New York: International Universities Press.
Lerner, H. G. (1988). *Women in Therapy.* New York: Harper & Row.

56

与死亡共舞：如何在成员濒临死亡时保持团体的活力

➲ 托比·埃伦·纽曼（Toby Ellen Newman）

引言

针对罹患危重疾病的患者开设团体的初衷有很多，例如使他们能够从中获得支持、减少孤独、加强社会交往、获取信息、改善解决问题的方法、收获希望与动力，以应对疾病及其治疗的过程等（McKusick，1992）。

对此类团体的干预措施包含提供精准的信息、尝试灌注对未来的希望以及坦承时日无多的可能性，治疗师必须根据实际情况在三者的应用分布上找到平衡。

团体与成员概况

作者本人具有 15 年带领艾滋病毒携带者、艾滋病患者团体以及 10 年带领癌症团体的经验，下文所述皆为实践经验的积累沉淀。这些干预措施能够普适于任何心理治疗支持性团体，可以帮助人们获取力量以直面那些危及生命的疾病。

此类团体可以在门诊或医疗机构中施行。大多数情况下，最好的做法是将患者们安排到同一团体，或是将患者家属们安排到同一团体，尽量不要把患者和他们的家属分到一组。虽然有时候病患与家属同在的混合团体在所难免，但据作者的经验，患者和家属往往都想要

"保护"他们的所爱之人，因此不太可能做到全然坦诚地交流和互动。

作者更倾向于将刚确诊的患者与确诊时间较长的尚在者安置在一个团体中，但这种做法并不是每个治疗师都必须去效仿的。在某些情况下，我们也可以根据特定的疾病对患者进行分组，例如只针对乳腺癌患者的团体；然而其他时候还可能会有更宽泛的分组。

四阶段干预法

第一阶段干预，在患者未到之前甚至就已经发生了。此阶段需要治疗师关注患者们对医疗舒适度的需求。例如，免疫系统受损的患者可能需要准备可供饮用的瓶装水；服用多种药物的患者可能需要在团体期间吃点东西以便于服药，他们也需要有一个便捷使用的卫生间；还有的患者可能无法走楼梯或是驶入大型停车场等。

第二阶段干预，治疗师会通过概述团体的内容（即处理一些困难的议题、分享个人故事等）来设定一些安全参数。其中，遵守保密原则是团体的必要条件，这样每位成员以及他们的故事都将受到尊重。有时患者们也需要签署一份书面的《保密协议》。另外，治疗师还需要向成员们承诺，自己会对任何情景做出真实的反馈。例如，如果失智或认知功能丧失是某种疾病或治疗的潜在后果，那么治疗师就必须遵守承诺，向患者们开诚布公地坦白自己所观察到的信息，而不会从众地说出"一切都好"这样的老生常谈。在对这部分人群开展治疗时，建立团体内的安全感和信任感是至关重要的。

第三阶段干预，请患者们介绍自己以及病情诊断、医疗信息或最新进展、心理社会史，等等，基本上每次会面都是如此。这个阶段最重要的就是让患者们陈述他们的诊断，无论能不能治好，他们都要对病情诊断所涉及的内容有一定的了解。对于许多团体成员而言，这里是唯一可以让他们畅所欲言的地方：没有病耻感或者任何指责（如果是艾滋病毒携带者、艾滋病患者或肺癌患者）；没有尴尬（如果是前列腺癌患者或肛门癌患者）；或是没有任何"乐于助人"的家属试图插入他们自己的意见。

第四阶段干预，治疗师要做到：积极地倾听并且能真切地回应患者们所说的话以及他们的感受；保持中立、开放与接纳的态度；帮助患者们建立归属感与彼此的联结；具备引导谈话暴露进程的能力；对疾病及其治疗有一定的知识储备。最重要的是，治疗师有能力将患者们所探讨的疾病、对疾病的治疗等现实议题转换为他们对生存、可能的死亡以及所有随之而来的情感的讨论。

患者反馈

当患者们走进治疗室时，他们都希望能说说自己的状况。这项干预措施最好能在团体发展阶段的中期开展，因为会产生一种时间有限的感觉，在这期间，患者们可以把一些未曾言说的事情讲出来从而得以治疗。突如其来的疾病使患者们原本熟悉的世界被颠覆，他们可能会感到恐惧，也可能会感到孤独。然而，治疗师神态自若的言谈举止以及对患者所思所感的无畏接纳，都为成员们构建了一个平静的空间，使"与死亡共舞"的干预工作得以实现。在团体中，患者们的羞愧感和恐惧都得到了有效的处理，大多数人在团体和病程结束后都反馈说，他们感到内在自我变得更加完整了。

结论

那些在医学上被认为是致命的、有可能是绝症的疾病，会使患者意识到他的生命将无可避免地走向终点（Frank，1991）。认识到这个与患者有关的事实，不仅对患者本人有影响，对治疗师也会造成影响。这种对生命终结的领悟，足以引发人们对人生目的与价值的重新审视，因此可以在团体中作为一项重要的治疗议题。一旦从日常习惯性的生活琐事中跳脱出来，成员们也许会再次感受到生命的活力。他们现在有机会去反思自己曾经的生活，如果真的有未来，他们希望那是怎样的。弗兰克（Frank，1991）通过自己的经验和研究写出了这样一段文字："疾病将你人生岁月的一部分夺走，但也因此给予了你选择未来将要以何种方式度过的机会，生活也不再会是经年累月的简单重复。"

在团体中，治疗师可以帮助患者们（以及自己）看清他们对未来生活的选择。坦诚应对哀伤与死亡的议题使患者们有了重新选择的自由，由此他们可以更敞开、更全然地活着。

然而在干预的过程中，团体成员们不一定会有足够的积极性去倾听、去成长，从而找到自己生命的意义。例如：有的患者可能会感到身体不适；有的患者是重度抑郁，无法全身心地参与其中；或者，某位强势的患者笃定地想要回到他从前的生活，就像生病之前一样，这种情况可能会主导整个团体的互动局面。

最后，治疗师有必要与团体成员们一起商榷如何处理有成员离世的情形，例如治疗师告知团体有位成员过世了，他可以透露多少逝者的医疗信息，是否该提出请大家一起出席葬礼等问题。每一次有人"离开"，团体都好像失去了自身的一部分，人数在不断地减少，同时也映射着每一位在场的人即将到来的命运。在这个过程中，对逝者的每一次回忆，都会使成员们感到安心，因为他们"离开"后也将被如此地铭记和缅怀。

禁忌

　　这项干预最主要的禁忌源自治疗师。在某些情况下，治疗师必须能够在短时间内对自己有一个清晰的认知。有的团体成员可能会表达出自杀的想法或是不愿再积极地配合治疗。这些说辞一定会在团体中引起部分成员的不适、恐惧甚至愤怒，毕竟他们是那么在意能否继续活着。治疗师在此刻就需要去审视他本人的信仰、价值观和职业伦理等方面以应对这个艰难的时刻，但更关键的是，怎么继续使团体进行下去。因此，治疗师必须保持冷静、争取时间，评估是否有可行的方案以解决当下所面临的困难情景。此外，治疗师还应该加强与医生的合作以使自己对团体成员的危重疾病有足够多的了解，这种做法不一定是去探讨他们的生死问题，而是可以让自己在某些情况下能清楚地知道某位患者有可能在何时或是以何种方式走向人生的终点。

作者简介

　　托比·埃伦·纽曼，美国执证临床社会工作者与督导师、注册团体心理治疗师，目前在美国得克萨斯州休斯敦市的私人诊所工作，曾参与了一个超过十年的治疗师团体。

参考文献

Frank, A. (1991). *At the Will of the Body: Reflections on Illness*. Boston, MA: Mariner Books.

McKusick, L. (1992). Earlier Intervention, Earlier Care: The Role of Support Groups. *HIV Frontline*, 7, 4.

当新成员加入团体：标志着一个崭新团体周期的开始

⊃ 约书亚·M. 格罗斯（Joshua M. Gross）

一个正常的团体过程：倒退

但凡是持续了一段时间的过程性心理治疗团体，就会不可避免地面临有成员退出的情况，因此带来了引入新成员的问题。这是在团体存续期内一个很正常的发展事件，但实践中却会显著影响新成员以及现有成员对团体的体验质量。团体发展阶段理论认为，随着时间的推移，团体将经历一系列的发展阶段，而团体成员的任何变动通常都将导致团体发展功能的倒退。

团体发展阶段：塔克曼（Tuckman，1965）所提出的团体发展四阶段论认为，随着成员们人际交往及互动的开展，我们就能预见到这个团体会经历一系列的发展阶段。最初的阶段是"规范期"（norming），主要介绍团体的整体要求，从而为井然有序、符合预期的社交互动建立必要的团体规范。随着团体规范的形成，成员们就会愈发意识到彼此之间的个体差异，此阶段被称为"震荡期"（storming）。当成员们开始习惯彼此的差异时，新的社会角色就有机会出现，此阶段被称为"诞生期"（borning）。当有团体成员准备离开时，此阶段被称为"休整期"（adjourning），因为他们需要一个终止的流程与其他成员告别。团体的生命周期正是一系列贯穿上述所有发展里程碑的持续的循环。因此，当新成员加入团体时，在很多时候会导致团体倒退至最初阶段的"规范期"。

成员概况

过程性心理治疗团体在大多数情况下会聚焦于团体成员对个人经历与观点的讨论。有的开放式过程性团体可能已持续开展多年，有人因完成了治疗而退出，也有人陆陆续续加入进来，团体成员在不断发生着改变。老成员的自然流失，新成员的加入对持续进行中的过程性团体而言也是常事。

干预措施

通过有效的精心安排，带领者可以对现有团体的整体运作以及新成员的加入带来显著的积极影响。为现有团体筛选新成员需要仰赖于带领者的临床判断以找到合适的人选。然而，如果带领者能够考虑到团体将会随着新成员的加入而倒退至一个新的起点，则干预的效果会更进一步。因此，当面临将新成员引入现有心理治疗团体的任务时，带领者们有义务去帮助现有团体成员和新成员做好过渡的准备，从而与团体的发展状况保持一致。

即便是在一个持续进行的、由稳定且经验丰富的核心成员组成的团体中，随着老成员的流失以及新成员的加入，团体构成也会不断发生改变。这个时间点至少暂时性地标志着成员之间关系的改变，也标志着成员们将"团体作为一个整体"的体验上的变化。带领者若花时间帮助现有团体成员做好准备并且处理丧失造成的影响，就能使他们更好地适应这一过渡阶段的所有要求。与此同时，对于新成员，带领者会通过告知他们即将发生什么并且安排加入仪式等来做出准备，如此一来就能确保治疗团体在过渡阶段不太会出现干扰或阻抗等情形。

将这项干预措施拆分成以下两点则最好理解。

- 第一点是有关现有团体成员的。当团体准备引入新成员时，最好告知现有团体成员这个过程是如何进行的。通常情况下，治疗师会负责筛选新成员并告知现有成员即将有新人加入。如果治疗师能提前向成员们预告人员的变化将会影响他们对团体的感受且他们对过渡阶段有可能会产生五味杂陈的情愫等都是合理的，那么会对团体发展更为有利。以前经历过类似情况的团体成员很可能了解即将发生的事，他们也可以就过渡阶段贡献自己的意见。
- 第二点是有关新成员的。治疗师应该对新成员的基本信息有所了解，最好在其加入团体之前能进行一次或多次初步面谈。新成员应悉知团体规范并且同意遵守。治疗师可以告知新成员初始会谈是如何进行的、届时可能会讨论哪些内容，等等，以帮助新成员减轻焦虑。按照这种方式为新成员的加入做准备，他将有可能更好地与现有成员展开互动，从而促进了积极的初始体验。

当正式会面开始后，治疗师应向现有团体成员及新成员坦承，正是新成员的到来给了我们回顾团体规范的机会。随后，新老成员需要再一次确认遵守团体规范，这种做法给了所有人一个平等的基点以使他们能够共同参与到团体工作中来。过程性团体擅长将工作焦点放置于参与者们的经历和观点上，因此，请团体成员们简单地介绍一下他们是谁、在做什么以及对团体的感受如何等，通常会非常有效。过渡阶段的这种仪式往往会令人安心，同时也可以帮助新老成员克服焦虑情绪，参与团体工作，以及更重要的是能够探讨自己的经历和观点。

结论与禁忌

关于老成员退出、新成员加入的情形，带领者的主要忧虑在于是否会对运作中的治疗团体造成影响。他们可以预见到这是一种倒退（Fehr，2003），因此会通过帮助现有团体成员及新成员做好准备来避免在过渡阶段出现阻抗。如果带领者不做这些准备，或者压根儿不清楚过渡阶段对团体的影响，那么他就不太可能在有成员变动的过渡阶段维持好目前团体中的安全氛围以及治疗安排。

作者简介

约书亚·M.格罗斯，哲学博士，美国职业心理学委员会会员，注册团体心理治疗师，美国团体心理治疗协会会员，佛罗里达州立大学心理咨询中心团体项目负责人，团体和家庭心理学者，执证心理学家，美国团体心理学学会会员，团体心理治疗认证国际委员会理事。

参考文献

Fehr, S.S. (2003). *Introduction to Group Therapy: A Practical Guide* (2nd ed.) New York: Haworth Press.
Tuckman, B.W. (1965) Developmental sequence in small groups. *Psychological Bulletin*, 63, 384–399.

58

101 Interventions
in
Group Therapy
2nd Edition

水晶和石头：过渡性客体在团体中的应用

◯ 莎莉·巴伦（Shari Baron）

团体和个体的身份通常可以用图腾予以象征……

汉德森[1]（Henderson, 1964）

过渡性客体

在儿童发展与心理治疗的心理动力模型研究中，过渡性客体（旨在加强客体稳定性）的概念由来已久（Baldwin, 1967；Stone & Church, 1973；Rutan & Stone, 2001）。亚隆（Yalom, 1985）认为，在团体心理治疗中，个体来访者或作为一个整体而存在的团体可能会将治疗师视为一个过渡性客体。我在团体中经常会使用一个小小的、没有生命的物品来作为过渡性客体，当来访者在团体外需要应对特别艰难的情景时，这个物品将有助于他与团体的力量产生联结。在团体成员必须独立面对两次会谈间隔的日子里，这个物品也将鼓舞着他去重新忆起自己在团体中感受过的支持与依恋。这项干预措施可以帮助和支撑着团体成员们勇往直前地度过现实世界中的艰难时刻。

---

[1] 乔·汉德森（Joseph Henderson），荣格的第一代学生，经典分析心理学的见证人。——译者注

216

适用人群

这项技术已被成功地应用于几种不同类型的团体。具体而言，我在自己的诊所中带领着两个持续开展的领悟取向女性心理治疗团体，过渡性客体的概念在此得以发展和实践。此外，我还在费城养生社区（即为成人癌症患者及其家属提供服务的中心）为癌症患者们每周开展不限性别的支持性团体，同样也应用了这个概念并取得了显著的成效。

干预指南

在团体中使用水晶玻璃或小石头作为图腾或者过渡性客体。这件物品归属于团体共有并定期在团体内传递，然后交由某位特定的成员带回家，因为他认为在接下来的一周中自己特别需要支持或鼓励。

在我的实践中，对过渡性客体的应用始于 25 年前：

帕特一边哭，一边哽咽着向其他人诉说自己对即将要去美国中西部的家感到焦虑。在那个家里，她遭受过残酷的身心虐待。即便已经在心理治疗方面付出了大量的努力，也感觉自己已经准备好了去应对在那个家里可能出现的任何问题，但她坦承，一想到马上要离开费城的所有支持系统，她非常焦虑。在未来即将离开团体的两周里，她无法再得到团体的支持，这让她特别地难受。就在这时，另一位团体成员从她的大提包里掏出一块旧吊灯上装饰用的水晶，并送给了帕特。这块水晶象征了整个团体，这样帕特就能在旅途中随身携带团体的支持了。为了使水晶更有能量，团体成员们决定依次在房间里传递这块水晶，当谁拿到它，就象征性地把送给帕特的积极能量注入水晶。帕特在旅途中始终将水晶随身携带，直至她重新回归团体。她分享道，正是口袋里的这块水晶，帮助她敢于直面原生家庭中的童年梦魔。最终，这块水晶成了团体的所有物，以供有需要的人持续地传递和使用。

几年来，在这个团体里，我们一直在用这块水晶和其他水晶作为过渡性客体。后来，我们又开始了一种实践，即送给每位要退出团体的成员一块小水晶玻璃。这项技术也在成人癌症患者的支持性团体中颇见成效。

弗雷德的状况一直不错，他公开说过自己的癌症已经得以缓解一段时间了。近来，他的腹部一直隐隐作痛，他开始担心是不是又有了什么严重的问题。他给医生打了电话，医生准备给他安排进一步的检查以及定期复查的面诊。弗雷德在检查的前几日来到了团体，向大家表达了自己对癌症可能会复发的恐惧和焦虑。后来，他从团体中获得了一颗小石头，在本案例中，这颗小石头作为过渡性客体已经服务于该团体很多年了。团体成员们依次传递着石头，每一位都会拿起它祈祷片刻，然后象征性地向石头传送能量或是任何形式的充满鼓励的想法或感受，只要是成员们认为适合的都可以。后来弗雷德在做身体检查与复诊时，都会随身携带这块小石头。等再次回到团体时，他分享说，这块石头使他能够回想起团体里所有成功应对这类情形的成员们。

典型反馈

显然，团体治疗师在利用水晶作为过渡性客体，但极少会对其背后的心理动力学原因予以探讨或分析。我发现，若成员们不去思考该技术所依据的潜意识过程，从某种程度上来说会更有利于这件物品保护作用的发挥。治疗师的提议（以某件物品来象征团体的支持与爱）获得了成员们的积极反馈。他们觉得，在某种程度上，这种把象征团体的水晶或石头带在身边的做法能让自己在面临特殊考验时更加从容以对。

结论与禁忌

在团体中使用一个没有生命的物品作为过渡性客体的做法会对整个团体以及那些可能在团体外正经历特定压力的个别成员带来极大的影响。作为过渡性客体，物品的材质无关紧要，最重要的是在这个过程中被赋予的象征意义，水晶或石头（或任何小的物品）此后都可能成为那些身处困境的团体成员的精神支撑。

那些思维特别僵化或患有重度抑郁的成员是很难体会到过渡性客体的支撑作用的，他们可能会说这个象征物对自己不起作用。治疗师也许可以鼓励这样的来访者树立一个目标，即在团体中能够如实地表达出自己对水晶或石头不感兴趣。当这类来访者在团体里可以自如地坦承自己对该技术没有兴趣时，他实际上就有可能在拒绝的过程中另有所获。

作者简介

莎莉·巴伦，执证临床护理专家，美国注册团体心理治疗师，在美国费城郊区经营一家私人心理治疗诊所，并在宾夕法尼亚大学面向精神科住院医生讲授团体过程与团体治疗等课程。

参考文献

Baldwin, A. L. (1967). *Theories of Child Development*. New York: John Wiley & Sons.

Henderson, J. L. (1964). Ancient Myths and Modern Man. In Jung, C. G. (Ed.) *Man and His Symbols* (p. 120). New York: Dell Publishing Company.

Rutan, S. & Stone, W. N. (2001). *Psychodynamic Group Psychotherapy* (3rd ed.). New York: Guilford Press.

Stone, L. J. & Church, J. (1973). *Childhood & Adolescence: A Psychology of the Growing Person*. New York: Random House.

Yalom, I. (1985). *The Theory and Practice of Group Psychotherapy* (3rd ed.). New York: Basic Books.

教会老年人转变思维方式

➲ 艾娃·J. 科奇（Ava J. Kotch）

认知行为团体治疗侧重于学习、有意识认知以及对新习得的行为技术的适应。对于有情绪障碍的人群非常适用，而且已有学者对它的有效性进行了研究与评估（Thompson，Gantz，& Florsheim，1991）。其团体过程包含识别出造成、加重抑郁情绪的功能失调性观念与思维扭曲。所采用的技术包括但不限于：

- 帮助患者识别出那些在特定情景下出现的反应，并努力尝试理解；
- 通过对个体原意的重构与重整以对质并修正扭曲；
- 挖掘这些反应背后的基本假设及预设主题；
- 践行对事件（患者所预见的压力源）的替代性认知与行为反应；
- 实现驾驭并保持积极情绪，从而有助于建立替代性的、更适当及更健康的客观假设（Rush，1983 年）。保持客观、减少两极化思维、认知重构以及将注意力聚焦在部分积极的结果上等克服认知扭曲的办法，都是认知行为技术的例证（Thompson，Gantz，& Florsheim，1991）。

老年重度抑郁症团体概况

本篇所介绍的团体是开放式的，患者年龄在 70 ~ 85 岁，所有参与者都符合重度抑郁症的诊断标准并且正在服用抗抑郁药。

干预措施

我在团体中使用的大多数干预措施都是以患者本人的陈述为基础的。我认为，团体治疗的目标之一就是让患者明白，他的错误认知实际上是一个非常负面的认知集合，由此导致了个体自尊的降低及潜在的抑郁风险。

患者会谈信息逐字稿（节选）

患者：我给女儿留了两条信息……她一直没有给我回电。我一点也不吃惊……我参加了一个晚宴，但旁边的位置一直是空着的……没有人会喜欢我的，总是如此。

治疗师：你能告诉我们为什么这意味着没人喜欢你，为什么你总觉得没人喜欢你吗？

患者：我就是这么觉得。如果没有接到回电，那就意味着没人喜欢我——这就是我的想法。

然后，团体中的其他成员也参与进来，提出各种各样的问题并发表自己的看法。我的干预重点是引导患者去理解，（在这种情况下）他被压倒性的负性信念系统所影响，如果能把消极的想法转变为积极的想法，将有助于他的康复进程。以下是提问类型的示例。

- 你为什么说没人喜欢你？你能说出一些真心喜欢你的人吗？
- 为什么你旁边的座位一直没人坐，你能想到有别的原因吗？
- 对于女儿不回你电话的原因，你能提供其他的解释吗？
- 你女儿有没有做过什么让你觉得美好的事？
- 你有没有错过回他人电话的经历？
- 你对他人的期待总是很高……我觉得你把标准定得太高了，那样你会失望的。
- 你想要事情按照预期发展，这样你有可能会再次失望……就像一个自我应验的厄运预言。
- 你能不能重新解释这些事件，如果往积极的一面转念的话，说说你会有怎样的感受？

团体成员们都参与进来分享自己的错误认知，以及他们是如何努力改变这些认知的。有些成员会根据自己过往的经验提供建议——通过练习可以将消极的思维方式转变为积极的思维方式。患者们会在一张纸的一侧列出消极的想法，然后在其正对面的一侧用积极的想法予以驳斥。例如：

表 59-1 改变认知的练习

消极想法	积极想法
从来没有人喜欢我	斯科特和艾伦喜欢我
从来没有人给我打电话	昨天我接到了托比的电话

建议患者们在团体中就开始制作这张列表，然后作为家庭作业带回去，执行过程中要努力觉察尽可能多的消极想法，然后找到一样多的积极想法来对这些消极的信念予以驳斥。如此一来，当患者找不到对消极信念的积极回应时，治疗师就可以去评估他在消极的想法和信念系统中被"卡住"的那些点。

结论

老年团体需要治疗师在带领时非常灵活，在支持性、领悟取向、认知行为与追忆往事等干预范式之间时常变换，这可能会导致几种范式的界限含混不清。该团体中大多数患者都是被社会孤立且有人际疏离的，他们的社交能力有限，并且可能还有其他一些难题，例如有点记忆减退、听力和视力下降、步态障碍，等等。患者们出现与依赖有关的退行情感在此类团体中很常见，团体可以让他们感受到人与人之间的联结，而不再是被孤立及感到孤独。这个团体最终会成为患者们晚年生活的家，帮助他们再次体会到联结，不再经历与世隔绝。

禁忌

这种类型的团体治疗并不适用于有自杀倾向、偏执及攻击性强的人群。对于那些有严重认知障碍、严重听力丧失、言语交流困难的患者，或是不断贬低他人而借此抬高自己的患者，也都属于这项干预的禁忌。

对于治疗师而言，怀揣如下信念至关重要：老年人是可以做出成长与改变的，也是可以完全摆脱"你无法教会老狗学新招 [①]"的消极信念的。在老年患者团体中，治疗师自己也要感觉舒服。如果治疗师比患者年轻很多，他就必须对反移情的问题始终保持觉知，因为团体成员们有可能会充当起现实生活中见不到的父母或祖父母的角色。

[①] 英文谚语"You can not teach an old dog new tricks"，形容上年纪的人学不会新东西。"dog"在英文中是一个中性偏褒义的词。——译者注

作者简介

艾娃·J.科奇，心理学博士，在美国佛罗里达州迈阿密海滩私人执业。主要从事老年人的个体与团体心理治疗，服务于美国西奈山医院和迈阿密心脏医院。

参考文献

Rush, A.J. (1983). Cognitive therapy of depression. *Journal of Psychiatric Clinical North America*, 6(1), 105–127.

Thompson, L.W., Gantz, F., & Florsheim, M. (1991). Cognitive-behavioral therapy in affective disorders in the elderly. In W.A. Myers (Ed.). *New Techniques in the Psychotherapy of Older Patients* (pp. 3–19). Washington, DC: American Psychiatric Press.

梦境在团体治疗中的应用

➲ 罗比·弗里德曼（Robi Friedman）

区分做梦与讲梦，以及探讨梦境的三种方法

在团体中讲述梦境对团体的工作文化、开放性、信任度会产生很大的影响，同时也会加深对个体和社会潜意识过程的理解。虽然做梦在很大程度上会受到人际刺激的影响，但它仍是一项自主的内在心理功能。讲述梦境是一种社交活动，在团体环境下讲梦则尤其有趣。诸如"我们想把这个梦告诉谁呢？为什么？不管是有意还是无意为之，我们希望通过讲梦得到什么呢？在什么情况下讲梦？"等问题可以引导着我们去研究做梦与讲梦之间的区别（Friedman，2002，2004）。

我使用三种方法去探讨梦境——信息性（informative）（Freud，1965）与构成性（formative），这两种方法都为人熟知，还有一种是侧重于人际及主体间关系等方面的新方法，我称之为"转换性"（transformative）。我们在团体中之所以会对某个梦境感兴趣，不仅是因为它与过去、个体或团体意义的相关性，还因为它会对"梦者－听众"关系的未来产生人际及主体间的影响。我认为，团体内的共鸣（Foulkes，1965/1984）和镜映都代表了成员们对触动心灵的语言（Bion，1963）及交流过程的认同。

成员概况

该团体的成员包括：九位处于青春期晚期的青少年，平均年龄20岁；三位年轻人以及

六位女性。大多数人都在不同时段接受了个体门诊治疗。他们基本上都是功能良好的大学生，却在人际关系中遇到了不同的困扰。我与另一位年近 30 岁的女性协同治疗师一起为该团体开展过大约 10 次团体治疗。

干预措施

举例说明

第二天早上，团体中一位最内敛、害羞、忧郁的男性成员（下文称为"A"）讲述了一个梦境："我是一个帮派的成员，那里都是身强体壮的凶悍男性，他们都在咒骂着女人。"

第一步

我建议成员们用自己的经历来回应这个梦境，就好像这是他们自己做的梦一样，而不是试图去解读它。此步骤也包括做梦者本人。

第二步

A 表示，他常常对这种帮派类型的内容特别感兴趣，这也不是他第一次梦到这样的情景，但现实生活中他从未有过此类经历。

第三步

该团体第一位做出回应的是成员 M，这是一位很有魅力的年轻女性。她讲述了自己遭受校园霸凌时的感受。她非常恐惧，甚至有段时间拒绝去上学。另一位年轻女性成员 T，谈到自己的孤独感，因为不想成为母亲的累赘，她实在没办法告诉母亲，不管在学校还是家里，她都深深地感到被排斥。成员 U 给人的第一印象是强壮、率真，他在团体里也开始表达，其实自己在他人（尤其是女性）面前是多么地拘谨。只要有女性在场，不管是不是他喜欢的类型，他都会觉得自己快要瘫倒了。在他看来，每个女人都是兼具魅力又可畏的。第三位男性成员 R 对 U 说，他也有类似的感觉，只不过他表现得有过之而无不及。他从来不敢直视他人的眼睛，他希望自己不要那么怯懦。他一度想通过强身健体来让自己感觉更加开放并且有安全感，但根本无济于事。成员 A 又提到自己经常对他人充满怒气。协同治疗师问他，在团体里感觉生气的时候，是不是想要破口大骂。

第四步

无论是对梦境直接而明显的回应，还是后来展开的与梦境本身不太相关的讨论，都被认为与梦境所反映出来的显性及隐性的情感有关。我努力地收集着成员们的回应，也包括我自己的，那是一种对做梦者的悲悯与同情。我首先对成员们的回应掷地有声地做出了总结并对团体里所讨论的内容进行了概念化。我会讲一些缺乏安全感及害怕异性的例子，比如一位畏惧社交的男青年在不得不接触那些有魅力的女性时的感受，或者男性一贯是如何威胁女性的。这项干预措施将梦的功能概念化以聚焦于团体内跨性别的相处问题，在接下来的几次会面中该议题还将继续深入。

第五步

此步骤涉及梦境在人际关系中的运用：首先，我肯定了这个梦境，它带动了团体内许多成员富有意义的回应。然后我询问做梦者，他是否能从这些回应中感受到被理解。他回复道，并不是对每个回应都能明白，但有些还是跟他的感受非常相似的。随后我问大家，我们是否已经建成了一个可以分享梦境的"安全空间"，成员们没有回答，但我觉得自己刚才的话已经为团体参与者们打开了新的可能性，这种想法被后来他们开始分享第二个梦境所证实。

接下来，我会考虑梦境所映射的做梦者与团体之间的关系，以及有关梦境显性和隐性的交流是如何对不同的性别造成影响的。在团体中，我的干预集中于两个过程：（1）首先，借助团体人际关系的发展功能对成员 A 的情绪状态进行调整，使其从以攻击性来防御孤独、不安全感以及对具威胁性的女性的怨恨，转变为袒露自己的痛苦；（2）从成员 A 对团体人际关系的最初意愿方面采取措施，通过梦境了解到，他想要以潜在的暴力和对女性成员存在的否认来恐吓这些女性参与者们。

实际上，该团体的女性参与者们对这个梦中咒骂的互动议题深感不安，但很快她们就平复下来，并对成员 A 及其他男性不再那么恐惧，反而能更富同情地对待他们。男性和女性成员由于这个梦境所引发的强烈情感可以使他们对异性的态度更趋于温和与成熟。

结论

在治疗中，我会使用到一种渐进式解释技术。最初总是会经验性地从某成员"讲述梦境"开始，随后治疗师会采取措施，逐渐将话题从梦境的内容转换到梦境所产生的互动关系中来，并在此过程中充分信任与应用团体成员们对梦境很有意义的回应。

禁忌

对于此解释技术至少有两点禁忌：治疗师必须判断个体的情况与团体的成熟度，在评估其足够成熟后，方可处理那些深刻且可怕的情感内容。我会通过梦境的结构、我对做梦者心理状况的把握以及他与其他成员的关系等来进行评估。如果梦境是支离破碎的，就表明做梦者的处境以及团体的人际关系都可能面临风险，此时我倾向于使用构成性方法。虽然信息性方法能够加深对话的层次，但是转换性方法却可以揭示梦境所映射的关系问题；构成性方法的使用前提是要有用非解释性的方式来构造的梦境。这项技术试图创造一个足够安全的空间以抵御各种风险，从而不会对做梦者或团体的情感构成威胁。

作者简介

罗比·弗里德曼，哲学博士，临床心理学家，团体分析师，私人执业者，以色列海法大学教师，现任国际团体分析协会主席，也是以色列团体分析研究所的联合创始人。

参考文献

Bion, W. (1963). *Elements of Psycho-Analysis.* London: Jason Aronson.

Foulkes, S.H. (1965/1984). *Therapeutic Group Analysis.* London: Karnac.

Freud, S. (1965). *The Interpretation of Dreams.* New York: Avon Books.

Friedman, R. (2002). Dream-telling as a Request for Containment in Group Therapy—The Royal Road through the Other. In R. Friedman, C. Neri & M. Pines (Eds.). *Dreams in Group Psychotherapy.* (pp. 46–67). New York: JKP.

Friedman, R. (2004). Dreamtelling as a Request for Containment—Reconsidering the Group-Analytic Approach to the Work with Dreams. *Group Analysis.* vol. 37(4): 508–524.

团体治疗师：讲故事的人

⊃ 马文·卡潘（Marvin Kaphan）

故事讲述揭示深意，不犯直接给出定论的错误。

阿伦特（Arendt, 1968）

将无意识的矛盾心理意识化

我认为，团体的一项重要功能就是对其成员开展教育以及文化适应，从而使他们达到一定水平的心理成熟度，并有能力辨识自己与其他成员的心理动力。我本人是折中主义与心理动力取向的治疗师。和大多数同行一样，我最初的受训背景是精神分析，在经过对人际理论、人本主义和存在主义心理学（Sullivan 1968；Jones 1957；Maslow 1968）等流派的学习后，我的治疗理念发生了改变。将无意识的矛盾心理意识化是我在工作中的主要目标之一，旨在帮助患者们享有做出清醒选择的自由。在此过程中我会用到解释（interpretation）技术，并相信在可行的情况下借助故事隐喻来进行解释将会取得事半功倍的效果（Crawford et al., 2004）。这种方法的优势在于，解释并不是由一位德高望重者所做出的权威发布，而是由一位"平等的人"来对自己的发现进行描述，患者就可以从中收获他自己的领悟。

团体概况

我所带领的六个团体都是开放式的，业已持续 40 余年，患者们会根据自己的需要和成长情况进进出出。这些团体都是异质性心理动力团体，我会尽可能地做一些类似于家庭结构的安排，因此团体中都会有年轻及年长的男性与女性。鉴于他们都是自费患者，所以这些团体基本上都具有良好的功能状态，而每个团体似乎也发展出了自己独特的个性并持续多年。

干预措施

我对患者们开展心理治疗的目标之一就是引导其将关注点从貌似世界掷向他们的"明枪暗箭"上转移，从他们认定自己是浮世沧桑的被动受害者的信念上转移。经由将无意识意识化，患者们就有机会觉知到自己在制造这些"明枪暗箭"的过程中所扮演的角色或要承担的责任，即便他们的责任可能很小。这些意识会给患者们带来觉察以及改变那些不良模式的动力，从而使他们拥有做出清醒选择的自由。这类干预措施，连同其他技术，都在影响着患者们从不同的视角来检视自己的主观体验。在探索过程中，治疗师应开导患者们不要因为自己没有注意到无意识的力量而产生自责，这是至关重要的。

如前所述，我曾成功使用过的干预手段之一就是讲故事（storytelling）。这些常常盈溢着智慧的辛酸往事都源自其他患者多年以来的自我暴露。当然，在治疗师讲述故事的时候也从来不会透露患者们的姓名以及提供任何可用来辨识他们身份特征的细节。

我发现下面这个故事在处理团体中的那些与受挫模式相关的议题时非常有效：在我团体中有位女性成员提出了一个很有意思的自我觉察。她说："如果同样的事情在不同的情况下再三发生到我身上，我就会意识到它们之间的共同因素正是我自己。"

- 此时，可以开启一个讨论，我们在不知不觉当中有哪些方式会影响一种境况的结局，比如：语音语调、肢体语言、选择与谁互动，等等。

在探讨无助感时，一种类似的策略也很有用：有位团体成员说，他感觉自己就像一个随时拿着两根铁棍的人，无论往哪里看，他都把铁棍举在眼前，同时呐喊着："把我从监狱里放出去！"

- 这往往会引起团体成员的一片笑声，同时使他们思索自己是否也有类似的动力特点。

在探讨真实表达自我是万能药的议题时，我发现讲述如下这个较长的故事会很管用。在我团体中的一位成员是推销员。他一辈子都在努力地说着别人想听的话。其他团体成员们时常感觉他的发言很"虚伪"。有很长一段时间，他似乎都搞不明白为什么别人这么说。最终，他还是在团体的努力下想通了。他说："我明白了，我这辈子从来没有说过一句实话。一直以来我都忙着读懂别人的心思，然后去说他们想听的话，我从来没有在意过自己正想些什么。所以，从此刻开始，我要说实话。"

一周后，他又回到团体中，当说出自己讲实话的经历时他感到非常骄傲。他和一位对自己鼻子大小非常敏感的朋友一同外出，正在谈话时，他突然转向这位朋友，然后说："天哪，你的鼻子太奇怪了。我想象不到你每天早上刮胡子的时候，怎么能忍受这样的鼻子。如果我也长了你这样的鼻子，我一定会跑去看医生，尽快割掉它。"他呆坐着，等着大家鼓掌。

不明所以地，其他成员们并没有为此而感到高兴。当究察实情时，他们一致认为，这位成员的确做到了诚实地表达自己的想法，但又一个问题出现了，为什么他要这么做。

经过进一步了解，他们发现这位成员所谓的"朋友"，其实原来曾做过他的老板，他觉得自己以前受到过不公正的对待。故事的后续是，他再次找到那名被嘲弄的"朋友"并向他道了歉，解释自己之所以想要给他点颜色看看，那是因为过去发生的种种委屈难以释怀。那位"朋友"最后也从自己的角度说出了很多该成员从来不知道的事。结局是，后来他们变成了真正的朋友。

- 这个故事通常能引发团体成员们的思考和讨论，例如他们会意识到，即便像"真实待人总是对的"这样的老生常谈，也难免过于简单而不再适用于复杂的人际互动。

当人们对某些极为中肯的解释有所阻抗时，一般会表现出解离、"打盹"、不听或对一些浅显的说辞难以理解。为了说明这一点，也许我会援引以下这个效果最好的故事作例子：

从前有位女士向其他团体成员讲述了自己的一种强迫行为，她会反复检查自己给孩子们准备的食物以确保里面没有她不小心掉进去的缝针或别针。

一位男士（用很温和的语气）说："你知道吗？有时候恐惧会掩盖自己的某种期待。"

该女士回复道："我不明白你在说什么。"

那位男士（继续用小心翼翼的口吻）说："我的意思是说，或许在你的潜意识里存在着一些想要伤害孩子的冲动，你并没有意识到，也不需要对此负责，你所表现出来的强迫行为是对这种冲动的一种防御。"

该女士说："有意思，我能听清楚你所说的每一个字，但我不明白你在说什么。"

那位男士（做出掐脖子的动作，大声说）："你想杀死你的孩子们，你想杀了他们。"

这位女士听后非常困惑，她嘟嘟嚷嚷地说："越来越乱了，我不清楚究竟是怎么回事。"

典型反馈

在团体中应用上述和类似的故事来对想要解释的要点进行说明，效果显著。尤其值得一提的是，最后一个故事对所有听过的团体成员都带来了长久的影响。比如每次有人说"我没听见"或"我不明白"的时候，其他团体成员就会轻易地联想到这个故事，随后当事人就会笑着请我再讲一遍，并且听得非常认真。

结论与禁忌

这种借助故事来做出解释的技术很容易上手。如果治疗师在他的工作实践中找不到这样的案例，那么采纳我上述任何一个故事都是非常适宜的，并且可以再加上这样一句开头："我听说过有个人……"

有关禁忌方面，当采用任何现实中患者的真实案例时，务必要十分小心，必须将患者的个人信息进行充分的模糊化或者伪造处理，以确保不会泄露任何个人隐私。同样需要注意的是，每当治疗师讲述一个故事时都需要做出非常细微的处理，因为作为故事的接收方，无论是个体还是团体，都很容易把这个过程理解为治疗师是在"责备受害者"。然而，如果团体里已经形成了必要的安全与协作氛围，那么自然就可以避免出现上述情况。

作者简介

马文·卡潘，社会工作学硕士，美国团体心理治疗协会终身会员，注册团体心理治疗师，专科医师认证，美国南加州团体心理治疗协会前任主席。自 1960 年以来，他一直在私人诊所从事专职的心理治疗实践。50 多年来，他始终保持运作着六个持续的团体，并在美国和加拿大各地多次开展过演讲与教学，其中两次由美国精神医学会举办。

参考文献

Arendt, H. (1968). *Men in Dark Times.* New York: Harcourt, Brace & World.

Crawford, R., Brown, B., & Crawford, P. (2004). *Storytelling in Therapy.* Cheltenham, UK: Nelson Thornes, Ltd.

Jones, E. (1957). *Sigmund Freud: Life and Work.* London: Hogarth Press.

Maslow, A. H. (1968). *Toward a Psychology of Being* (Second edition.). Princeton,NJ: van Nostrand.

Sullivan, H. S. (1968). *The Interpersonal Theory of Psychiatry.* New York: Norton.

62

用母语触发最深的情感

◎ 杰罗尔德・李・夏皮罗〔Jerrold Lee Shapiro〕

回归本源：激发更大情感深度的干预措施

多年来，我一直在从事多文化、多民族的治疗实践。在这样的环境中，人们把英语（至少是标准英语）当作第二语言的情况非常普遍。作为一名存在主义治疗师，我一直都需要与来访者在情感层面、理性层面和人际层面建立联结。就个人而言，我只是一名用单语种即英语交流的治疗师。

许多研究者（Santiago-Rivera，1995；Santiago-Rivera & Altarriba，2002）都认为，情感可能是特定于某种语言的，而且一个人的情感深度（emotional depth）与其母语之间的关联最为紧密。简而言之，人们难以把在一种语境下对事物的感受很轻易地用另一种语言翻译出来。事实上，有些情感与个体的文化背景息息相关，根深蒂固。

适用人群

我基本上只在有时间限制的、封闭式临床成长型团体中使用过这项干预技术，然而，该技术也同样适用于持续进行的开放式团体，对成年人尤为有效。

我在一些说日语、希伯来语、波斯语、西班牙语、俄语、韩语、泰语、乌尔都语、法语、几种中国方言以及洋泾浜英语①（pidgin English）的来访者中应用过这项技术。杰拉德与玛丽安·施奈德·科里（Gerald and Marinne Schneider Corey，2006）曾在他们精彩的视频示范中也演示了向一位第二代移民的越南女性应用该技术的情形。

五步干预法

这项干预措施包含五个步骤。按照团体发展的四阶段划分标准，即准备阶段、过渡阶段、工作阶段和终止阶段（Shapiro，Peltz & Bernadett-Shapiro，1998），这项干预最适宜在第三阶段即工作阶段（又称为干预阶段、治疗阶段）中使用。该措施的设计初衷旨在能够深入来访者的内在心灵，因此应用的前提是团体必须已经发展出充分的信任并足以支撑成员们去表达更多的情感。

第1步

用英语和那些情感深度被语言截断或受到语言限制的个体一起工作。

第2步

询问来访者，英语是否是其第二语言（这通常是非常明显的），如果不是的话，他在童年时所说的语言是什么。

第3步

询问对方是否愿意用他的母语进行后续的分享。根据我的经验，还从未有人拒绝过这个提议。治疗师所提供的情感上的空间和时间将有助于来访者转换到与母语相关的状态（往往会表现出显著的行为或面部表情的改变）。治疗师只需支持他们继续探讨相关的议题，而不用管他们说的到底是什么语言。值得注意的是，治疗师要告诉发言者，如果其他团体成员听不懂这种语言也无所谓，只要他自己明白就好。

第4步

在成员用自己的母语完成分享后，请他再用英语向团体进行汇报。

第5步

请其他团体成员分享，当有人在用另一种语言发言时，自己在场是何感受。

在最近一次针对心理健康从业者开展的长达八小时的马拉松式的成长型团体中，一位女性分享道，自己同时面临着两个困境：在加利福尼亚，她感觉自己像个局外人，无法有效地

---

① 中外商人自晚清时期开始使用的一种"混合语言"。——译者注

与来访者或者同事去表达自己更深层次的感受；她与丈夫和两个孩子居住在此地，却时常很惦念远在俄罗斯的亲戚朋友。说着她开始哭了起来，讲话很慢，吐字困难。

我（实际上是用俄语，但这不是强制性的）请她重复自己说过的话，只是这次要用俄语。她的面容慢慢变得舒展，变得更孩子气。她开始讲述自己的孤独感，以及担心在这个国家难以生存下去的痛苦。她还感觉自己掉到了一个深渊里，而这与她童年被拒绝、被抛弃的问题紧密相关。在场的团体成员虽然只有一位听懂了她用俄语表述的话，但其他很多成员也都纷纷流下了眼泪。

在此过程中，她讲述了自己小时候被迫与家人分离了近两年的经历，以及在苏联接受医学培训时的孤独感受。她讲完后，团体里开启了热烈的讨论，其他几个成员也纷纷谈论他们自己作为少数群体的感受和孤独。

结论

这项干预措施使来访者们确信，他们的能力（一种不同的语言形式）是值得被欣赏的，他们也因此感受到了更多的尊重。同时，该措施也强化了这样一种观念，即团体成员不会因为文化差异而受到排斥，其独特性反而会被团体及治疗师诚挚以待。

这项干预措施至少存在两个禁忌。首先，在治疗阶段，团体必须具备充分处理由该技术在通常情况下所触发的情感水平的能力。其次，带领者必须能够容忍在一段时间内不知道来访者在说些什么的未知状态，并凭借自己的专业能力去解读不同文化背景下的语调以及非言语暗示。

作者简介

杰罗尔德·李·夏皮罗，哲学博士，美国圣克拉拉大学咨询心理学教授，执证临床心理学家，美国心理协会会员。发表过 200 余篇论文和期刊出版物，著作 13 部，如《存在主义咨询与心理治疗实务：亲密、直觉与意义找寻》（*Pragmatic existential counseling and psychotherapy: Intimacy, intuition and the search for meaning*）（2016）等。自 20 世纪 60 年代中期以来，他一直从事团体工作并讲授过程取向团体治疗的课程。

参考文献

Corey, G. (2008). *Theory and Practice of Group Counseling* (Seventh edition). Monterey, CA: Brooks/Cole.

Corey, G. & Corey, M. (2006). *Groups in Action: Evolution and Challenges DVD* (First edition) . Monterey. CA: Brooks/Cole.

Santiago-Rivera, A. L. (1995). Developing a culturally sensitive treatment modality for bilingual Spanish-speaking clients: Incorporating language and culture in counseling. *Journal of Counseling and Development*, 74, 12–17.

Santiago-Rivera, A. L. & Altarriba, J. (2002). The role of language in therapy with Spanish–English bilingual client. *Professional Psychology: Research and Practice*, 33, 30–38.

Shapiro, J. L., Peltz, L. S. & Bernadett-Shapiro, S. T. (1998). *Brief Group Treatment: Practical Training for Therapists and Counselors*. Monterey, CA: Brooks/Cole.

63

"什么事这么好笑"：带领者如何借助幽默以开展青少年团体工作

➲ 肖恩·格罗弗（Scan Grover）

他们几乎愿意谈论任何事情

治疗师想要运转一个没有幽默感存在的青少年团体几乎是不可能的任务。对青少年而言，缺乏幽默感的带领者只会是又一个高高在上、吹毛求疵或事事和他们作对的成年人，无论如何这都是他们最不愿接受的。治疗师该如何在青少年团体中营造出一种轻松愉悦的氛围，的确是一门干预艺术（Malekoff，2004）。经验丰富的带领者会鼓励成员们在团体中用幽默的方式开玩笑，他们自身往往就是幽默的发起者和最好的示范者。如果能在轻松的氛围中和青少年们探讨问题，他们几乎愿意谈论任何事情。诸如文字游戏、俏皮话、讲故事、说笑话……这些都是很重要的幽默工具。如果使用得当，就会缓解青少年那种害怕受伤与隔阂、疏远的感觉，而这些感觉往往已经对他们的人际交往造成困扰，使他们变得与成年人势不两立（Gadpaille et al.，1968）。通常情况下，过于严肃的人或事常常困扰着青少年的情感、学业和社交生活，而一种积极的团体经验正可为他们提供久旱甘霖般的缓解。

我是团体的人质吗

与很多自愿选择团体治疗的成年人不同，多数青少年是作为"人质"前来参与团体治疗的。他们本意并没有想要加入团体，而是由父母或学校的心理医生替他们做出了决定。一旦置身于团体，他们大抵上定会觉得不舒服，也会体验到更多的焦虑和恐惧。因此，幽默感在团体的早期阶段尤为重要。治疗师的首要任务就是想办法去缓解青少年成员们的焦虑感以及减轻他们对参加团体的阻抗，而善用幽默是使其放下戒备心理最有效的工具。毕竟，正值青春期的孩子们在身心上都经历着巨大的变化，这使得他们的自我观念被弱化，变得摇摆不定。因此在这个年龄段，他们每天都必须去面对这种未知与不安的感觉。然而，这种感觉往往在他们置身团体时被放大，很容易使青少年成员变得偏执多疑。在此情况下，带领者就可以应用幽默感来化解成员们的紧张和焦虑。

干预措施

治疗师最好秉持幽默和轻松的心态来实施这项干预。幽默感也是治疗师借以消除敌意的理想办法，否则那些来自成员的敌对情绪就会干扰团体的正常运行。传达幽默感最有效的方式就是治疗师自己的以身示范，他需要表现出和蔼可亲、放松以及舒适的自我状态。最重要的是，治疗师要借助幽默感来避免给人一种傲慢和"无所不知"的感觉，否则，一旦这样的印象形成，治疗室就会成为一个极权主义的存在地。反之，治疗师要摆出一副轻松愉悦、充满好奇的姿态，即便这种做法可能会让他们自己变成幽默的笑料。如此一来，治疗师就向成员们证明了自己一样是个不完美的人，而团体正是一个可以用好玩儿的方式去探索不安全感的场所，并非一个充斥着评价或批判的审视之地。

案例示范：幽默感可以化解紧张和敌意

一所位于市中心的学校决定创建一个团体，以解决师生之间日益剑拔弩张的关系。这所学校的学生都来自低收入、少数族裔家庭；然而，学校的教职工基本上都是来自中产阶级的白人。团体伊始，愤怒的学生们正谋划着一项骚扰某位教师并干扰其课堂秩序的计划。

学生：他恨我们，他太恶毒了。

带领者：你为什么说他很恶毒？

学生：因为他是白人。

带领者：哦，我明白你的意思了。我父亲就是白人。

学生：你也是白人。

带领者：只是从外表看上去是。

学生：你才不是黑人呢。

带领者：那是你还没见过我的灵魂呢。（笑声）

学生们都感到不解，这个成年人在发言的时候也会开玩笑？接二连三的玩笑后，有的学生开始和带领者一同笑了起来。可想而知，随后的宽松氛围使学生们畅所欲言，纷纷表达了他们对种族主义和文化差异的感受。

种族主义并非一项容易的议题。如果带领者缺乏幽默感，极度紧张的师生关系就有可能升级并从团体里蔓延至整个学校。如果真的发生此类情形，团体的作用将弊大于利。

此外，治疗师对幽默感的运用也使学生们获得了重要的启示：种族差异是可以在校内以一种更有效且不具威胁性的方式去解决的。

幽默感是治疗师应对人身攻击的理想工具。所有带领者在开展青少年团体时都曾遇到过成员的言语攻击，这是千真万确的。你不可能受到所有孩子的欢迎，很多成员会把他们对父母或其他成年人的愤怒转嫁到你的身上。当遭遇言语攻击时，你千万不要反击。反之，你必须泰然自若、保持镇定。如此一来，你就为团体成员们做出了示范，告诉他们要如何在不做出自动化反击的情况下应对他人的敌意。

结论

十几年来，我在学校、门诊和自己的私人诊所持续地带领着青少年团体，和他们在一起工作时那种快乐及青春的活力不断地充盈着我。

正如坦尼森（Tennyson，1986）所述，"无论是雷是雨，皆要笑脸相迎"，当带领者善用幽默来进行干预时，他就向团体成员们示范了要如何以放松、轻盈的心态去迎接生活中的挑战。一旦成员们内化了这些品质，他们就能更好地去处理自身的焦虑情绪并解决冲突。

有太多的青少年被长期处于压力状态下的成年人所裹挟，可能在这些成年人看来，生活的本质就是一件很痛苦的事，只能忍受，谈何享受。然而，在团体中，我们用幽默感塑造出一种截然不同的生活方式并受到了青少年的欢迎。如果我们执意去把生活比喻成过山车，那为什么不能选择乐在其中呢？

禁忌

不要在生气的时候运用幽默，也不要在不适宜的时候强行制造幽默。青少年是很容易受伤的。此外，不论是带领者抑或其他团体成员，那些嘲讽或奚落某人的行为是永远要杜绝的，因为这会对团体氛围造成破坏。虽然看似无关紧要，但随着时间的推移，你会发现出席团体的人数在逐渐减少，最终团体就会面临解散的风险。这种情况我见得太多了。

保持简单，保持轻松。多和孩子们交流，幽默感就会自然而然地出现。最重要的是，你一定要真诚以待。不要试图用幽默感去获取青少年们的认可，因为他们特别排斥那些处处彰显自我以寻求他人崇拜或钦佩的成年人。

最后，永远不要去尝试让自己看起来特别滑稽可笑，而是要努力营造出一种活泼、开放的团体氛围。那些觉得自己被一位善用幽默的带领者所接纳与温暖的青少年们，一定会对团体有持续的期待。更重要的是，他们会自愿一周接一周地回到团体中来。很快你就会发现：孩子们在团体中被积极的体验所滋养，这里唤醒了他们心中对发展更成熟、更满意的人际互动的渴望；而你也已在通向终极目标的路途中了。

作者简介

肖恩·格罗弗，美国执证临床社会工作者，《世界论坛报》(*The World Tribune*) "国家佛教周刊"(*the national Buddhist weekly*) 专栏作家，他经常在此发表有关佛教与心理治疗二者关系的探讨。其私人诊所是美国纽约市规模最大的开展儿童和青少年团体治疗的诊所之一。

参考文献

Gadpaille, W., Hawkins, M., Noshpitz, J., Rakoff, v , Settlage, C., & Wermer, H. (1968). *Normal dolescence.* New York: Charles Scribner's Sons.

Malekoff, A. (2004). *Group Work with Adolescents* (Second edition). New York: Guilford Press.

Tennyson, A. (1986). *Ulysses.* In L. Simpson (ed.). *Introduction to Poetry* (Third edition) p. 248. New York: St. Martin's Press, Inc.

64

运用语法增加即时情感的表达

● 玛莎·吉尔莫（Martha Gilmore）

情感疏离

我在心理治疗团体实践中遇到的一个共性难题是：团体成员们往往会通过使用礼貌且正式的语法来体现他们的理性，却疏离于自己的真情实感，也疏远了与他人之间的距离。

这样的互动往往会使成员们感到费解又无趣，他们仍然被囿于旧有的关系模式中难以自拔。在我的治疗实践中，虽说是以心理动力学框架作为理论基础，但我在团体里也会用到各种各样的技术，这些技术大多来自早年的受训经历，例如人际取向的亚隆模式（Yalom，1995）、完形治疗（Polster & Polster，1973）、再决定治疗①（redecision therapy）（Goulding & Goulding，1979）等。借助这些理论视角以及个人的语言鉴别能力，我发现，对团体中那些微妙的言语互动保持密切的关注通常会带来丰硕的回报。

适用人群

这项技术尤其适用于那些受过良好教育且言语技能及智力水平都高度发达的专业人士。

---

① 该疗法是使个案体验到自己的内在小孩，喜欢这个小孩（帮个案从受害者的角色跳出来，这样他才能对抗当初的迫害者），并有安全感地丢掉从小限制住自己的决定，以自己愿意的方法加以改变，同时学习自己给自己安抚，自己做自己内在小孩所渴望的那种父母（可参见 TA 沟通分析中的脚本理论）。——译者注

这类人群往往过度依赖于自身的智力及言语技能，他们也是因此而获得成就的，但是这些技能也会构成其心理防御的一部分。他们通常以一种客观、疏远的方式进行沟通，然而却并没有注意到这种方式对自己的人际关系造成了影响。

除了这些趋于理性的人群之外，这项干预技术也适用于那些有创伤史的人群。他们也会表现出类似的言语倾向，但与教育水平无关。从这些患者身上，我发现，这种语言风格会造成个体的情感疏离，也会混淆对行为的归因。因此，很难知道谁对谁做过什么，每个人的反应如何，也很难使其他听众在游离恍惚、昏昏欲睡的状态下跟随任何的故事情节。

干预措施

这项干预措施的基本理念是，治疗师需要密切关注团体成员之间的言语互动，并创建团体规范——使用即时的、感性的语言，即尽可能多地运用第一人称代词及主动动词。我认为这是一个相当重要的团体规范，所以在团体早期就会以心理教育的方式展开这个议题。然而，在团体早期，工作重点并不是去质问成员们为什么要用"团体"而不是"我们"等词汇。即便"我们"可以表明团体凝聚力及团体认同感的日渐形成，但是这种质问可能是一项需要谨慎为之的平衡操作，非常重要。随着团体规范的彻底落实以及团体发展愈发成熟，治疗师就有可能以更直接的方式去探讨成员们言语习惯的防御性了。

团体早期

在此阶段，治疗师需向成员们做出认知层面的解释。同时，对于互动中出现的"我们"或"团体"等用词，也不要向成员们提出质问。

示例

在第二次会面中，莎拉继续向其他成员介绍自己的情况，她说道："你知道吗？认识了新朋友，半夜醒了之后还在纠结着别人怎么评价你，这种感觉太可怕了。"

治疗师：我猜你是在说上周会面结束后你自己的体会。

莎拉：是的。

治疗师：好，我指出一点，如果你能做到真正清晰地表达自己的想法，别人也会更好地理解你。所以，在谈论自己时，你可以用"我"这个词。

莎拉：好，我真的很害怕。事实上，我现在都在发抖。（其他成员纷纷表达了共鸣与感同身受。)

团体中期

在此阶段，治疗师需简要指出成员们发言中的冗词赘句。

示例

马克：当莎拉说害怕我的时候，我觉得很受挫——就像每次我一提高嗓门说话，我妻子就会躲着我一样。

治疗师：这句话体会不到任何情感——你真的觉得受挫吗？

马克（听上去更不耐烦了）：是啊，我感到很受挫。我觉得没有人在听我说话，也没有人愿意在第一时间试着去理解我为什么要生气。

治疗师：看着莎拉，告诉她你的感受。（做好干预的准备——应用第一人称代词。）

团体后期

在此阶段，治疗师需要对互动中出现的个别单词线索保持警觉；如果同样的言语模式持续出现，治疗师就要引导患者对他的阻抗展开觉察。

示例

黛安：当你感觉很糟糕的时候就连床都不想起。

治疗师：谁？

黛安：我感觉很糟糕。对我来说，做完任何事情都很艰难。当你躺在床上，世界从你的身边流逝，只有那个时候会更好受一点。

治疗师：我注意到你是如何选择被动的方式的，就像你在谈论自己的被动一样。你怎么看？

黛安：我觉得任何事情都不受我的控制，挫败感掌控了一切。

治疗师：我有种预感，如果你允许自己以更直接的方式谈谈那些体验，可能会有更多的感受被看到。

　　黛安：我害怕失控的感觉！

其他需要注意的词

- "你"/"每个人"/"没有人"或不用代词：有什么人正在感受/正在做这件事？是谁呢？
- "让感觉"：治疗师提出质问——真的有人能让你去感受吗？
- "我想我感觉到了"：为什么需要去想或者猜测自己的感觉？能有更直接的表述吗？
- 被动语态结构：例如："昨天有一番畅饮狂欢""喊叫声真的失控了。"谁喝酒了？谁喊了？

典型反馈

　　团体成员们对这项干预措施一开始的反应通常会有比如服从、大笑、略带尴尬或是没做太多的改变，等等。随着干预的推进，大多数成员会逐渐觉察到其他成员因改变言语习惯所带来的变化，因此他们开始要求自己和他人严格遵守既定的规范。那些旧有言语模式的消极作用及防御性会逐渐凸显，并常常引发团体成员们的反思。

　　在一个开放式团体中，马克经常抱怨妻子害怕他，并极力开脱自己对这段关系所造成的影响。他会用那些含糊不清的代词讲述和妻子争吵的细节，这使得团体成员们都感到费解，认为他在做着无效的表述，直到最后大家都不愿意听下去了。在我的一再坚持下，马克尝试用清晰的语言再次表述，这使他逐渐对自己的感受有了更多的了解，同时也可以更直接地表达出当其他团体成员不能理解他时自己的失望心情。反之，在马克变得非常愤怒、咄咄逼人而不自知时，其他团体成员也能立即给他反馈了。他对自己的愤怒情绪越来越有觉知力，也能够逐渐意识到自己的行为与沟通方式对关系所造成的影响。

结论与可能的禁忌

　　我认为这是一项非常有效的干预技术，可以帮助团体成员们学会对自己的语言予以澄清，从而能够对自己和他人有更多的直接体验，增进关系的亲密度。我发现，该技术尤其适用于那些具备多种语言技能的人群。然而，治疗师必须慎重考虑文化和语言的差异性，因为在不同的文化背景下，人们对个体的责任及行为的理解与评价可能存在着巨大的差异。

作者简介

玛莎·吉尔莫，哲学博士，美国注册团体心理治疗师，美国团体心理治疗协会会员，美国加利福尼亚州戴维斯市和萨克拉门托市萨克拉门托心理治疗中心的执证心理学家，美国加州大学戴维斯医学院精神医学系临床教授。

参考文献

Goulding, M. M. & Goulding R. L. (1979). *Changing lives through redecision therapy*. New York: Brunner/Mazel.

Polster, E. & Polster, M. (1973). *Gestalt therapy integrated: Contours of theory and practice*. New York: Brunner/Mazel.

Yalom, I. D. (1995). *The theory and practice of group psychotherapy* (Fourth edition). New York: Basic Books.

在团体中练习新的行为

⊃ 默纳·L. 弗兰克（Myrna L. Frank）

引言

"团体是外部世界的缩影"（Fehr，1999，2003；Yalom & Leszcz，2005），这一理念引导着我们去探索团体成员们在团体内的行为及互动方式与其在团体外情况的相似性。有学者提出，如果将该理念倒转过来也是成立的：团体可以成为新行为及互动方式的练习场，待时机成熟后，成员们再将这些新行为及互动方式应用于外部世界。因此，团体可被视为一个令人感到安全、安心的体验环境，在有意将新行为应用到外部世界之前，成员们可以在此先行练习。虽然这项干预措施是以心理动力学 – 关系理论模型（Greenberg & Mitchell，1998；Rutan & Stone，2001）为基础的，但也可以将其概念化为一种行为层面的干预，这就进一步证实了在团体治疗中采用折中主义的实用价值（Fehr，2003）。

适用人群

这项干预措施尤其适用于长程的治疗团体。在这类团体中，治疗过程可以循序渐进地展开，与此同时，团体契约也可以为治疗工作提供一个安全的氛围。若将该措施应用于短程焦点团体则可能效果不佳。另外，在青少年及成人团体中均可使用这项干预。

干预指南

在准备阶段，治疗师要向来访者们[①] 传达这样一个理念——团体可以成为他们新行为的练习场。治疗师应先给出一个大体的解释，即团体心理治疗可以使来访者们有机会实现共同进步、相互学习、理解自我及他人的行为模式等目标。成员们可以在团体的互动中增进自我觉察，而团体的互动方式与他们在团体外现实生活中的人际互动如出一辙。然后，治疗师应倾听来访者们的反馈，以确保他们都充分理解了团体内外互动的相似性。接下来，治疗师应向来访者们说明，若将自己刚才的解释倒转过来也同样可行并对此进行具体阐述：即鼓励团体成员们用新的互动方式与其他参与者们进行交流；一般情况下，当成员们在团体中发展出足够的安全感时，他们就会选择冒险尝试新行为，而这些冒险行为在团体外的世界中是要予以规避的。最后，治疗师应指出自己认为来访者需要改变的行为，抑或由来访者自己决定有哪些想要去做的改变并在团体中予以练习。使用"练习"这个词汇是很讲究的，因为其所指代的临时性（暂时的／短暂的）可以为来访者们提供一种安全感，对于那些尚未准备好去改变的行为，他们无须承诺一定要做出改变，如此一来就绕过了成员们的阻抗。举例说明，治疗师可以这么说："你以前说过，自己很难跟朋友们敞开心扉地聊天。然而在团体里，久而久之，你会体验到充分的放松和自在，到那时你就可以试着去练习说一些自己平常不会跟朋友去聊的话题。"在来访者实际开启团体之旅前，治疗师无须告知最后这个步骤。

起效机制与成员反馈

这项干预措施在很多方面都能发挥作用，我认为尤其适用于那些在人际互动中缺乏自信、行事冲动和难以建立信任感的患者，干预效果最佳。

自信

团体中一位有替代性创伤（vicarious trauma）病史的患者，从小到大都遵循着母亲的规劝——要"友善待人"，以免惹麻烦。因此，她在团体中的互动风格是与其他成员疏离的。经过几个月的团体治疗，她得以尝试练习其他可替代的互动风格。起初，她还谨慎地试探并预先对另一位成员说："现在，我想试一试新的做法。等会儿我会练习去表达一些自己想说的话，如果有哪些地方可能冒犯到你，请一定要告诉我。"随后，她就试着去表达出自己的

[①] 患者（patient）和来访者（client）可在此互换使用，二者分别源自传统的精神分析理论和更现代的罗杰斯理论。

想法和感受。不出所料地，那位成员接下来也给了她非常正向的反馈，并肯定了她的言论富有见地，对自己的帮助很大。

随着时间的推移，她在团体互动中的参与度有了显著的改善并逐渐形成了一种大胆、善于表达却依然很"友善"的互动风格。有一次，她对团体中一位言辞粗鄙、举止轻浮的成员勇敢地表达了自己的不适感。她认为，这位年轻女性正在摧毁自己曾反复提及的、对一段恋爱关系的渴望。显然，其他团体成员也因为有人站出来发声而如释重负。但在一周后，这位年轻女性就宣布了自己即将要退出团体的决定，并声称本次会谈算是她最后四次团体会谈的第一次[①]。虽然该事件似乎印证了"练习者"母亲当年对"不友善就会惹麻烦"的规劝，但是团体契约使得这位年轻女性与其他成员有充足的时间去探索并澄清自己的感受。在此过程中，这位年轻女性的自我觉察得以提升，她最终选择继续留下来。这个结果也同样鼓舞了"练习者"本人，她对自信表达后的积极结果恢复了信心。据"练习者"分享，她把团体内所习得的互动风格逐渐扩展至团体外的世界，她开始坚持自己的主张，起初是对家里人，而后是朋友，由此自我价值感也得到了提升。

冲动

团体中的一位患者对冲动控制问题极度苦恼，在职场中他也曾为此付出过沉重的代价，可他在团体里仍然惯用那些伤人的话而不自知，和其他成员关系疏远。经过大概六个月的努力，该患者与团体成员之间的联结得以增强，同时，他开始练习自称为"推迟 – 推迟"（postpone-postpone）的情绪控制法。他的用心和努力感染着其他的团体成员，他们也一起帮助他去推迟那些情绪反应；在此过程中，尽管他有过想要表达尖刻言辞的冲动，但团体成员们的鼓励使他得以"忍住"自己的感受与想法。这名患者与团体同伴们的关系得到了显著的改善，一则有力的例证是，他成功地克制了自己想要"斥责"某位新成员的强烈冲动，因为这位新成员总是在团体会谈中滔滔不绝地提出不合时宜的建议。其实，如果他真的这么去做也无可厚非，其他团体成员反而还可能会特别感激他能站出来替大家扮这个黑脸，但他克制住了。接下来，留给团体的任务就是去处理这位新成员难以相处的问题，由此"练习者"的自制力得以增强。类似的改变开始在"练习者"团体外的社交中发生，也逐渐影响了他在职场中的人际互动。

---

① 团体契约包含这条承诺，即患者在做出终止团体的决定后，还需继续参加四次团体会谈。

信任

团体中一位有性虐待史的女性患者，曾在治疗师这里接受过长期的个体治疗，为强化现有的治疗方案，她觉得自己已经做好了每周要参加团体治疗的准备。其实，过去她也曾参加过类似的同质性团体。在准备阶段（Fehr，1999，2003），当得知治疗师所带领的团体也有男性成员时，她表现出了极大的焦虑。治疗师虽对这个问题表达了充分的共情，但同时也给出建议，在不限性别的团体里，她才真正有机会可以去练习如何对男性建立信任感，从而解决自己的问题。

这名患者对此表示质疑，但自己与治疗师之间长期充满安全感的咨访关系却鼓舞着她去尝试新的体验。最初的两次会面中，当仔细观察那些男性成员在团体里的互动时，她会有明显的焦虑感。在第三次会面时，她冒险向团体讲出了自己的性虐待史，就连她自己都很吃惊为什么要这么做，在讲述的过程中，她的眼睛一直盯着治疗师，而治疗师也始终用宽慰的目光注视着她。后来，团体里的男性成员们对她的艰难过往纷纷表达了真诚的理解与悲痛，从而使这名患者的焦虑感得到了明显的缓解。这次互动对她来说可谓是一种深刻的代偿，也让她对男性所有的不由自主的刻板印象发生了极大的动摇，以至于她在接下来的团体中还不厌其烦地向其他成员分享着自己的"顿悟"。这名患者在团体中的练习会继续在个体治疗时被密切跟进；同时，每次她在团体中成功的尝试也都会在个体治疗时收到治疗师的持续肯定。

禁忌

这项干预措施几乎没有任何禁忌，但它的起效机制是什么却是治疗师需要思考的问题。干预的有效性可能与治疗师对时机的把握以及患者的准备程度有关。过早地实施干预有可能会变成旨在促进行为改变的训练，未免显得浮于表象，不得深意。

作者简介

默纳·L.弗兰克，哲学博士，注册团体治疗师，一位富有经验的临床心理学家，在美国新泽西州海兰帕克市私人执业，其服务对象涉及有人际关系困扰、情绪困扰（焦虑、抑郁等）、虐待史以及超重问题的青少年及成人。

参考文献

Fehr, S. S. (1999). *Introduction to Group Therapy: A Practical Guide.* Binghamton, NY: The Haworth Press.

Fehr, S. S. (2003). *Introduction to Group Therapy: A Practical Guide* (Second edition). Binghamton, NY: The Haworth Press.

Greenberg, J. R. & Mitchell, S. A. (1983). *Object Relations in Psychoanalytic Theory.* Cambridge, MA: Harvard University Press.

Rutan, J. S. & Stone, W. N. (2001). *Psychodynamic Group Psychotherapy* (Third edition). New York: Guilford.

Yalom, I. D. & Leszcz, M. (2005). *The Theory and Practice of Group Psychotherapy* (Fifth edition). New York: Basic Books.

66

反阻抗：论其临床表现以及对团体干预和管理的影响

➲ 卡拉·宾纳（Carla Penna）

反阻抗

反阻抗（counterresistance）的概念是由雷克（Racker，1958）所提出的。一般在分析工作中，我们不会把自己的一些观察结果以及对心理动力过程的理解告知患者。考虑到人们对团体技术的领悟力，有时候治疗师的这种节制似乎是适当的；而另一些时候，某些引起治疗师情绪化反应的因素却在发挥着作用，从而影响了干预的实施。因为治疗师会意识到，对一个自己有所抗拒的过程开展治疗工作是有风险的。心理治疗师的阻抗，被称为"反阻抗"，通常与患者对同一情景所产生的阻抗一致，突显了患者最重要的内在冲突部分。换句话说，"反阻抗"可被定义为精神分析师对患者的阻抗表现出了某种认同，即便这个过程也兼有分析师本人的内在冲突部分。"反阻抗"不同于"反移情"，二者是有差异的，前者具体是指在工作期间治疗师发生阻抗的临床表现。

齐默尔曼（zimerman，1993）认为，由于临床医生与部分或整个团体之间可能存在着无意识约定（unconscious pacts），因此团体中的阻抗现象就更趋复杂。一般来说，当团体带领者为了使团体保持平稳而对某些话题、有攻击性或性意味的临床表现避而不谈时，这些有关阻抗的无意识约定就会出现。在心理治疗团体中，带领者也可能会进行过早干预或者使用粉饰太平的手段以服务于某种压制的目的，从而阻碍了团体心理治疗自由流动的过程。如此一来，治疗师反阻抗的行为就有可能阻碍团体成员们去体验重要的团体过程，从而杜绝了基础共情或修复体验在团体内发生的可能。

从"反阻抗"的概念入手，作者将试图展现：在某个临床片段中，治疗师对这种现象的觉察以及随之而来的澄清措施是如何推进团体过程继续开展的。

适用人群

这项干预措施对于有时间限制的以及持续开展的过程团体都是有效的。在各种类型的团体心理治疗中，带领者都需要去关注反阻抗现象。然而，对于那些有退行、攻击性、自恋、边缘型等问题的患者以及有其他严重关系问题的患者，我们在团体工作中应格外谨慎。因为干预时有可能会遭遇更大的挑战，为此治疗师就必须掌握更多的工作技巧。

团体中的阻抗与反阻抗

某个由年轻人组成的分析取向团体接收了一名新成员露西。不久之后，有两个成员几乎同时离开了团体，而后又有两名新成员加入进来。随着他们的到来，露西决定退出，在团体讨论时，她表现出强烈的不满，因为无法认同其他成员所提出的问题。她开始缺席治疗，而这也成了后续几次团体会面的主要议题，因为其他成员都认为她的缺席与自己有关，并对以前发生的事情感到内疚，他们也要求治疗师在和露西的关系中扮演更为积极的角色。治疗师在团体中致电露西，她却为自己的缺席做着冗长而乏味的辩解，把这个场合当成了个人谈话。治疗师试图对这个新出现的情况设定限制。即使已很清楚患者在治疗中遇到的困难，但露西拒绝出席会谈的态度也使治疗师注意到团体设置、团体框架、是否继续保留露西成员身份等问题。由于治疗师极不情愿在团体中致电露西，所以她能否继续参与团体的问题就暴露了出来。治疗师在对露西行为的反阻抗中挣扎着，而反移情则是被露西的行为所激怒，在被警告后露西表现得更差了，这对团体功能的发挥造成了负面的影响。露西拒绝出席团体，但也不退出。她的行为及阻抗把团体的努力消耗殆尽，以至于受到团体和治疗师的反阻抗，用同样的方式回敬她的那一套。考虑到团体解散的风险，这种状况急需予以干预。

干预措施

反阻抗的作用机制正是来自治疗师本人的某种阻抗：对干预、解释、创造意义等治疗工作表现出阻抗，因而违背了团体带领者应有的治疗态度。最终，反阻抗只会致使治疗陷入沉默。

第 1 步：识别反阻抗

治疗师必须检视他所抗拒和感受的是什么，以便识别出自己的反阻抗并清楚地理解在团体过程中发生了什么。在临床片段中，作者／治疗师给出了推迟致电露西的各种原因，直到意识到自己的行为（严重被激怒却对患者表现出过分的热心[①]）不仅仅是反移情的问题，还表现有明显的反阻抗现象存在。

第 2 步：干预

在理解了自己的反阻抗之后，治疗师必须着手进行干预，应向患者或团体坚定地、尽可能清晰地解释团体过程中发生了什么，旨在使被破坏的团体设置得到修复。在偏离团体契约的情况下，必须重申契约可作为维护团体过程的指引。此外，对团体工作的抗拒说明了有重要的阻抗或反阻抗在发挥着作用。在这些情况下，澄清技术可作为基本的干预手段。后来治疗师告知露西，不管借口是什么，如果她仍不参加下一次会面，就会被团体开除。

第 3 步：解释

该步骤的基本任务是理解并解释团体成员之间的多重阻抗和移情，以及他们与治疗师之间的关系。在某种程度上，这些都能揭示出与团体凝聚力及其发展相违背的无意识契约。露西参加了下次会面并说明了缺席的原因。此时她受到了团体的面质，成员们阐释了她的那些模棱两可的行为是如何影响团体过程的，并说明了那些行为的后果。我以一种澄清性的解释介入，告诉露西，包括我在内的所有团体成员都经历过一些对自我的焦虑感。她对团体的所作所为就像她对待自己的生活一样。和露西的状态一致，团体和治疗师也都处于悬而未决的迷惘中。露西通过对拟议的治疗框架表现出阻抗以操纵治疗师，她不出席团体，同时也迫使其他人不得不放弃她。露西的所作所为以及她的阻抗使整个团体的运作陷入瘫痪。

修复后的团体

通过干预，团体得以继续开展，成员们也从中意识到，露西的缺席以及她对团体的漠视实则唤起了他们过往经历中那些被抛弃、愤怒、嫉妒、拒绝与内疚的感受。成员们不断地向

---

① 结合上下文，此处可理解为治疗师没有严格执行团体设置和团体契约。——译者注

露西提问以表达他们的真挚关怀，但也暴露出他们对我微妙而含蓄的指责，因为我没有有效地处理好露西的问题，也失职于对团体进行妥善的管理。团体成员们将来可能会明白，他们其实利用露西的行为来抗拒及回避其他需要解决的问题。最后，我恢复了自己在团体中的状态，并继续推进团体过程的发展。

结论与禁忌

当用分析的方法进行团体心理治疗时，除反移情外，团体治疗师对反阻抗现象的关注也有着至关重要的意义。如果团体治疗师发现自己存在这些反应，他就应该将其视为治疗的罗盘，为干预和解释工作带来指引。团体心理治疗中的反阻抗现象比很多临床医生所认为的更普遍，它与患者在团体情境下的阻抗密切相关，除了明显的反移情问题外，它还在不同程度上干扰了团体移情。

这项干预的禁忌存在于团体治疗师方面。如果他们对团体过程的开展表现出任何的阻抗，那么整个团体都将倾向于认同这种阻抗。因此，治疗师必须有能力容忍及包容团体中所出现的不同程度的焦虑感，但那些潜在的有攻击性或性意味的表现除外。治疗师如果没有意识到自己的阻抗，就会因为回避某些议题或没有对其做出充分的解释而失职。在此情况下，治疗师可能干预过早或是粉饰太平，但这么做只能起到维持团体现状的作用，反而阻碍了患者们随顺团体之流而自然发生的那些修复性、转化性的互动及体验。

作者简介

卡拉·宾纳，哲学博士，巴西里约热内卢州的精神分析师和团体分析师，曾任里约热内卢州巴西团体心理治疗协会和团体分析心理治疗学会主席，也是国际团体分析学会的会员，目前在私人执业。

参考文献

Racker, H. (1958). Counterresistance and Interpretation. *Journal of the American Psychoanalytic Association*. 6 (2), 215–21.

zimerman, D. (1993). Fundamentos Básicos das Grupoterapias. Porto Alegre: Artes Médicas.

101 Interventions
in
Group Therapy
2nd Edition

"当边界呼吸"

○ 理查德·贝克（Richard Beck）

框架或边界

在团体治疗中，我们会从多个层面来思考"框架/边界"的问题（Yalom，1995）。大多数治疗团体一般都会在常规的治疗环境中开展，如执业医生的办公室、门诊、医院或是治疗机构，等等。无论团体的类型以及带领者的理论取向是什么，建立和维护团体框架/边界对于信任感与安全感的发展都是至关重要的。

灾难/创伤团体的特殊之处在于，这类团体很少有条件能够在传统环境下进行，反而通常会在灾难现场或是就近举办，无论是自然灾害（如飓风或龙卷风）抑或是恐怖主义恶行都概莫能外。

作者曾受邀为那些受到灾难性事件（如"9·11"恐怖袭击，毁灭性飓风卡特里娜、威尔玛和丽塔等）冲击的人群开展团体治疗。本文即将探讨的干预措施正取自"9·11"恐怖袭击后在纽约市开展的某个创伤团体。

成员概况

该团体由从事广告业的职员构成，他们的公司总部设在世贸中心双子大楼的最上面几层。这家公司总共失去了250多名职员，而该团体的成员所在的部门失去了60多名朋友和同事。每周二下午 12:00 ~ 13:30，我们就会在该公司位于曼哈顿的新迁的临时办公地举行会面。我接替的是该团体的上一任带领者，他在工作了两个月后就感到"精疲力竭"了。所以，开展团体的场所以及人员构成都不是我可以选择的。我们也需要时常在不同的房间换来换去，因为那间预留的团体活动室经常会被加塞别的公司事务，它们都比我们这个"创伤/丧失团体"更为优先。该团体的成员都是这家广告公司的中高层管理者，他们自愿前来参与团体治疗。在随后的三年间，该团体保留着一部分核心成员，他们每次都会出席会谈，和我共同工作，而其他成员则在他们感觉需要时偶尔过来参加一下。

"你愿意为我们这么做吗"：干预

临近"9·11"恐怖袭击一周年，在此之前，该团体一直都运转得非常好。2002 年的一周年纪念日是星期三，而该团体自成立以来都是在每周二进行会面的。那时，不仅仅在这家失去了很多职员的公司，甚至就连整个纽约市，都被到处弥漫着的无以言喻的情绪所笼罩。单是在曼哈顿，就可以明显地感觉到那种焦虑和紧张，以至于你都想用把刀将这种情绪割断。没有人知道纪念日当天是否还会再经历一场袭击，但从情绪上看，好像每个纽约人都在期待着会发生点什么。在一周年纪念日的前一周，有位成员提出了一个问题："自'9·11'以来，我们一直都在乔酒吧聚会，每周几次，那是我们能够真正缅怀和哀悼那些逝去的朋友和同事的场所。大家都希望在一周年纪念日的时候，你能在那里举办我们的创伤/丧失团体。我们也想邀请公司其他职员加入团体一起哀悼。你愿意为我们这么做吗？"

起初，我对这个请求感到吃惊，然后回复他们："请给我一点时间考虑一下，但不管怎样，你们能邀请我来参加这次的周年纪念仪式，我都深感荣幸。"因为我再次纠结着"框架/边界"的问题。真的要在酒吧里做团体治疗？难道我在他们的工作时间、在他们的办公室里做团体治疗，边界延展得还不够吗？

如何回应

后来我回应道：我很乐意，也很荣幸能在他们的"神圣空间"里开展团体，并期待着下周在乔酒吧与他们会面。2002 年 9 月 10 日，星期二，所有团体成员都聚集在乔酒吧，我和他们一起喝着啤酒，并为他们部门和公司里那些逝去的生命与回忆干杯。对我来说，这是一次永生难忘的团体经验。

结论与禁忌

这个特殊的团体使我融入其中，让我有机会在他们的哀悼之所和他们一起诉说哀伤。成员们都感到同我之间的联结更加紧密了；整个团体（包括带领者在内）的凝聚力愈发增强。团体成员们都感受到了带领者的理解与接纳，而至于他们的哀悼方式或时间选择，带领者也从未做出过任何的评判。

这项干预措施的禁忌与我这个带领者有关。在决定要扩展该团体的物理边界时，我反而对这个选择（延展边界，在酒吧会面）深感羞愧，然而，当我向一些来自全国各地的杰出同行探讨这个情景时，他们所给予的反馈都是高度肯定："你做了正确的事，在酒吧里！"如果我当时选择严格恪守团体边界的话，成员们则有可能会感到更加受伤。

边界，正如 2005 年塞西尔·赖斯（Cecil Rice）在东部团体心理治疗学会（Eastern Group Psychotherapy Society，EGPS）工作坊上所说的那样："必须是会呼吸的，否则它们的存在就会变得像是一块块冷酷的破瓦残砾，将会阻碍团体治疗的过程。或者用我惯用的那句话，它们就像鸣锣响钹 [①]，'失去了爱'。"我对此观点深有同感，就像我最后决定在周年纪念时同意成员们去乔酒吧举办团体所做的那样。

作者简介

理查德·贝克，研究心理创伤以及相关团体治疗实践的治疗师，他在美国哥伦比亚大学任教，曾在美国国内外发表过多篇创伤相关的论文并受邀发言。

参考文献

Rice, C. (2005, November). A Master's Circle: *Learning from the Changing Thinking of Senior Therapists.* Paper presented at an EGPS Annual Conference Workshop, New York.

Yalom, I. (1995). *The Theory and Practice of Group Psychotherapy* (Fourth edition). New York: Basic Books.

---

① 指只发出声音，没有生命力，没有什么价值。——译者注

68

"你说我应该告诉她我对她的看法，是什么意思"：开展关于人际过程的心理教育团体

⊃ 安妮·M. 斯洛克姆·麦克尼尼

（Anne M. Slocum McEneaney）

一则教学故事

通过动力取向心理治疗团体而获得的人际学习（interpersonal learning），虽已被患者和治疗师证实是他们在团体治疗中最重要的收获（Yalom，1995），但很多参加团体的患者们，对于该过程是如何发生的，却尚未有一个清晰的认知。一旦向他们解释这是通过分享自己在团体中的体会来实现的（包括自己对他人的印象和反应，以及尽可能开放地听取他人对自己的印象和反应），大多数患者都会感到好奇，但也会有所顾虑。即便对此很感兴趣，很多人其实并不清楚敞开心扉会对自己或他人带来怎样的影响，也不了解这将如何转化为发现新的自我认知，从而改变未来的行为并提高人际关系的质量。本文所介绍的干预措施会用到一则教学故事（teaching tale）作为示例，用以说明在团体中的一个冲突事件是如何为当事人及其他成员带来人际学习和成长的。面向患者人群开展关于人际过程的心理教育团体效果很好，既可以揭开团体心理治疗的神秘面纱（Rutan & Stone，1993），又可以通过示例展现出那些能促进人际成长的团体行为。

适用人群

这项干预措施适用于任何心理治疗团体。只要成员能在"此时此地"专注于人际互动的

过程，从而对自己与他人之间的关系形成更好的理解，有所收获，那么这项干预就是有效的。该措施已被成功地应用于长程开放式团体以及有时间限制的团体，对青少年及成人均适用。

一则心理教育干预故事

在用概念性术语解释了何为团体过程后，带领者继续说："我将用一个案例予以说明"，然后分享如下内容。

这是很多年前发生在一个有进食障碍的女性团体 ① 中的故事。这些成员已经开展过五次团体会谈，她们彼此有很多相似之处，也会以非评判的态度去理解对方，因此很快就热络起来。但是，在后续的一次会谈中，几位成员开始提出自己的疑惑："我们该何去何从？这里可以谈论一些我不确定其他人也会分享并且理解的事情吗？更深入的交流是否安全？"

大家自然会因为这些想法而变得焦虑，特别是团体里有两位成员，她们用迥然相异的方式来克制自己的焦虑情绪。其中一位变得安静，沉默寡言，始终靠着椅背坐着；她显然在专注地倾听别人正说些什么，但也很明显不愿加入其中。另一位成员性格很外向，她开始努力地想要跟别人有所互动。团体里跟她关系最疏远的成员（当然，就是上述那位非常安静的成员）引起了她的注意，于是她开始不断地向其提问。

就这样，交互作用开始了。外向的成员向那位安静的成员连珠炮似的发问，问的都是有关那位成员以前在团体里所分享的内容。安静的成员先是给出了简短的回复，然后是单音节的个别词，最后她忍无可忍地说："让我静静。"发问的成员在那里不置可否，两人都变得愈发生气，房间里的紧张气氛也随之加剧，其他团体成员越来越觉得难受。几分钟后，待两人稍做休整，我请她们向大家分享了对该互动过程的体会、思考和感受。

她们几乎都说了同样的话："我觉得很焦虑，当焦虑的时候，我就会（缄默不语 / 试着与人交流）。我猜想她不喜欢这样，她也不喜欢我，我也不喜欢她。"然而，在听完对方的发言后，她们都领悟到了一些有关自己的重要信息。

对人际互动的反馈

首先，两人都意识到，她原以为对方之所以会这么做是因为不喜欢她。听了彼此的分享

---

① 该示例虽是进食障碍团体，却与任何动力取向心理治疗团体都具有相关性。

后，她们都"恍然大悟"，对方只是在通过这样的方式表达焦虑罢了，真的与个人无关。

其次，两人都觉察到并坦承了这一点，即这种处理焦虑的方式导致了她不喜欢也不想要的后果，而且自己也曾因此受到过伤害。她们两人以前都有过被心心念念想要加入的社交团体排挤在外的经历，正是因为在处理焦虑情绪时自己会变得孤僻或咄咄逼人，才会受到拒绝。

最后，两人在下次的会谈中都自发地分享道，如果上周团体结束时带着愤怒离开，她可能会在接下来的好几天里用暴饮暴食的行为去发泄自己的负面情绪。然而，上次会谈时两人都有机会把自己的真实感受讲出来，从而对自己和他人产生了新的认知，因此她们就不再会有暴饮暴食的冲动。感受是需要在感受层面上处理的，而不是从行动层面上去做点什么。

其他团体成员则认为这段经历对他们而言同样有益，既可以实现替代学习，又可以帮助他们去处理有关自身恐惧和回避冲突的议题（上次会谈时，待当事人发言后，团体成员们也针对这些议题进行了探讨）。

结论与禁忌

这种关于人际过程的心理教育案例，对于那些具备一定抽象与内省能力的潜在团体成员而言是非常有效的，但他们可能并不熟悉或是不习惯与他人一起分享自己的想法（尤其是感性层面的，因文化而异），也可能并不理解在心理治疗团体中这么做所带来的人际益处。

这项干预措施不适用于那些缺乏一定认知能力的人群，若连干预所使用的案例故事都难以理解的话，自然也无法弄清楚该故事对人际互动的影响，可能这就是该措施的禁忌。

作者简介

安妮·M. 斯洛克姆·麦克尼尼，哲学博士，临床心理学家，美国团体心理治疗协会会员，在团体心理治疗、进食障碍以及心理治疗中的躯体化等领域开展写作、授课、督导及带领工作坊等业务。

参考文献

Rutan, J.S. & Stone, W. (1993). *Psychodynamic group psychotherapy* (Second edition). New York: The Guilford Press.

Yalom, I. (1995). *The theory and practice of group psychotherapy* (Fourth edition). New York: Basic Books.

提供建议

➲ 罗素·霍芬伯格（Russell Hopfenberg）

我该怎么办

"我该怎么办"是患者经常向治疗师提出的问题。在对患者共情的过程中，治疗师也可能会问自己"我该怎么办"，甚至可能会试着给出建议。然而，在对患者的问题本质没有充分把握之前，治疗师就贸然行动的做法归根结底是缺乏共情的。这些建议往往不能反映患者的内在现实（Alonso & Rutan, 1996）。事实上，他们所遭遇的困境也许正是生命里那些未被察觉的课题。因此，治疗师与其直接回答"我该怎么办"，还不如对患者的经历进行谨慎的评估，这将对他们更有帮助。

在团体中，治疗师想要探索并揭示出那些造成某个成员困境的问题本质，这个治疗设想似乎往往会被其他成员的无心之举所破坏，因为他们总是想方设法地减少团体过程中难免会出现的焦虑感。在团体成员们所使用的办法中，有一种是向提问者直接回答"我该怎么办"或者给出建议。乍一看，这么做似乎破坏了治疗的目的，因此一些团体治疗师并不鼓励成员之间相互提供建议。毕竟，很多患者曾经从家人、朋友、广播谈话类节目和自助书籍中寻求过建议，但是那些细致体贴的建议并未有效地帮助他解决自己的问题。然而，在治疗团体中，成员们对其他成员的建议却有机会成为他们进一步探索自我的重要工具。

成员概况

以下所描述的干预措施被应用于某个动力取向的治疗团体。适用该措施的患者必须具备一定的内省能力以及整合抽象概念的认知能力。

案例

A 先生在一个持续开展的治疗团体中已有两年时间。他离婚后，曾多次与前妻就未成年子女的监护权和探视权问题发生过法律纠纷。A 先生已被解雇，靠着一部分积蓄和遗产过活。他总是对一些家庭需要疏于照料，对事业和社交生活也毫无兴致。团体成员及带领者都认为 A 先生在用这种被动（有时是主动）的方式破坏自己的人生，所有人都很关心他的未来走向。

B 先生参加团体是因为他在婚姻生活和事业发展上都很不顺。多年来，他换过很多工作，每次遭到指责都会使他变得焦虑易怒。如果他发现自己做得很好，竟然也会产生高度的焦虑感。不管什么情况，B 先生都会选择辞职，然后再另找一份工作。然而，新工作往往让他觉得既没成就感，也没得到满意的经济回报。他的做法导致了好几次夫妻冲突。A 先生和 B 先生的原生家庭都有一位极其吹毛求疵的父亲，他们时不时地就会遭到辱骂。虽然也能体会到母爱，但却夹杂着消极的贬损。

后来，A 先生找到了一份他认为对个人发展蛮不错的工作，然后开始上班。团体成员们都给予了他很多的支持与鼓励。随着时间的推移，A 先生明显地不愿意从事或者可能无法胜任一些基本的工作要求，面临被解雇的风险。他把大量的时间消耗在行政琐事上，很少或根本没有时间去处理那些更重要的事务。他不愿改变自己的行为或是对雇主的看法。成员们继续支持着 A 先生，鼓励他试着去理解自己的既定模式。B 先生随后说："这正是你必须要做的。你显然是在回避对工作的责任。你必须使出浑身解数来自助。我的意思是，你要站起来，挪步到老板的办公室，然后婉转地请求他的帮助和反馈。"A 先生对此回复道："我以前也得到过类似的建议，但我依然感觉这几乎是不可能办到的事。"

干预措施

干预的基本流程如下：

- A 先生提出了一个难题；
- B 先生提供建议；

- 带领者对此建议表达认同，并间接地建议 B 先生听从自己的意见。

在这个案例中，B 先生提出了一些合理的建议，但有可能会打断 A 先生的进一步探索。可以发现，B 先生所提出的建议实则与他自己的困境有关，矛盾的是，这些建议却是针对 A 先生的。治疗师接着说："A 先生，这是 B 先生给你提出的重要建议，你应该听听他怎么说。也许将来有一天，B 先生也会听从自己的意见呢。"

成员反馈

继续这个案例，B 先生回复说："是的，我知道，我也是这么做的。我猜想这也是为什么 A 先生的经历这么能触动我。我也听到过类似的建议，但却很难办到。"然后，B 先生和 A 先生以及其他团体成员都开始对过去发生过的类似的困境重新检视。

患者们一般会通过反思自身的行为模式以及过往的经历来对该措施予以回应。提供建议者也曾遇到过类似的困难而且"知道该怎么办"，显然，这就说明问题的原因并不是因为胜任力有限或个人能力有问题。成员们提供建议的潜在目的实则是为了回避在探索困境对于患者的意义时他们自身所触发的内在感受。这项干预措施抵挡了回避的发生，从而激发了团体成员们对自我和彼此的好奇心。

结论与禁忌

治疗的中立性一般会通过说明它不是什么来予以界定。例如，某个否定句式的定义是——中立性"不是提供建议"（Alonso & Rutan，1996）。在治疗团体中，即便带领者不会提供建议，但很难确保团体成员们不会这么做。从理论上讲，只有当提供建议者对被建议者的困境产生共鸣时，他才会提供建议。应用这项干预措施时需要去考虑团体成员们目前的困境以及过往的问题。虽然该措施没有明显的禁忌，但那种不加区分地滥用建议进行干预的做法，可能会让团体成员们认为治疗师是毫无诚意的。如果带领者评估团体中存在着对某类问题的镜映时，上述干预措施则有望能开启一场内涵丰富的探索对话。

作者简介

罗素·霍芬伯格，哲学博士，注册团体心理治疗师，美国团体心理治疗协会会员，现任美国杜克大学医学心理学专业咨询副教授并讲授团体心理治疗课程。他是美国卡罗来纳团体心理治疗协会的前任主席、美国团体心理治疗协会的前任委员，在美国北卡罗来纳州罗利市私人执业。

参考文献

Alonso, A. & Rutan, J.S. (1996). Activity/Nonactivity and the Group Therapist: "Don't Just Do Something, Sit There." Group, 20, 43–55.

70

搭桥技术：避免出现替罪羊

➲ 梅丽莎·布莱克（Melissa Black）

好的替罪羊几乎和解决问题的办法一样受欢迎。

佚名

　　替罪羊（scapegoat）的概念是指，团体中的大多数成员对某位成员表现出一致的厌恶或敌意，这种现象通常被误认为是"针对"某位成员的，而没有思考这是否属于团体和某位成员之间的共谋（Gans，1989）。替罪羊的角色通常是由团体中的其他成员强加给某位成员的，从而就可以否认他们自身可能正在经历着的消极的念头、感受或行为。然而，对于替罪羊来说，无意识地触发他人的敌意可能是自身为了回避建立那些积极的人际联结，而这往往是他对原生家庭中消极关系模式的复制。团体如果默许了让替罪羊承担所有的敌意，其他成员就有可能陷入情感上的割裂，从而无法处理自己的消极想法与感受。最后，那位扮演替罪羊的成员则往往会一走了之。

　　在团体心理治疗中，搭桥（bridging）技术被定义为"任何旨在加强成员之间情感联系的技术，或是发展以前不存在的联系的技术"（Ormont，1992）。作为团体治疗师，我们很清楚，越能激发成员之间的互动，就越能在当下和未来的团体生活中创造出开展治疗工作的可能。搭桥技术通常用于将成员的关注点从带领者身上转移到他们自身。当团体做好准备要从依赖带领者的初期阶段过渡到更成熟的治疗团体时，该技术尤其有效。不过，搭桥技术可被应用于所有的团体发展阶段。下文的干预措施就展示了在团体发展后期如何应用搭桥技术来避免出现具有潜在破坏性的、找替罪羊的情形。

干预措施

同事向我转介了一名叫道格的患者，他因为种种原因必须终止现在的团体。道格以前还曾参加过四个治疗团体，但却总是发现自己会成为团体发泄愤怒和敌意的目标。虽然他没有看到这种模式，但类似的现象总是在他轻慢地炫耀着自己的经历时出现，例如，多次婚内出轨、将继承来的财富挥金如土地拿去赌博，以及他最后还口口声声地说爱着自己的妻子。在每周会面时，这位善于抓取别人关注且能说会道的男士，几乎每次都是在没被邀请的情况下就主动地开讲他的"传记"。当观察团体成员们的反应时，我可以觉察到其他已婚男性成员的自以为义以及来自女性成员的敌意。同时，我也默默观察着道格对团体最初某些评论的反应，例如"我真不敢相信你的妻子一直跟你生活在一起，要是我早就离开了"。一位女性成员在讲这句话的时候，其他人都纷纷点头以示认同，其中一位男性成员也就"婚姻的道德承诺"发表了长篇大论，获得了团体的一致肯定。道格立马开始了一场情绪激昂的防御演说，为自己的行为辩解。我逐渐感觉到团体里有人在找替罪羊，也很清楚，如果我没能找到一种有效的干预办法，最终这里将会成为第五个"辜负"道格的团体，他可能会觉得如释重负却又会无比失落。

我知道，倘若我直接介入，他很容易继续充当替罪羊的角色，而且还会认为其他人不够理解他，并因此将我从团体里分裂出来，毕竟我是这里唯一真正理解他的人。

所以，我挑选了看上去对他的故事最深恶痛绝的一位女性成员，然后对她说："芭芭拉，根据你以前的经历，肯定有理由对道格的做法感到愤怒和憎恶，但我想听听，你认为道格今晚还想得到点什么？"

芭芭拉是一位三十出头漂亮性感的女性，她频繁地发现伴侣不忠，不甚明朗的关系是驱使她参加团体的强烈需求。从十几岁开始，她就善用自己的美貌和性感来吸引身边的男性，撩拨并玩弄他们，以避免直视内心的空虚。那些男性最后都成了二人关系当中单方面付出的牺牲品。在芭芭拉自以为的"拯救灰姑娘式"的几段恋爱关系中，不出所料地，她都遭遇了不忠。这就造成了她再一次体验到孤独、孤立和绝望，从而开动了对这座城市里那些倒霉男性的再一次攻击。

在我说完之后，芭芭拉静默沉思了片刻，然后转而向道格说："我知道你一定感到害怕和空虚，因为当我从那些战利品中全身而退时，我会感到后怕与孤独。我希望这个团体可以帮助你变得勇敢起来，让我们有机会见到真实的你。"这句话使道格就像失去了风能的帆船手一样平息下来，这是他第一次在团体里一言不发。另一位成员此刻话锋一转："你的生活像是肥皂剧——浮于表面，毫无意义，总是在寻找下一次收视高峰。真不敢想象，这也未免太悲哀了。"

团体成员的发言使道格默不作声，他也意识到团体的互动方向骤然改变。很多成员加入了讨论，他们说自己害怕在团体中敞开心扉，害怕过自己的生活，甚至对那些他们试图让团体讨厌或惩罚自己的所作所为感到后怕。最后，道格也表达了自己的焦虑，他不知道该做点什么，或是该说些什么。这时他得到了团体的接纳，那个曾表现得最自以为义且满口"仁义道德"的男性成员对他说："伙计，欢迎来到现实世界。"

典型反馈

在有效的情况下，该技术典型的作用就是会改变团体情感矩阵（emotional matrix）的流动性和基调。当成员们过分依赖团体带领者或者出现将某位成员或某些成员当作替罪羊的情形时，这项技术会尤其有效。对你认为可能会产生共情联结的个体或团体应用搭桥技术是很关键的，通常带领者会依据个体常见的防御风格做出判断。如果建立联系的努力被拒绝，搭桥技术则可能会落空，实际会增加寻找替罪羊的可能性。事实上，在干预过程中，如果我挑选了一位对自己的亲密及依赖问题鲜有反思的成员，则可能会加剧他人对道格的敌意。毕竟，有谁愿意和一个自认做了这种龌龊事，还可能有性格缺陷的人为伍呢！

可能的禁忌

在团体中应用搭桥技术以及处理替罪羊的问题时，需要考虑团体的发展阶段，这很重要。在早期存在愤怒、冲突或其他负面情绪的团体中，除非你有意让团队成员们在一起讨论对带领者的愤怒，否则最好是能直接地处理负面情绪，并将其引向作为带领者的你自己。在团体初期，成员们可能还做不到与团体带领者之间的分离和自主，因而不能对被认为有情感风险的成员提供支持。

在初建团体中，如果某位成员把自己当成了潜在的替罪羊，那么他当然需要带领者的介入以避免受到团体的排斥。在团体发展的早期阶段，如能直接在带领者与团体之间以限定投射而非探索团体内共谋关系的方式实施该措施，则效果最好。

作者简介

梅丽莎·布莱克博士是一名执证临床心理学家和注册团体心理治疗师。她是私人执业者，也是美国得克萨斯州达拉斯市团体分析实践机构的治疗师。她同时还兼任该市得州大学西南医学中心精神病学的临床教授。

参考文献

Gans, J. (1989). Hostility in Group Psychotherapy. *The International Journal of Group Psychotherapy*, 39(4), 499–516.

Ormont, L. (1992). *The Group Therapy Experience from Theory to Practice*. New York: St. Martin's Press.

101 Interventions
in
Group Therapy
2nd Edition

"我……"技术

➲ 玛格丽特·M.波斯特伟特〔Margaret M. Postlewaite〕

提高觉知力与责任感

我要求团体成员在讲每句话的时候用"我"来开头。这项干预旨在加强团体成员之间的交流，提高他们对自己的想法、感受和行为的觉知力与责任感。在处理基本问题以及复杂程度更高的问题时，都可以考虑使用这项干预，尤其适用于团体治疗，效果卓著。

当今社会，人们习惯说着"别人让我感觉怎么样……"或"他让我……"，这些"以他人为导向"的言语风格削弱了个体表达的直接性。因此，在表达想法、坦承感受、决定自己的行为反应等方面，我有意鼓励团体成员们去扮演自己的角色。"我"的应用可以增加人际互动的即时性。亚隆（Yalom，1995）曾提到过，这种对"此时此地"的关注为人际学习提供了最好的机会。这项干预措施被我称为"我……"（I's）技术，正是对"此时此地"经验的特别强化。

适用人群

"我……"技术适用于各种不同的团体，例如，过程取向团体、治疗团体、培训、工作坊、沟通技巧类团体、特定主题团体、养育类团体、青少年团体、亲子或家庭团体，等等。在很多情况下，该技术都有可能成为极其有效的治疗工具，如个体治疗、夫妻咨询与治疗等。从团体初期就可以使用该技术，而且团体的各个阶段也均适用，尤其当带领者察觉到成员之间普遍使用"你"开头的句子时则更要用到。当团体或某位成员指责其他成员时，我会用"我……"技术来予以干预；当他们开始指责不在场的家庭成员或朋友时，我也会用"我……"技术来干预。

干预措施

在向团体成员们介绍这一理念时，我会强调该词有比语义更重要的意义。使用"我"不仅仅是单词的改变，更是呈现了一种不同的沟通方式，可以改变人与人之间沟通的本质，变得更清晰、更坦诚。

我邀请团体成员们练习使用"我"而非"你"来开启团体里的每次发言（或只在接下来的15分钟内这么做）。当他们努力纠正时，我会介入并辅助他们重新措辞，随着应用越来越熟练，我的角色也会逐渐淡出，团体成员们已经可以帮助彼此去践行这个理念了。

干预应用举例

这项干预措施可被应用于很多不同的场合，效果很好。

当某成员带着强烈的情绪讲话时，治疗师可以向其示范如何恰当地回应：

某成员（对另一位成员）：你怒气冲冲地大喊，让我很不舒服！

治疗师（示范回应）：当你提高语调时，我感到很不舒服，听上去你在发怒。

当某成员提出意见反馈时：

某成员：我觉得你喜欢当这个团体的负责人！

治疗师：当你用这样权威的方式讲话时，我感到很嫉妒。

当某成员希望另一位成员做出行为改变时：

某成员：你能别再幸灾乐祸地笑吗？别那样看着我！

治疗师：当你笑的时候，我把它看成幸灾乐祸，我觉得自己不被尊重，我想知道更多你对我的感觉。

（另一位成员可能会回复）：我笑是因为对你的喜欢，我喜欢你讲话的方式。

接下来，作为对上述互动的反馈，我可能会鼓励团体成员们去探索他们的发言和感受，从而激发他们对内在的探索："是什么触发了我的内在感受，我想知道更多。"

当某位成员用"你"来谈论自己的行为时：

某成员：当你生气时，你很想发泄出来，但你却一言不发。你为什么不能大声说出来？

治疗师：试着把你刚才陈述中的"你什么什么"换成"我什么什么"。

某成员：当我生气时，我不会发泄出来，而是保持缄默。我想知道我们是不是很像。

（治疗师向团体发问）：花点时间想想，通过嵌入"我"，上述陈述听起来有什么不同吗？你注意到了什么？

随着时间的推移，团体成员们学会了倾听语言的差异并以"我……"的陈述句做出回应。由于沟通中使用"我"往往会让人觉得不太有威胁性，因此带来的沟通阻力更少，从而增加了成员们倾听彼此的可能性。团体成员们不再通过一味地向对方发问来维系互动，而是用"我……"来继续对话。

有时也需要提醒团体成员们，如果"你"这个词存在于陈述句的前4～5个单词内，那么这句话就有可能并不属于"我"的语句。一般情况下，这就是托马斯·戈登（Thomas Gordon，1975）所描述的"乔装打扮的'你'的语句"，例如，"我认为你……我觉得你……你是……我希望你能……"这样的陈述都需要重新措辞，改用"我"来表达自己的感受，或是在"我"之后紧随其他的"我"，例如，"我被你刚才讲的话深深打动了""我想我只是在我觉得很不舒服的时候开了个玩笑来躲避你的目光"。

配套干预

与"我……"技术相结合，我在团体中所使用的另一种简单的干预技术就是引导成员们（包括我本人）使用陈述句而非问句（Bernstein，personal communication，1998；Roth，1997）。每个问题的背后都隐藏着一些信息。当成员们被要求用陈述句来表述问题时，他们之间联系的开放度、强度和清晰度都会相应提高。使用陈述句，再用上"我……"这种方式降低了人际防御，并可以使成员们意识到，他们需要对自己的想法和感受负责。通过了解个体的行为如何影响他人，以及保持探索而非质问的态度，团体就得以达成更深层的理解并共同解决问题。用"我"的陈述句，而非问句，可以实现相互探索的过程。

某成员：为什么你要告诉我们有关_____的故事？

治疗师：当你告诉我们你过去的经历时，我为发生在你身上的事感到难过。

这两种技术可以很好地融合在一起。使用陈述句也可以帮助成员们避免躲在问题背后。

禁忌与建议

从团体治疗到日常交流，"我……"这个技术适用于所有场合。作为一名治疗师，在生活中应用这项技术的次数越多，在团体互动中运用这一技术的能力就越强。通过更多的练习，我发现自己可以更有效地应对团体里那些高度紧张的情绪时刻。对于治疗师而言，这项技术可以给我们带来思维和表达上的快速转变。随着熟练程度的提高，我们将会通过"耳朵""听到"更丰富的对话，熟能生巧。我尚未发现这项技术有任何禁忌，但很重要的一点是，治疗师要能意识到团体成员们的自我力量。

我越来越察觉到，我们所在的社会对这项重要技能的应用程度如此之低。在我所带领的治疗、督导、咨询等不同的团体中，应用"我……"技术可以显著地强化团体已付出的努力。推荐应用"我……"这个技术！

作者简介

玛格丽特·M.波斯特伟特，哲学博士，注册团体心理治疗师，美国团体心理治疗协会会员，她在美国纽约州怀特普莱恩斯市私人执业，专职从事个体和团体心理治疗、精神分析及督导等相关业务。除在会议中发言并举办工作坊外，她还向机构和组织提供团体和个体治疗的咨询。

参考文献

Gordon, T. (1975). *P.E.T. Parent Effectiveness Training: The Tested New Way to Raise Responsible Children.* New York: New American Library.
Roth, B. (1997). Personal observation of demonstration group run at EGPS Annual Conference.
Yalom, I. D. (1995). *The Theory and Practice of Group Psychotherapy* (Fourth edition). New York: Basic Books.

72

将艺术治疗应用于女性赋能团体

➲ 塔尔·施瓦茨（Tal Schwartz）

情感之旅

艺术治疗是一趟体验（experience）上的情感之旅，它强调做的过程，并以此作为通向最终产物（final product）的路径。在女性团体中使用"体验"投射工具的做法是基于这样一种理念：实施干预的目的在于获得某种"最终产物"，即帮助女性成长以使其达到充满自我觉知、拥有高自我意象（为了能去学习或工作）的更好的生命状态。本文所介绍的干预措施主要关注过程体验，是一趟对情感、潜意识、隐喻和象征世界的探索旅程（Jung，1978）。

这项干预措施是以艺术行为（活动）、对创造性材料的应用以及治疗师是否具备引导患者开展自我对话的能力为基础的。

艺术是一种非言语的交流形式。通过艺术，个体开启了与其他团体成员的互动，交流彼此的内在情感世界，而无须借助言语媒介作为潜在空间[①]（Winnicott，1995）。

[①] 潜在空间（potential space）由温尼科特提出，他认为，在分析治疗乃至所有人际关系中，沟通发生的前提是"潜在空间"的存在。这是一种心灵状态，在其中幻想与现实、我与非我存在一种辩证关系，象征符号就产生在潜在空间中，而这些象征符号就是沟通最基本的工具。——译者注

团体概况

这些团体中的女性年龄从 30 ~ 50 岁不等，每个团体平均有 15 位成员，开展 25 次团体会谈。这些女性基本上都是家庭主妇，她们都背负着一种不满现状、低自我意象和低自我肯定的感受加入团体。

由于结婚时太年轻，她们没有机会去发展自己独当一面的事业，因而不论在经济上还是情感上她们都对自己的丈夫有所依赖。

这项干预适用于那些以叙事的方式探讨人生经历的团体，旨在探索与发现来访者充满创造性和健康的部分，在一般的治疗团体中也都可开展，男女不限。

干预措施

将艺术作品及其象征意义当作一条贯穿过去、现在与未来的时间线，并以此作为个体及团体经验的沟通要素（Bion，1961）。

材料

在团体伊始，我会提供给团体成员们一些艺术创作的材料，比如各种各样、大小不等的彩色纸张等。这些女性成员被提前告知要带上自己的童年照片前来。在团体中，请她们使用上述材料，通过人物塑造和隐喻来展现自己的人生故事。

团体会谈的过程包含三个阶段：过去、现在和未来。

第 1 步

在第一阶段，成员们需要将自己与私下的昵称联系起来。凭感觉在一张纸上画出自己的昵称并涂上颜色。其间，可以引导成员们去思考一些问题，如"我把昵称画在纸的哪个部分了"，还有其他诸如此类的问题，如昵称所占页面的大小比例、留白比例、所选颜色、用什么材料装点，等等。所有这些提问都将有助于唤起当事人的思考与情感，促进成员们的"自我检视"，例如，"在生活中以及现在的团体中，我把自己定位在哪里"。

第 2 步

在第二阶段，请这些女性前来参加团体时带上一张自己小时候的照片。我一般会把这些照片扫描出来，再将其放大，然后打印一份黑白的和一份彩色的。放大处理将有助于成员们进行观察，尤其是看到照片当中儿时自己的各种细节。她们可以在自己的生命故事中使用这些不同的照片并将其作为某种象征。

第 3 步

除了照片之外，我还为成员们准备了一首诗歌，并以此作为讨论的基础，将过去和现在联结起来。这些被挑选出来的诗歌都与童年被遗忘的经历有关，涉及一些回忆和景象，但不会提及具体的时间和地点，以便每位成员都能对照该诗歌所体现的中心思想产生与自己经历相关的联想，以此来激发她们再次回到某些被遗忘的童年片段。你也可以选择使用任何一首与患者所在地域或文化相关的童年歌谣。

第 4 步

请成员们从诗歌中拣择出某个词语或是一个相关的句子，并在诗歌与照片里儿时的自己之间创造一种情感及概念上的整合。该步骤会开展团体对话与自我对话，主要探讨那些由词语和照片的关联所创作出来的故事。其间，可以引导成员们去思考一些问题，如"这个孩子把什么丢在了被遗忘的童年里？回到过去她是谁呢？她对自己的梦想和期望是什么？她在原生家庭里处于什么地位"，等等。这部分提问唤起了成员们的怀旧、微笑与苦楚。此刻干预的重点应放在去发现在这些女性当中谁是具有社交领导技能的人，以及在她的生命历程中究竟发生了什么（即创伤、内摄、相关的家庭模式等）才导致她放弃了这一切。

第 5 步

与过去的联结可以触及团体里非常亲密和微妙的质感，也会触及成员们的个人生活。在该步骤，他们需要创作一条新的生命线—— 一根联结过去和现在的绳子，作为"脐带"的象征。这条"脐带"可以是某种味道、气味、祝福或是成员们从自己的童年及现在的环境中收集而来的各种不同的材料。一项非常重要的干预内容是给这个部分创造一个充满意义的时空，使上述所有的收集品都能像在展览中被创作和展示一样。这部分需要成员们倾注大量的努力以直面并探索自己难以实现发展任务及进步的原因，因此是非常激动人心的环节。

第 6 步

我用"屏障"（curtain）一词来代指被困住的感受。这个屏障遮挡在自我实现与现状之间，即在渴望、梦想、幻想与成员们的现实境遇之间有一道屏障，为了去到另一边，她们就必须要穿越这道屏障。

请这些女性通过象征隐喻的方式去检查自己想象中的屏障（其透明度如何，质硬还是柔软等）并选择相应的材料用以制作。请她们把各种不同的材料带进房间：有刺的荆棘、不同密度的网等；整个团体都在为见证这个由表（表象）及里（内在）的过程而付出努力。最后，作为该步骤的尾声，这些女性要鼓起勇气迫使自己去穿越那道屏障以彰显自我力量，她们能够直面过去，并把那些经历视作实现自我成长的必经之路。在后续团体治疗的过程中，她们甚至开始思考未来，寻找学习和工作的机会。

典型反馈与结论

这项干预的各个步骤结合治疗师本人的工作技巧，使成员们发自内心地产生了责任感、参与感以及探索自我和现有潜能的意识，从而帮助她们以崭新的视角来审视自己。这项干预措施不需要任何的绘画或涂鸦技巧，但参与者们必须要有唤醒内在自我的动机。这些女性成员在团体中所经历的多重感官体验，使她们感受到了重生、力量与赋能。

禁忌

团体成员们普遍认为这项干预措施的过程体验充满了积极的力量，为自己抑或其他成员开启了崭新的生命探索。事实上，唯一的禁忌是可能会涉及使用隐喻、象征和想象的新体验。但随着时间的推移和练习的增加，这些女性貌似很容易就发展出了这种能力。然而，对于有些女性而言，其成人世界已变得太过具象，就难免会在刚开始表现创造力的时候感到困难，但在这种范式下的练习将有助于她们从具象到抽象的转变。

作者简介

塔尔·施瓦茨，博士，执证艺术治疗师，家庭和夫妻心理治疗师，私人执业者。他是以色列古里昂大学的教授，并在该校社会工作与艺术治疗研究中心面向研究生开设艺术治疗和团体治疗等课程。

参考文献

Bion, W.R. (1961). *Experiences in Groups*. New York: Basic Books.

Jung, C.G. (1978). *Man and His Symbols*. London: Pan Books.

Winnicott, D.W. (1995). *Playing and Reality*. Tel Aviv: Am Oved Publishers, Ltd.

沉默与狂热：团体对羞愧感的阻抗

➲ 史蒂文·L. 施克拉（Steven L. Schklar）

寻找矫正性情感体验

矫正性情感体验（corrective emotional experience）是指鼓励来访者重新体验他在过去无法有效处理的不利情景，然后将那些情况带入当下，从而帮助来访者去释放有关那些情景的不利影响。当下，来访者将在团体中拥有更积极的环境和心理因素，而这些是在过去的创伤经历中不曾有过的（Alexander and French，1946）。

从来访者的角度来说，这是一项考验勇气的干预提议。在我所带领的诸多团体中，干预的目标都旨在鼓励团体成员们能够公开曾经那些被压抑的强烈而沉重的感受。羞愧感就是其中之一，若不加以处理，这种感受就会成为个体一生的重担。在动力取向的心理治疗中，人们普遍认为：个体感受可以为探索自我铺设道路；矫正情感体验实际上能够有效地替代来访者既往所遭受的原始创伤或痛苦体验，并以一种被接纳、被谅解的新体验取而代之。这种新体验能够促进个体成长并加强人际交往（Yalom，1985）。

团体与成员概况

我在私人诊所里每周都会带领不限性别的开放式团体（Yalom，1985）。在这些团体中，我将参与者的人数始终控制在至多八人。当有成员离开时，就会有相应人数的新成员替换加入，团体得以继续进行。这些来访者基本上都是高功能人群。在工作中，我会整合应用各种心理学理论，其中与我的干预实践关系最密切的有存在主义、关系理论、主体间性和自体心理学等方法。这些团体的总体目标在于帮助来访者们减轻他们目前所经历的痛苦。我会引导他们学会在"此时此地"清晰地表达自己的想法及感受，并帮助他们聚焦于团体过程的人际互动与内在体验。

干预原理

在团体中，若干预手段的应用旨在促进成员们表达强烈的感受或是充满情绪化的想法（如羞愧感），则有可能会引发团体成员们表现出各种各样的阻抗，这是治疗师必须持续关注的部分。

这类阻抗可以有多种表现形式。通常情况下，整个团体会陷入一片死寂；但有的时候，成员们会狂热地试图安慰或照顾那个正经历着深刻羞愧感的成员。事实上，这两种反应还有可能会同时发生，即其中一部分人会变得沉默，而其他人则会争先恐后地帮助或拯救那个表露出羞愧感的成员。

当这些对羞愧感两极分化的反应持续存在时，我认为正是一个信号，表明着手干预的恰当时机到了（Rutan and Stone，1993）。成员们变得沉默或是狂热提供帮助的做法都只会阻碍心理治疗团体的目标达成。因为这么做有可能会导致他们通过合理化（提供帮助和建议）或是关闭"此时此地"的情感体验（沉默）来回避自己更深层的感受。

对于那位表露自己感受的当事人而言，其他团体成员的沉默或狂热等阻抗表现很可能是对其最初的引发羞愧的行为的再现。当团体中强烈的羞愧感被表达出来时，其他参与者很可能会避免在情感上与当事人或他们自己的羞愧经历产生关联。通过引导成员们在"此时此地"对这些现象予以探索，将有助于减少他们的阻抗，并使矫正性情感体验得以发生。

在此过程中，治疗师必须持续地监督自己——是否与每位团体成员以及自身每时每刻的想法与感受相调谐（Rowe and Mac Isaac，1991），与此同时保持对团体过程的觉知。

以下是一则按照步骤实施的案例示范，用以说明我是如何帮助团体成员们走出阻抗的。如果做到了这一点，团体就会在提高自我意识以及释放无益的人际互动模式的目标上更进一步。如果此类沟通方式在成员之间反复实践，则将有助于团体凝聚力与安全感的增强，从而使团体有机会进入更深层的情感议题。

步进式指南

案例示范

我的一位朋友多年来不管在我生病的时候还是面临一些丧失的时刻，始终支持着我。可现如今，我的朋友正遭遇着生命的威胁，她非常孤独和绝望。我没有办法给她任何支持，我受不了，因此找各种借口不过去看她。我真是个懦弱、自私又残忍的人。（来访者）

在这则案例中，来访者的声音越来越小，她的身体开始不自知地向下沉，陷进椅子里，耷拉着脑袋。她似乎在惶恐不安地等待着大家的反馈。整个团体沉寂下来，并持续了几分钟。随后，一些成员开始异乎主动地帮助当事人进行合理化的解释，告诉她不需要觉得自己那么差劲，她的行为也不至于那么糟糕，等等。这种势头一发不可收拾，他们开始就为什么当事人不应感到如此羞愧的问题展开了热烈的讨论，甚至有的成员还分享了自己从前的经历来说明他们是如何处理类似的情感体验的。

随着讨论的继续，我注意到，这位主角虽然试图去倾听和理解其他成员所提供的信息，但看起来却极不自在。她神情恍惚，目光里有种空洞的凝视，好像在与他人所提供的任何建议隔绝开来。我慢慢觉察到团体中不断增加的能量，并意识到其他成员们急迫地想要通过聚焦于主角的问题以回避自己更深层的感受。此外，我还注意到团体中有两位成员始终保持着沉默，似乎早已和团体里热议的内容相脱节。

第 1 步

本步骤中，我会引导一个团体讨论，把成员们的注意力聚焦于"此时此地"有关分享和接收羞愧感的反应上来。

治疗师：截至目前，团体中似乎发生了很多事情。最初，玛丽鼓起勇气让我们看到了她内心深处的羞愧感，而随后团体中好像出现了一些强烈的反应。我们怎么去理解这些反应呢？

第 2 步

本步骤中，我会对"沉默的"抑或是"乐于助人"的反应予以干预，从而帮助成员们意识到这种感受与他们个人的羞愧感有关。

治疗师：吉姆，当你讲述自己的故事时，似乎非常注意细节，但我仍然没有弄清楚这个故事对你的影响。

或者

治疗师： 萨曼莎，自从玛丽表达出自己的感受后，你就没说过话，我想知道你的内心正经历着什么？

或者

治疗师： 鲁迪，你看上去真的很想帮助玛丽，你觉得自己在处理羞愧上做得怎么样？

第 3 步

本步骤中，询问当事人冒险在团体中分享羞愧感的体会。

治疗师： 玛丽，自从你选择冒险地敞开自我并将脆弱的一面暴露在团体中，已经过去一段时间了，我很好奇，现在你的感受如何？另外，如果你愿意的话，能分享一下其他人的回应对你所造成的影响吗？

第 4 步

本步骤中，和团体成员们一起探讨上述过程以及刚刚发生的"此时此地"的体验。

治疗师： 通常情况下，在团体中表达深刻的羞愧感抑或与他人的羞愧感共处谈何容易，我们已经用了一些时间来探索和体验。同时，我们还了解到各种回应是如何影响当事人的。那么，你现在有什么新的认识吗？

典型反馈

对于整个团体而言，最常见的反馈就是，大家意识到团体是有能力找到自己的方式来处理那些"情绪化"的情况的。如此一来，对于个体来访者和整个团体而言，团体中的安全感和亲密感都会有所提升。参与者们普遍认为这样的讨论非常重要，而且这可能正是团体经验的独特之处和价值所在。他们还表示，当治疗室充斥着很"大"的情绪时，自己有时也会感到恐惧和脆弱。一般情况下，那位表露出羞愧感的当事人会首先在团体中体验一次童年经历的再现。当其他团体成员通过联结自己的羞愧感来给予当事人某种准许时，当事人的状况就会有所改善，从而为矫正性情感体验的发生提供了途径。这种体验使当事人意识到每个人都有过羞愧的想法和感觉，从而不再感到孤单，内疚感也开始逐渐下降。

结论与禁忌

当团体里有成员表现出脆弱并表达深层情感时，这项干预措施可以帮助其他团体成员觉知到自己有可能会以回避（沉默）或攻击（狂热地提供帮助）的方式做出反应。这项干预也证实了当团体里有成员想要表达自己更深层的情感时，其他成员与他保持联结的可能性和益处。该措施适宜在门诊、私人诊所或住院机构所举办的动力取向过程团体中使用。

这项干预的禁忌在于治疗师。干预过程中，治疗师首先要激发出成员们的深层情感，并为这些情感和阻抗提供一个足以承载的坚实容器，这是对其能量和勇气的考验。如果治疗师还没有准备好要应对团体中可能出现的情感强度，或者他对强烈的情感有所不适，那就最好先不要在团体中实施这项干预。所以，在迈出这一步前，治疗师要对自己以及团体成员们即将面临的情感挑战有充分的觉知。

作者简介

史蒂文·L. 施克拉，文学学士，注册团体心理治疗师，加拿大安大略省心理治疗师学会会员与前任主席，在安大略省多伦多市私人执业，长期开展不限性别的长程动力取向团体实践。此外，他还在多伦多市西部医院的艺术家健康中心带领支持性心理治疗团体。

参考文献

Alexander, F. and French, T. (1946). *Psychoanalytic Therapy: Principles and Applications*. New York: Ronald Press.

Rowe, C.E. and Mac Isaac, D.S. (1991). *Empathic Attunement: The "Technique" of Psychoanalytic Self Psychology*. New Jersey: Jason Aronson.

Rutan, J. Scott and Stone, W. (1993). *Psychodynamic Group Psychotherapy* (Second edition). New York: The Guilford Press.

Yalom, I. (1985). *The Theory and Practice of Group Psychotherapy* (Third edition). New York: Basic Books.

"团体结束以后"：运用意象生动地终止团体

➲ 米里亚姆·约苏波维奇（Miriam Iosupovici）

结束的过程不是太长就是太短。

米瑞姆·波斯特[①]（Miriam Polster）

结束仪式

在所有团体过程既定的情况下，对于某个注重伦理的团体而言，如果存在着不完善的终止过程，那么这部分将将会成为该团体过程中最重要的干预阶段之一，而且对治疗师的技能提出了相当高的要求（Mangione，Forti，& Iacuzzi，2007；AGPA，2007）。为了避免团体中出现共谋（即治疗师与来访者"串通一气"地回避因结束所煽动的情感），治疗师开展一些严谨、慎重、限定时间的结束仪式也许会有所帮助（Mangione，Forti，& Iacuzzi，2007；AGPA，2007）。

意象导引（guided imagery），即引导成员们进入一种催眠状态，若应用于团体终止之前，则可使结束仪式更加生动化。运用意象，包括指导性建议，能够成就一个更强效的团体终止过程。结束阶段的任务，诸如处理阻抗、解决尚未阐明的问题或表达感激与总结进步、提出相反的见解、处理一些团体中可能没有被充分意识到的问题，等等，都可以在意象导引

---

① 格式塔治疗大师，曾任职于德国格式塔治疗学院。——译者注

以及终止前的会谈中予以解决。

适用人群及条件

这项干预措施可在短程或长程团体面临终止时使用。值得注意的是，治疗师本人要习惯于应用意象导引技术，同时也能够向团体成员们说明使用这项技术的正当理由。此外，意象①（imagery）的运用可能使一部分团体成员感到不同程度的焦虑，所以治疗师秉持着允许及非强制的带领风格就显得格外重要。例如，不要求所有成员都必须闭上眼睛，除非他自愿这样去做；不要求所有人都必须积极地参与其中等。[在参考文献中，作者为希望进一步探索意象和催眠状态的治疗师们提供了相关的参考资料（Klipperstein，1991；Yapko，2003）]如果治疗师对意象导引或催眠状态等内容并不熟悉，则建议他们在使用这项干预前首先写好脚本并/或自行练习该技术（也包含测定所使用的时间）。

干预措施：意象导引

- 治疗师应使用自己的语言来介绍意象的概念，可向团体成员做出以下解释：鉴于团体将会在_____周内结束，我想带领大家踏入一段想象之旅，去到团体终止以后的未来某天。
- 治疗师应回答所有可能被提出的有关意向导引的问题并获得成员们口头或点头的干预许可。此外，应将意象过程的持续时间提前告知团体，如通常需要 10 ~ 15 分钟。
- 治疗师应确保在一次会谈中留有足够的讨论时间，至少 45 分钟，但优选 1 小时；也可以在随后的几次会谈中对这些意象进行回顾。
- 治疗师应自行选择一个大约 5 分钟的导言（Yapko, 2003）并描述团体结束 1 个月后的景象；引导过程可调动所有的感官体验并结合季节性信息。谨记讲话要缓慢、轻柔、清晰、留有停顿（参见下面的例子），以便使成员们有机会创造出自己的意象并且存入记忆。

举例示范

请你想象自己正在七月的某一天，天气晴朗，阳光明媚，你坐在沙滩上……温暖但并不

---

① 意象——形象的描述，即在听到或读到一段文字后，人的脑海中所产生的图像。——译者注

炎热……微风徐徐，你可以感觉到和煦的阳光照射在你的皮肤上……你可以闻到空气中弥漫着咸咸的味道，也可以闻到防晒霜的香气……你听到远处的海浪，轻轻地拍打着海岸，那声音就像是一首背景音乐……你看到人们在海边玩耍，享受着他们的快乐时光……你舒适地坐着，坐在温暖的沙滩上。你不需要做任何事，也不需要去任何地方……你感觉很舒适，很放松……这时，你很惊喜地注意到……海滩上其他人遥远的讲话声会让你回想起那些在团体中的经历，就像看视频一样生动。

当那个视频在你脑海中播放的时候，请允许自己仔细地看一看团体中的每一张面孔……允许自己对所注意到的内容感到惊奇……因为我不知道，你们也不清楚这种觉察对你们来说会是什么。请留意你想进一步去观察的人，就像在团体时一样，观察谁可能会让你觉得相对容易些……或者有谁让你很难直视他们的眼睛……想象每位成员都在注视着你……这个视频是有声音的，你可以听到每位成员的发言……允许自己的思维更加地深入，专注于这些影像中对你而言最重要的部分……也许你会感到宽慰，自己并没有因为难以说再见或是因为其他分离体验被唤醒而选择回避这个结束的过程……允许自己全然地觉知，想想你对团体中的每位成员有着怎样的感受……如果有的话，你对谁有好感？你觉得要和谁保持距离？允许自己意识到这种经历是如何发生的……团体中是否有人让你想起了“现实生活”中的某人，这是否影响了你与他们的交流？你渐渐注意到他人对你的影响，不管是积极的还是消极的，或者介于两者之间的，你会告诉他们吗？如果不想告诉他们：你是如何做出这个决定的；有谁是你希望当初能给予更多支持的，或者反对的；选择隐瞒自己的感受时，你是怎么想的；也许你不想让自己从团体中得到更多想要的东西；或者，你是否担心自己要求的“太多”；让自己想象一下，如果分享出这些感受将会发生什么。当你继续这个想象时，请留意任何未竟之事，想象自己已经试着修通了这个问题。现在，练习已经接近尾声：你从谁的身上学到了什么吗？这个领悟是什么呢？你从整个团体学到了什么呢？你希望带走哪些分享、哪些经验，用于以后的生活呢？花点时间去回顾一下这些经历，允许自己为了美好的未来而将它们保留在记忆当中（保持一分钟静默）……现在，请带着你的觉知回到这个房间，我们的团体在现实中还没有结束，你还有机会借助这个意向导引的体验来深度利用我们还能在一起共度的剩余时间。

视情况提问

（某成员或带领者）曾做过什么事来帮你敞开心扉并融入团体吗？治疗师曾说过什么或是做过什么致使你不想再发言了吗？

注意事项

确保所有的成员都被完全唤醒（从 5 倒数到 1，很好用），然后开始按照你惯用的方式进行处理。通常会有一些团体成员更容易坦露心声，他们可能自愿开始分享，但如果参与者们不愿为自己这么做的话，也请确保与团体的所有成员保持联结。此外，你还可以用催眠状态中的问句给出提示。在后续的几次会谈中，团体也可以对此次体验进行回顾。

结论与禁忌

在我们缺乏仪式感的文化中，团体治疗为成员们提供了很多尝试和学习的机会，其中就包括处理终止。当团体中有高度分离焦虑的来访者时，治疗师在结束阶段的工作就要更加地谨慎；然而，若利用恰当的时机、指导性建议、意象导引等方法，则可以使团体生命周期中这关键的最后一步得到显著的升华。

作者简介

米里亚姆·约苏波维奇，社会工作硕士，在美国加利福尼亚州因皮里尔滩与圣地亚哥市开办私人诊所。退休前，她在美国加利福尼亚大学圣地亚哥分校负责协调学生的心理咨询服务团体项目，并开发、推动了经美国心理学会授权的实习生团体治疗培训计划。

参考文献

AGPA, Science to Service Task Force (2007). *Practice Guidelines for Group Psychotherapy.* www.agpa.org/guidelines/AGPA%20Practice%20Guidelines%20 2007-PDF.pdf.

Klipperstein, H. (1991). *Ericksonian Hypnotherapeutic Group Inductions.* New York: Brunner/Mazel.

Mangione, L., Forti, R., & Iacuzzi, C.M. (2007). Ethics and endings in group psychotherapy: Saying good-bye and saying it well. *International Journal of Group Psychotherapy*, 57, 25–40.

Yapko, M. (2003). Trancework: *An Introduction to the Practice of Clinical Hypnosis* (Third edition). New York: Brunner-Routledge.

减少团体治疗中退役军人的解离经验

➲ 维维安·亨德森（Vivien Henderson）

理论基础

解离（dissociation）是自我为了生存而保持其完整性的一种机制，是一种严重的创伤反应（Gabbard，1994）。研究表明，个体在儿童时期曾遭受过身体虐待可能是与战争相关的创伤后应激障碍（PTSD）发生的先决条件（Bremner，Southwick，Johnson，Yehuda and Charney，1993）。当团体成员中有解离症状的退役军人时，治疗师可能会面临一系列挑战。尤为重要的是，他必须能够将患者难以忍受的心理状态牢记在心（Hinshelwood，1994）。我已为退役军人们提供过八年的心理干预，下文所呈现的案例正是当团体成员中有解离经验的患者时该作何处理的干预介绍。

弗洛伊德的压抑和记忆障碍理论为治疗这些患者们提供了宝贵的见解（Freud，1896）。此外，克莱因（Klein，1975）在处理主要焦虑时所使用的临床方法以及比昂（Bion，1961）的"容器"概念等都为这项干预提供了必要的理论支撑。"《比昂论团体经验》（*Bion's Experiences in Groups*）一书，旨在完成研究原始情感与客体关系的使命。"（Schermer，1994，p. 15）

团体概况

早年间，我所带领的团体都要求患者先在住院环境中完成前四周的干预治疗。那是一个高强度的干预项目，涵盖心理教育团体、个体治疗与团体心理治疗等服务内容。每天都会要求成员出席且周末还会安排家访。在为期四周的强化治疗后，这些患者要继续参加每周一次的团体治疗，持续八周。

随着时间的推移，尽管此项目发生了些许改变（倾向于非住院环境），但仍然是有时间限制的，共计 12 周，且团体中至多容纳八名成员。

干预措施

一则附带干预方法的简短案例

一天，在团体的过程中，天花板上突然传来一阵响亮的撞击声连同工人们互相喊话的声音。对我们所有人来说，这是一个突如其来的意外事件。团体中那位有解离症状的患者从椅子上一跃而起，他的目光惊恐而疯狂地环顾四周，他不知道自己该爬上天花板去攻击那些工人，还是要逃跑。随后，我带着所有成员穿过走廊来到厨房里，开始一边喝茶一边继续团体工作，讨论着刚才突然闯入的经历对他们所造成的影响。通过干预及控制（与整个团体一起在一个更小更安全的空间），这位患者开始平静下来，并一直待到团体会谈结束。

将解离性患者作为团体焦虑的晴雨表并采取必要的干预措施

我通常将那些临床被诊断为解离性障碍[①]（dissociative disorder）的患者作为衡量团体焦虑水平的晴雨表。为了降低不断增加的焦虑水平，我会在团体内通过一系列抉择来实现更大程度的干预，根据患者所表现出来的焦虑水平的不同而实施灵活的干预措施。当焦虑水平逐渐上升，以至于团体里普遍弥漫着解离的风险且伴随着"战或逃"的可能反应时，就必须要进行干预了。

本案例中，那位患者最后夺门而"逃"，我喊住了他，然后把整个团体带到走廊尽头的厨房里。在这种情况下，我必须做出干预、控制以及调整，以远离当前"危险"的物理环境。

衡量该患者焦虑水平的另一个方法是其记忆力开始恢复的速度。起初，他对过去发生的事情几乎没有任何记忆。但当记忆力开始恢复时，他形容说，好像有一块木板，上面突然有"钉子"弹了出来。这正是我们希望发生的。对创伤事件的再体验正是患者在康复过程中的

---

① 也称分离性障碍，是一种身份、记忆或意识的整体性扰乱。患有解离性障碍的患者缺乏对自我感（selfhood）的辨别和控制，其在时间和地点上缺乏自我在各个方面的一致性以及认同感的连续性。——译者注

一种宣泄和释放。

成员反馈

在治疗室发生创伤性闯入后，最初团体成员们在极高的唤起水平下陷入了一阵混乱。这种情况在解离性患者身上尤其明显，他没有办法决定是"战斗"还是"逃跑"。治疗师虽然口头上"稳住"了该患者，但将他们带至走廊尽头的厨房后，在这个安全的空间里，团体成员们才开始慢慢地平静下来。通过治疗师的干预及控制，他们逐渐感到安全、放心。

这位解离性患者努力地留在了团体中。他的焦虑水平很好地反映了团体成员的焦虑水平。把控该患者的焦虑水平以及处理团体成员的焦虑是当时治疗师所面临的首要任务。这种做法同时也向患者们潜移默化地灌注了更高的信任，他们会认为治疗师就像一名指挥官，能够应对"战场"上的突发事件，并把他们带至安全的地带。

结论与禁忌

如果解离性患者的焦虑程度能够维持在合理的水平，那么他就找到了一个最有助于康复过程的团体项目。当患者的记忆力开始恢复时，他能够逐渐回忆起多年前发生的事，焦虑水平也随之增加。然而在我们这个团体项目之前，该患者的大部分记忆都是空白的。上述案例也说明，当暴露在极度紧张的创伤环境下，治疗师通过精心安排和改变物理环境等控制性措施使患者的焦虑水平得以下降，从而有助于维持其在"此时此地"自我功能的完整性。当需要应对突发及意外的创伤时，这种做法就为该患者提供了多种选择的机会。我们希望，通过对这些新选项的反复体验，患者在康复的过程中开始感到对未来愈发焦虑时，就可以施以同样的方法予以应对。

一个明显的禁忌是，除非是极富经验的临床医生，否则并不建议在医院外的团体环境中对这部分患者实施干预。因为突发性代偿失调①（decompensation）和解离的风险是难以预测的，想必会给新手治疗师带来相当大的挑战。

---

① 应激状态对个体适应能力会带来挑战，调动了各种各样的防御反应。这些防御反应时常可以成功地抑制恐惧和威胁。可是，当应激源持续且严重时，抑制就超出了个体的适应能力，在这种情况下，整合功能就会减弱，甚至个体有崩溃的可能。这种整合功能的减弱就被称为"代偿失调"。——译者注

作者简介

维维安·亨德森，文学学士，应用心理学研究生文凭，注册心理医生，个体及团体心理治疗师。她在澳大利亚墨尔本海德堡的奥斯汀退役军人医院工作，担任创伤后应激障碍门诊部的临床医生，为退役军人提供心理服务。

参考文献

Bion, W. (1961). *Experiences in Groups*. London: Tavistock.

Bremner, J.B., Southwick, S.M., Johnson, D.R., Yehuda, R. and Charney, D.S. (1993).Childhood physical abuse and combat-related posttraumatic stress disorder in vietnam veterans. *American Journal of Psychiatry*, 150: 235–239.

Freud, S. (1896). Further remarks on the neuro-psychoses of defense. In James Strachey (Ed.). *The Standard Edition of the Complete Psychological Works of Sigmund Freud*, vol. 3, London: Hogarth, 1953.

Gabbard, G. (1994). *Psychodynamic Psychiatry in Clinical Practice*. The DSM-Iv Edition. Washington, DC: American Psychiatric Press Inc.

Hinshelwood, R.D. (1994). Attacks on the reflective space: Containing primitive emotional states. In v L. Schermer and M. Pines (Eds.) *Ring of Fire* (pp. 86–106). London: Routledge.

Klein, M. (1975). *Envy and Gratitude*. London: Hogarth.

Schermer, v L. (1994). Between theory and practice, light and heat on the use of theory in the Ring of Fire. In v L. Schermer and M. Pines (Eds.) *Ring of Fire* (pp. 9–35). London: Routledge.

76

我是团体矩阵的一部分

➲ 本·里帕（Ben Rippa）

理论基础

团体分析的创始人福克斯（Foulkes，1964）将团体矩阵（group matrix）定义为在团体中全部的交流和互动所形成的网络。该网络代表了包括"指挥"（conductor）在内的所有团体参与者之间有意识及无意识的表达。福克斯引入了"指挥"一词，他将团体治疗师的工作比喻为乐团指挥，他们不需要为音乐亲自作曲，而是要对音乐予以解读。团体分析师（或"指挥"）虽是团体的一员，却仍能从局外人的视角对团体进行观察。团体矩阵是在团体过程中所运转的有关动力交互作用的理论结构，也可以将其理解为对交互网络的一个创造性的构建过程。就像一张色彩斑斓的挂毯，每位成员都手持不同颜色的针线参与了制作的过程（Rippa，1998）。柯迪沙乌（Cortesao，1968）在强调矩阵的创造性时曾指出，"matrix"一词在拉丁文中的意思代表了母亲、子宫、起源及成长之地。另外，团体矩阵与团体分析师的态度及其为团体所付出的努力密切相关。

理解并激活团体

1.指明"镜映"现象。来访者可以在与其他团体成员的互动中看到自己的映像。他可以看到其他成员在以一种与自己相似或相反的方式做出反应。他也可以通过自己对别人的影响以及别人对他们的印象来认识自己（Foulkes，1964）。

2. 理解"共鸣"表现。某种出现的刺激使某团体成员觉察到内在产生了强烈的感受，由此，团体作为一个整体可能会强化对相关问题的修通过程（Roberts，1984）。

3. 鼓励团体表达见解。团体分析师不是高高在上的专家角色。他们用自己的语言表达所思所感，并在伦理原则的范围内坦露心声（Foulkes & Anthony，1989）。

适用人群

这项干预措施对于那些具备一定自省力和洞察力的来访者尤其有效，可被广泛用于门诊、治疗性社区、研究所以及私人诊所等机构的治疗或训练团体中，适用于教师、高层管理者等组织机构的人群。该措施对诸如成瘾问题、缓刑矫正、夫妻和家庭冲突以及社区问题等社会问题也有效果。

如果来访者的自我力量孱弱、内在资源匮乏，即便应用了该措施也收效甚微。因此，那些抑郁程度较高的来访者、有生命危险的来访者、极为孤立的来访者或是有严重反社会倾向的来访者等，均不是该措施的适用人群。

干预措施

当我"指挥"团体的时候，一般会坐在一把和房间里的其他椅子一样平平无奇的椅子上。在团体成员们讨论或分享之后，我才会做一点口头干预；随着团体互动的自由进展，我也会对大家所讨论的要点给予共情式回应。我从不在团体中强加任何问题的探讨，也不会评判任何一位团体成员的发言。

我尽可能不去做总结性的发言或者给出冗长的解释说明，目的就是要避免成为团体互动的中心。我会将团体作为一个整体来予以回应，但在必要的时候，也会处理个别成员的问题。此外，我也需要观察团体中一些暗示着反团体回应（Nitsun，1996）的征兆或者表情以避免潜在的危险。这些反团体回应可能表现为诸如宣泄、寻找替罪羊等行为。确切地说，我了解上述负面表现有损于整个团体的可能性与现实性。这项干预的假设是，团体中的互动将会以一种螺旋运动的形式使成员们对相关被压抑的问题产生丰富且更深的理解。

案例示范

某个由学生组成的小团体

作为训练团体（training group）的一员，艾达从会谈之初就表现得非常活跃。她先是分享了前一晚所做的一个梦，然后把大部分精力继续集中在自己和父母之间尚未解决的问题上，时不时地抽泣。在此次会面接近尾声时，一位很安静的来访者莉莉做个人分享时说，她（12 个同胞中排行第 8）感觉有时候受到了父母的漠视。艾达突然拒绝了莉莉想要跟她对话的打算，认为没有什么相似之处。莉莉告诉艾达，因为艾达一贯对人傲慢无礼，自己再一次吃了闭门羹。艾达反驳道，不知道莉莉在说什么。此刻，我进行了干预：请艾达试着把莉莉当成一面镜子，这面镜子（莉莉）能映射出看到的一切。随后又有三位女性成员也充当了镜子的角色，继续向艾达映射出她们的所见。这些扮演镜子的成员都认为艾达是一个自私又自恋的家伙。听到这样的反馈后，艾达很震惊，一直到此次会谈结束她都很沉默。

某个国际研讨会上的小团体

我带领了一个由九名资深的欧洲专家所组成的团体，其中有六名女性和三名男性。在第二次会谈开始时，来自德国的女性心理学者克里斯汀说，她回想起一个噩梦结束时的情景：她坐在一架准备降落的小飞机上，但是出了问题，飞机并没有着陆，而是开始剧烈摇晃，乘客们都感到无比焦虑。当醒来时，她仍感到后怕。一些同行试图帮她去理解这种焦虑和不安全感的个人原因，但都没有成功。戈兰是一名瑞典的精神病学者，他回忆起多年前飞往伦敦时类似的痛苦经历。自由联想仍在持续，大多数成员都表达了对暴露由克里斯汀的梦所唤起的个人隐私的担忧。此刻，我说，我也在这架飞机上。作为飞行员，我也担心如何能安全着陆。我是一名资深的"飞行员"，我相信在座的每个人都参与了这趟旅程。克劳迪娅是意大利人，她为自己蹩脚的英文难以沟通而感到羞愧，而我这个本团体中唯一能听懂一些意大利语的人，向大家翻译了她宝贵的发言。在这种友好的氛围中，突然，克里斯汀看着我说："你知道吗，我先生是以色列人，我们现在住在海德堡，但他坚持要回去，我不知道……"随后，其他团体成员也相继开始提出了自己的困惑并探讨了重要的冲突。他们愿意分享自己的担忧了，我们安全着陆了。

典型反馈

当来访者一贯采取非常依赖的态度时，团体的第一次会面往往会弥漫着困惑及混乱感。

我真希望自己能实施一种更为直接的干预。很多团体成员都公然愤慨地表达过对我的批评意见，然而我欢迎这种行为并以此表明团体里存在着挑战权威的可能性，他们要想对抗关于人际关系及沟通的僵化观念也是可以的。在后续的团体会谈中，成员们的互动变得更轻松，沉默的时间更短，而那些很安静的成员们也不再那么固执地一言不发了。

结论与禁忌

治疗师实施这项干预措施有可能会被误解为要让团体"放任自流"，也就是说，不做任何限制。也许看起来的确如此，但对我而言，成为团体矩阵的一部分并不意味着要做相等的一部分。作为"指挥"，我时刻关注着边界，并把整个乐团团结在一起。我不会按照既定的预设方向引导团体，更不会站在团体之外冷眼旁观，而是提供某种内在的帮助，通过解释说明并鼓励来访者做出更多的表达，从而促进团体成员之间的相互理解。

作为团体矩阵的一部分，对"指挥"的任务要求很高。我必须确保自己没有跨越伦理的边界，也必须接受一头雾水时拿不定主意的迟疑。甚至，我的真情流露与人际沟通还有可能会激惹到某些团体成员，使其对我展现攻击性，他们会戳穿我性格当中那些敏感、脆弱的部分。有一次，一位成员尖锐地指责我太过温和或者说不够坚定，并强调说这就是造成团体目前被困在原地的原因所在。然而，我对反移情状态的内省把我迅速带回至该团体"指挥"的角色。因此，我必须依靠自身能力、经验以及专业上的自信以做好充分的准备，使自己成为不断变化的团体矩阵中持续构建过程的一部分。

作者简介

本·里帕，生于 1930 年，1982 年获得美国马里兰大学的哲学博士学位，国际团体心理治疗和团体过程协会荣誉会员，以色列团体分析学会荣誉会员。近年来，他的主要研究领域包含：来访者中心疗法、团体分析在组织咨询中的应用、整合各种干预实践以创造出有效的干预技术等。

参考文献

Cortesao, E. (1968). The Concept of Group Matrix. *Group Analysis–Group Psychotherapy Analytic Workshop,* 1(2) 35.

Foulkes, S.H. (1964). *Therapeutic Group Analysis*. New York: International Universities Press, Inc.

Foulkes, S.H. & Anthony, E.J. (1989). Group Psychotherapy: The Psychoanalytic Approach (Second edition).

London: Karnac.

Nitsun, M. (1996). *The Anti-Group–Destructive Forces in the Group and Their Creative Potential.* New York: Routledge.

Rippa, B. (1998). Practical Aspects of the Group Matrix—A Theory in Practice Challenge for the Group Therapist. *Mikbatz, The Israeli Journal of Group Psychotherapy*, 4(1) 19–24.

Roberts, J.P. (1984). Resonance in Art Groups. *Group Analysis*, 17(3) 211–219.

**孰能无过：把我们的过错转化为有效的
干预措施**

◯ 戴夫·M.库珀伯格（Dave M. Cooperberg）

治疗师也是人

"你是我的心理治疗师，却忘了我的名字！"人们似乎特别需要把治疗师看作是永远正确的——那个知道所有答案的人。那么，当我们不可避免地犯错时会发生什么呢？对于那些对自己的能力认知不太坚定的新手治疗师而言，这可能是个棘手的难题（van Wagoner，2000）。治疗师将如何处理自己所犯的那些不可避免的过错，也许就决定了团体能否顺利地从过错中走出来。

我所关注的"过错"是指团体治疗师所犯的显而易见的过错，而不是存在于我们思维当中的内在错误，更不是团体成员所犯的过错。这些过错可能涉及：忘记成员的一些关键信息，比如他们的名字；曲解某位成员的表情或感受；对一位或多位成员表达评判，让他们认为受到了伤害；甚至大声放屁，等等。当治疗师犯了一个对整个团体来说很明显的错误时，不管是对来访者人格的客观或现实的反移情①，还是自身对来访者的主观移情（Ormont，1993），若能将这个过错转化为对团体有益的干预契机，则不失为治疗师的最佳选择。

---

① 客观反移情，是克莱因学派定义的反移情，即来访者由移情造成的治疗师的反应。这种反应不但治疗师会有，其他正常人也会有，所以是一种客观的反应，称为客观反移情。显然，利用客观反移情可以觉察来访者的移情，了解来访者的人格特点和人际模式，以此来帮助治疗师进行诊断、评估和治疗。——译者注

如果治疗师草草了事，用诸如"你对此感受如何"等空话把问题施加到成员身上，而不去承担自己的责任，那么他就错上加错了。帮助成员们触及自己的感受是我们工作的一部分，但不能成为我们借以防御的工具。在公开场合犯下的过错实则给治疗师创造了一个以身示范的良机，可以向成员们展现出如何用健康的方式处理过错和尴尬的时刻，同时也可以揭露出不同成员由此而触发的过往问题。

成员概况

过去 30 年间，通常我所带领的团体都是在门诊持续开展的深度过程性团体，干预对象介于正常 – 神经质（normal-neurotic）的范围内，还包括一些边缘性患者。我的私人诊所专门为男同性恋者提供心理服务。我相信这项干预措施适用于各种治疗及支持性团体，用以很好地处理治疗师那些显而易见的过错。

以下案例来自一个由六名男同性恋者组成的小型门诊过程性团体。大多数人都已经持续参加了两年多，一位参加了两个月，还有一位只参加了三个星期。最新加入的成员年龄是 28 岁，其他成员都四五十岁了。每次会谈伊始一般会安排一个简短的报到过程，在此过程中，成员们需要分享他们当晚出席团体的感受，并报告上周是否发生了什么重要的事情。由于没有等候室，我不得不在门外放了贴士，请迟到的人不要按响门铃，稍做等待，直到我叫他们进来。

干预措施

过错发生。我并不是故意暗示你要去做一些事情来引起团体成员们的反应。从很多方面来说，治疗师都可以为成员们做出有关诚实、谦逊、承认弱点以及（对受到过错影响的成员）表达尊重的示范。在理想的情况下，治疗师应真正承担起自己的责任，过错的发生不仅有助于揭示成员那一刻的感受，而且还有助于揭示任何被我们的行为强化或抵触的移情期望。

第 1 步：承认过错发生

一次，晚间团体在会谈伊始的报到后，两位长期成员拉尔夫和罗纳德随即展开了互动，以此绕开某位新成员在报到时提到的不愉快的话题。在我发言的时候，把他俩的名字弄反了。瞬间，我从他们的表情中看出自己做错了什么事。快速回想了一下，便意识到是把他们的名字弄颠倒了，然后我翻了个白眼，觉得自己好搞笑。他俩都笑了，其他成员也跟着笑了起来。从他们的反应中我获得暗示并随之以一种幽默的方式提问：我已经把你俩的人格互换完毕，你们现在有什么感觉吗？

这个过程既好玩又严肃。罗纳德承认，看到我犯错他很高兴，这并不是什么人格互换。拉尔夫是典型的慢半拍，但他也尽力地表达出自己曾犯过类似的过错。随后，我承认了自己有时候会有一些阅读障碍的表现，可能出于某种原因混淆了他们的名字，而不是交换了他俩的人格，仅仅是因为这两个名字都是以"R"开头的。这个说法触动了团体中的另一位长期成员文斯，他也勇敢地表达了自己患有严重的阅读障碍以及他在犯类似过错时的感受。

我已然承认了自己的过错，也确认了成员们的反应，随后原本可以再深入探讨一些相关的议题，比如尴尬、任何的移情、对这两位成员小团体的影响，等等。然而，那位新成员随即提出了一个最初被绕开的严肃问题。随后，我承认了自己的疏忽，在确认成员们的即时反应后，我选择重新去关注那个团体一直在回避的问题。

第2步：关注移情和其他投射

成员们在团体中会有各种各样的反应。在为自己的行为负责时，我们不能妨碍成员们去认识和探索他们的投射。在下面的例子中，我的过错触发了团体里每一位成员有关包容或排斥的基本情感，尤其是留在门口等候的那一位。

彼得还没有到，为了不影响报到过程，我在门口粘了"请稍候"的贴士，然后团体开始进行报到分享。最后一位分享者是胡安，他当天早晨得知一位朋友刚刚过世。胡安在两个月前加入了这个团体，那时他的母亲刚过世三个月，一段恋情也刚结束一个月。所有的成员都参与了胡安的话题，而我也忘记把那个门口的贴士取回来。我不知道此刻彼得早已在门外等候多时。半小时后，彼得按响了门铃，提醒我让他进屋。

彼得已经在团体中待了九个多月了，他的主要诉求是想解决有关亲密关系以及似乎找不到归属感的议题。我简短地说了抱歉，并在他询问是否能进来时表示同意，我有义务和责任在报到过程结束后让候在门外的人进屋。彼得承认自己有些生气，但却说这是他自己的问题。起初，他并不愿意向我直接表达他的愤怒。

在胡安的报到分享完成后，我转而问大家，他们对彼得的境遇做何反应。有的成员直白地说，如果不得不在外等候的话，他们会感觉非常受伤；有的成员则表示会很愤怒，大过受伤的感觉；还有几位补充道，按响门铃简直太难了，贴士上明明要求他们不要这么做。

我知道彼得有更多的感受想要表达，我指出了自己是如何再现了他最害怕的某种情形。这种做法可以让他更充分地表达对我的愤怒并产生更深的联想——这种体验触发了过去的哪些经历？其他成员纷纷予以共情，也谈论着自己感觉被抛弃或被排斥时的苦楚，以及与某位在其他方面支持着自己的权威者对抗时是多么地纠结。最后，我跟彼得解释道：按响门铃，你就能直接表达出对我的不满，从而避免了把愤怒带回家，而且也重申了你是团体的一员。

成员反馈

当我承认自己的过错时，团体成员们会以下列方式做出积极的回应：（1）更愿意处理我的过错给他们造成的后果；（2）觉得自己更有力量与我这样的权威者相对抗，从而能更深入地探索自己的移情；（3）在处理我的过错时，成员之间的关系变得更加紧密，由此他们更愿意倾听彼此的意见而非依赖我这样的权威者；（4）向团体承认自己的过错时会更有安全感。

结论

对门诊患者以及高功能人群而言，当治疗师承认了自己的过错并着手处理团体成员们对过错的反应时，治疗师看起来就跟普通人一模一样，不那么神秘了。当然，这取决于治疗师的自我觉察以及是否愿意让自己变得更透明。如此一来，我们就会把自己的过错转化成丰富的机会以探讨移情和其他问题，并成为如何承担人际责任的榜样。

禁忌

毫无疑问，有的人在某些方面很脆弱，他们需要把治疗师看作强大的、能够把控所有团体动力的人，而看到我们过早地犯错则可能会令他们感到忧惧和不安。正因如此，即便这项干预的适用性毋庸置疑，但当团体中有严重功能失调的成员时，还是建议治疗师要更加谨言慎行以规避出现明显的过错。

作者简介

戴夫·M.库珀伯格，文科硕士，婚姻及家庭治疗师，注册团体心理治疗师，美国团体心理治疗协会会员（1989 年—至今）。过去 30 多年里，他在美国旧金山的私人诊所工作，举办过多场有关幽默感在心理治疗中的有效性的工作坊。

参考文献

Ormont, L. (1993). *The Group Therapy Experience—From Theory to Practice*. New York: St. Martin's Press.

Van Wagoner, S. (2000). Anger in Group Therapy. Countertransference and the Novice Group Therapist. In S. Fehr (Ed.). *Group Therapy In Private Practice* (pp. 63–75). Binghamton, NY: The Haworth Press.

78

提升老年人明确表达自我需求的能力

○ 托比・伯曼（Toby Berman）

引言

适当坚持自我（assert oneself）的能力对于个体实现良好的沟通以及心理健康水平的提升都是极其重要的。反之亦然，那些无法明确自我需求，也无法适当坚持自我的人，往往心理健康状况不佳（Corey，1995；Fehr，2003；Yalom，1985）。这种适当坚定（assertiveness）的品质可以在团体环境中被习得。至于那些导致个体难以坚定地表达出自我主张的原因，正是动力取向心理治疗团体可予以干预的极好出发点。

成员概况

这个特殊的团体是开放式的，已经持续开展了 15 年，患者们会根据自身的改善情况和特定的需要而选择参加或退出。该团体的参与者都是老年人，年龄范围在 70 ~ 96 岁。所有的参与者都罹患了严重的精神疾病，例如，重度抑郁症或双相情感障碍，但尚未有过精神分裂症患者。大多数患者都曾因抑郁症而住院治疗，约有 25% 的患者曾接受过电休克疗法（ECT）。他们所有人都在服用精神类药物。

该团体可以实现多种功能：为非常孤独的老年人提供了一个会面的场所，使他们感到彼此相连；在这里他们也能感受到来自带领者以及其他成员的关心。

根据患者的陈述制定干预措施

我的大多数干预措施都依托于患者的陈述。这项干预的目标之一就是引导患者们去理解那些导致他们行事不当的成因。我试图使这些原因趋于意识化，如此一来，患者们就可以对自己的行为更有觉知，继而去改变不恰当的行为模式。我也会鼓励他们去重新审视那些行为背后的潜在原因。

团体过程

一位患者在进行了根治性乳房切除术后，又在精神科接受了重度抑郁症的治疗，最近刚出院回到家。她抱怨道：

我受不了家里的环境了，我家住着三个侄子，客厅里搭着一顶帐篷，这是两只狗和三只猫的窝。表弟也住在我家，他们必须给我搬出去，我们在等着支票到账。

治疗师：能告诉我们为什么你允许他们这么做吗？

患者：他们是我的家人，但我办不到去跟他们说"我觉得你们做得太过分了"。

随后，其他团体成员也纷纷提出了很多问题。我关注到该患者在坚持自我以及满足自身需求等方面的无能为力。于是，我继续向她提出下列问题：

- 当你大声说出自己想法的时候，有什么感觉？
- 你害怕伤害＿＿＿＿＿＿＿＿＿＿＿＿＿＿＿＿＿＿＿＿＿＿＿＿＿＿吗？
- 你觉得他们可能会不再爱你了吗？
- 你能在其他情况下大声说出自己的想法吗？
- 如果坚持自己的主张，你认为会发生什么？
- 当你还是个孩子的时候，你有被鼓励过要大声说出自己的想法吗？
- 在你的家庭系统中，有谁鼓励过你要坚持自己的主张吗？
- 有这样的人吗？
- 如果你大声说出自己的想法，你的妈妈或爸爸会说什么？
- 你的家庭系统看重坚持自我的做法吗？还是认为这很自私？
- 你怎么理解自爱？

很多团体成员都对该患者表达了支持，并认为她需要有坚持自我的能力。接着，我们对坚持自我与角色扮演的结果进行了探究：你感觉谁是好人，谁是坏人，谁善良，谁冷酷？自己还是别人？

在团体中进行角色扮演，进一步探索和解读患者在扮演两边角色时的感受，以确定她是否将自己的个性特点投射到其他人身上。这很可能是患者难以向他人表露自己真实感受的抑制因素之一。她可能会相信，如果有人对她说了那样的话，她会很受伤；而当对方听到她的真实心声后，也会经历和她一样的自恋创伤（narcissistic injury）。

角色扮演后，团体围绕着患者对大声说出自己的想法有何感受而展开讨论，重点探讨了有关自爱、自我关怀、适当坚持自我以及沟通技巧等方面的内容。

结论

由于年事已高、行动不便，成员们会彼此照拂以抵御疾病、住院、摔倒和生命终结等状况，因此老年团体往往会出于相互之间的关心而紧密地联系在一起。

团体里有一种给人希望的感觉；他们会为彼此即将到来的手术、对疾病复发的忧虑等状况进行祈祷。简而言之，他们已经成为一个家庭，而我也是这个家庭的一分子。我会安慰他们，生老病死是所有人都需经历的，而不仅仅属于他们。大部分团体成员都会每次如期而至，但也有些成员只能在交通方便的情况下才会参加。他们没有一个人是自己开车来的，都需要依赖他人的帮助。许多成员从不错过任何团体会面，这是他们最重要的外出活动，也是与他人和外部世界取得联系的关键渠道。

禁忌

鉴于该团体的特殊性，一个很现实的情况是要考虑到患者代偿失调的可能性，应予以谨慎评估。在团体中，治疗师会鼓励患者避免自责，并倡导他们在生活中应用新的行为方式，然后再把重拾信心的感受带回到团体中。另外一个重要的禁忌（虽然很明显）是，治疗师必须有意愿和老年人一起工作，如果他们不喜欢老年人或者感觉不适，则有虐待发生的风险。

作者简介

托比·伯曼，心理学博士，任职于美国佛罗里达州迈阿密的西奈山医院。伯曼博士主要从事团体和个体心理治疗、心理测验等工作。她曾参与多部书籍的编撰，发表过多篇期刊论文。

参考文献

Corey, G.（1995）. *Theory and Practice of Group Counseling*（Fourth edition）. Monterey, CA: Brooks/Cole.

Fehr, S. S.（2003）. *Introduction to Group Therapy: A Practical Guide*（Second edition）. Binghamton, NY: Haworth Press.

Yalom, I. (1985). *The Theory and Practice of Group Psychotherapy* (Third edition). New York: Basic Books.

纠正规范

➲ 约瑟夫·谢伊（Joseph Shay）

理论思考

所有的团体都有规范，但不同的团体所发展出来的规范却有着很大的差异。简而言之，规范是指一个团体中内隐和外显的规则，是团体文化的主要组成部分。其中，有些是已阐明的规则，比如"希望你准时前来"；还有些更隐晦的规则，比如"不要坐在治疗师的椅子上"。有些规则很容易理解，比如"等别人停下来时再讲话"；而有些规则却比较复杂，比如"不要表达太多的愤怒情绪，因为团体会受到惊吓"。

那么，规范是如何建立起来的呢？团体成员们经常将社会规范带入团体治疗，因为社会规范无处不在，"社会规范是支配每个社会行为的'规则'"（Agazarian & Peters，1981，pp. 96-97）。在这种情况下，那些初来乍到的新成员往往期待受到团体的欢迎，就好像作为客人来到某个社交场所里一样。然而这并不是一个典型的团体规范，如果他们对该事实毫无准备（特别是在动力取向的团体中），则可能会感到被排斥或受到了不公正的对待。

在团体治疗中，治疗师的部分职责就在于发起建设性的规范，并识别和纠正那些由团体成员所促成的破坏性或非任务相关的规范。亚隆和莱兹克兹（Yalom & Leszcz，2005）在其著作中写道："一个团体的规范既由成员对其团体的期望所构建，也由带领者和更具影响力的成员的内隐和外显的指向所构建。"（p. 122）鲁坦、斯通和谢伊（Rutan，Stone，& Shay，2007，p. 36）指出，"鉴于治疗师是团体规范的强力发起者，他们会通过予以关注或者不干涉的态度而加强交流，并在团体内建立适当的互动方式"。乌尔曼（Ulman，2005）评论道，"我从一开始就试图鼓励团体规范的发展，以培养成员们对团体内发生的一切保持好奇心"（p. 94）。

规范是会变的——有些可能会随着时间的推移而发展变化，而另一些则可能变得根深蒂固，难以动摇。当某种规范在不经意间被确立，变得根深蒂固，却在治疗师或团体成员的自觉意识（conscious awareness）之外时，就会出现特别困难的情况。这些规范尤其难以纠正。下面所介绍的干预措施正是为处理这种情况应运而生的。

团体概况

这项干预措施适用于所有类型的团体，毕竟团体规范存在于任何团体中，而且在不同的团体设置中规范都有可能会出现偏离。当然，长程团体中的规范会更加根深蒂固，因此也更难纠正。然而，这项干预措施正是在一个长程、开放式、不限性别的团体中所使用的，介入干预的时间大概在团体存在一年左右时。

干预措施

在这个由八人组成的长程团体中，有五名女性和三名男性，年龄范围在 30 ~ 52 岁。成员们已经发展出了某种实际能力，可以深入地探索充满不确定性或情绪化的情况，这些情况存在于他们的日常生活中，也存在于有强烈作用的团体经验本身。在我看来，该团体是一个拥有极高功能、非常成功的团体。在这里，成员们常规处理着有关自己生活的核心问题，并努力地为自己的想法、感受及行为负责。此外，该团体也是一个经常会使成员们触及很痛苦的焦虑情绪的地方，掉眼泪在很多会谈中都非常普遍。典型的一种情形是，当有成员开始哭泣时，其他成员都会保持沉默、用心陪伴，其中有些成员也会在共情下跟着一起掉泪，哭过之后的成员可能还会继续发言，而后对其他成员的评论或联想予以回应。然而有的时候，当有成员经历着强烈的情感悲痛（例如，啜泣或恸哭）时，成员们往往一言不发，似乎不知道该说些什么。在这样的时刻，我常常觉得有必要当众支持一下那位悲痛的成员，并会发表一些评论，例如："慢慢来"，暗示不要急着停止哭泣；"这对你来说太痛苦了，可能对其他团体成员来说也是如此"；"如果觉得可以了，也许你能把自己的感受用言语表达出来"。这些干预手段通常会使哭泣的成员加剧情感的释放，在此之后，该成员就会开始细说自己的经历。

虽然我对上述情形的干预感到满意，但在某些情况下，我认为如果由其他成员先进行干预则会更好，不管他们是用共情式回应、提问题还是自己的联想都可以。所以，我允许沉默在此逗留。然而它徘徊不去——所有成员都在等着我做出回应，我即刻意识到自己很可能在无意中塑造了一种复杂的团体规范：当有团体成员深陷悲痛时，谢伊博士就会做出共情式回应，我们不需要做什么，因为他会的。

认识到这一点，我感觉很不自在，于是当即决定重塑规范。一开始，我试图继续从旁等待，由团体成员们先做出回应，而此时他们还在看着我，等着我。这种感觉于我、于他们都很煎熬，我觉得难受是因为我正在试图改变这个规范，但却没有事先跟他们做任何说明。然而更重要的是，那些深陷痛苦的成员可能会因此感到被抛弃。所以，我最终决定用更积极的干预来重塑这一规范。

团体会谈伊始，在常规地宣布出席和接下来要缺席的成员（这是另一则团体规范）之后，我对成员们说："我想首先为我所犯的一个错误向各位道歉，现在我已意识到了这个错误。我想改变这种情况。正如我们上周以及在此之前很多次会面中，你们都在这间治疗室里非常投入地努力着，业已发展出了彼此支持、相互质询以及深度共情他人的能力。当你们中有人在这里感到痛苦时——上周是安，两周前是比尔，上个月是戴夫和卡罗尔……当时大多数人都在场，我意识到，每当团体里有成员表达很强烈的情绪时，我经常是那个首先发言的人。我认为，我不经意间"训练"了你们等着我第一个发言，我想正是因为我的过错才让大家现在有了这样的规范——等待谢伊博士先打破沉默，然后其他人就可以发言了。这是我的一个错误，事实上，我的回应可能妨碍了你们，因为我相信你们作为一个团体是有能力像我一样试着成为一个支持者和助人者的。所以，我认为自己应该为塑造出这样的规范而承担责任，那么现在，我有义务告诉各位，我将试着纠正这个规范。刚开始的时候，我们所有人可能都会觉得不舒服，但我依然认为这是最好的选择，我期待听到各位的反馈。"

典型反馈

我曾在不同的团体中用过这种方法以纠正那些自己无意间塑造的其他规范，比如对成员迟到、会谈期间吃东西等现象鲜有关注，而上述案例中我最初的回应方式在治疗里很典型。

一位成员说："哇，谢伊博士。你从来不会一次说那么多话。"另一位成员接着说："我喜欢你在有人哭的时候首先发言，因为我真的不知道该说点什么。"第三位成员说："我确实注意到我们总是很安静，但我觉得这样挺好的。"第四位成员补充道："我认为你相信我们真的可以做到。"沉默片刻后，我说："我相信你们可以做到。我认为，当有人感到痛苦时，这个团体作为一个整体是有能力发出自己的声音的，虽然刚开始可能会有点尴尬。现在还有别的成员要反馈或是分享感受吗？我很高兴听到各位的反馈，或是在以后的会面中，让我们拭目以待吧。"随后，有第五位成员想要发言，他说，当感到难过的时候，家里人似乎从来都没有把他当回事。那么，这次体验对于该成员以及整个团体而言，都会成为一种颇具成效的探索，最后团体成员们也对该成员的经历做出了回应。

在随后开展的团体会面中（非此次），团体成员们确实做到了对心绪烦乱的成员予以回应，往往是先沉默片刻，而后想起了我曾说过的话——相信他们可以做到。

结论

团体治疗师实则在根本上对塑造和重塑团体规范负有责任，即便团体也会主动参与这一过程（大多数情况是支持的，偶尔也会刻意破坏）。对于治疗师来说，关键是能自始至终地对那些已建和在建的团体规范（有的是有意为之，有的却是无心之举）保持觉知，并决定如何处理那些不利于最佳团体功能发挥的规范。有时候，用一种间接的方式来重塑某种规范可能会更好地发挥作用，例如，治疗师可以简单地把成员们的注意力吸引到某个特定的关注领域（如成员迟到现象等）。而其他时候，则需要更直接的干预方法。

禁忌

使用这种直接的干预方法时有一个相对的禁忌。当团体处于极端对立的发展阶段时，这种直接的干预方法可能收效甚微。然而，一旦团体成了坚实的治疗联盟，这个禁忌也会随之减弱。

作者简介

约瑟夫·谢伊，哲学博士，注册团体心理治疗师，美国团体心理治疗协会会员，美国马萨诸塞州坎布里奇市私人执业心理医生，兼任哈佛大学医学院精神病学系教员，麦克莱恩市和马萨诸塞州综合医院主管，在美国新英格兰精神分析取向夫妻家庭研究所、东北团体心理治疗学会和马萨诸塞州综合医院心理动力治疗和研究中心任教。谢伊博士是《心理动力团体治疗》（*Psychodynamic Group Psychotherapy*）（第 4 版和第 5 版）的合著者，也是《心理治疗的冒险之旅》（*Odysseys in Psychotherapy*）和《团体治疗的复杂困境》（*Complex Dilemmas in Group Therapy*）的联合编撰人。

参考文献

Agazarian, Y. M. & Gantt, S. (2005). The systems-centered approach to the group- as-a whole. *Group*, 29, 163–185.

Agazarian, Y. & Peters, R. (1981). *The visible and the invisible group*. London: Routledge & Kegan Paul.

Rutan, J. S., Stone, W. N., & Shay, J. J. (2007). *Psychodynamic group psychotherapy* (Fourth edition). New York: Guilford.

Ulman, K. H. (2005). Axis II had me spinning. In L. Motherwell & J. J. Shay (Eds.). *Complex dilemmas in group therapy: Pathways to resolution* (pp. 92–95). New York: Brunner-Routledge.

Yalom, I. D., & Leszcz, M. (2005). *The theory and practice of group psychotherapy* (Fifth edition). New York: Basic Books.

炼金术与转化：团体中的干扰者

○ 亚伯拉罕·科恩（Avraham Cohen）

暴露黄金

基本上每个团体里都至少会有一位成员是"干扰者"，这类人总是以一种咄咄逼人、冥顽不化的方式不断地干扰着团体成员、团体过程以及带领者。他们时常充当着催化剂，把带领者弄得心烦意乱、抓耳挠腮、满头大汗、焦虑不安。大多数治疗师都倾向于给他们直接下个诊断并且想方设法地把这类成员转介出去。美国精神病学会（American Psychiatric Association）在 2000 年出版的《精神障碍诊断与统计手册（第 4 版）》（*DSM-IV*）中写满了各种各样的病症标签，总能为这类人找到一个归宿。很多年前，当我为一群被诊断有严重心理障碍并已住院的青少年提供干预时，对立违抗性障碍（oppositional defiant disorder）是对他们所做出的非常普遍和常见的临床诊断。也就是说，被确诊的青少年经常与医护人员有意见冲突，而且这些分歧多以一种令人厌烦的形式表现出来。我认为，虽然现在有了一套全新的标签，但我们却依然面临着相同的问题。那些扰乱世界的人仍然存在，那些干扰我们教育和心理治疗团体的成员也仍然存在。

这项干预措施的理念是，干扰者是任何团体炼金术（alchemy）的一部分，若再深入地探究这个隐喻，即可以理解为，干扰者具备能将"基础"材料炼化成黄金的潜能。换句话说就是，干扰者携带了团体所需的某种信息。可是问题在于，那些能预示黄金的信号却并不容易被破译。团体中的干扰者往往是一些倾向于有社交回避、被排斥、边缘化或已被确诊为某种精神障碍的人群。下文即将介绍的干预措施正是有关如何识别干扰者以及如何"暴露"黄金的过程。

教育或心理治疗团体

这项干预措施适用于有成员干扰团体过程并引发不安的情景。在教育和心理治疗团体中应用该措施均被证实有效，尤其对干扰者本人大有裨益。原因在于，这项干预使他有机会因携带了团体所需的信息而获得团体的肯定。因而干扰者会感受到自己是被包容的，不同于以往一贯被边缘化的经历。所以，他们就能够获得一些积极的体验，也就是说，他们会以一种更熟练和有效的方式去表达自己的想法与感受。而对于整个团体的额外收获是，他们能够发现"阴影"材料中的潜能并且也认识了炼化的过程。

干预措施

案例示范

在咨询课上有位学生不停地抱怨着这门课"不太真实"。她所说的实际情况是，每个人都看上去"太友善了"。她太过执着地表达着自己的不满，显然其他学生都感到受挫，什么也没说。课间休息的时候，他们也躲着她。我无意间听到一些评论，有的仿佛直接在跟我说她是个棘手的"麻烦"。一天，她再次开始评论说每个人是多么地不真实，如果我们都这么虚伪的话，还怎么期望自己能向他人示范如何做个真实的人。她暗示我，真正的带领者是不会坐视不管的，也不会允许这种虚情假意的行为再继续下去。我注视着她，她翻了个白眼，显得紧张又沮丧。我认为，现在到了千钧一发的时刻。

我转而对团体成员们说："我观察到大家有各种各样的肢体动作，我想知道是否有人愿意就自己的体会说点什么。"鸦雀无声。终于，一位学生说："我真的很失落，我们总是一遍又一遍地听到重复的抱怨。"另一位学生说："我希望你（看向带领者）能做点什么，我觉得这门课倾注了太多的时间去探讨人们的问题和感受了。"

内心深处，我能感觉到一种微微的紧张感在不断地升腾。叛离和造反的气氛似乎在此弥漫开来。其他的学生也说了些类似的话，每个人对事情的看法都略有不同。我对他们的发言不予置评，曾几何时，我确实鼓励学生们用打破常规的方式并配合非言语表达来进行发言。那位干扰者终于开口了，她说："我还是没听到什么真话。"有句谚语"能听到针掉到地上的声音"，正可以形容此刻的情形。我在想，会不会有谁想要走过去除掉她。我转而对她说：

"谢谢你把自己所看到的都讲出来。如果你能表现出自己所谓的真实，我会非常感激你。但是我总觉得就连你也没有真正地讲出特别想说的话。"

团体再次陷入沉默，但这次的时间更短一些。她的眼神乱瞟，接着说：

我觉得大家都很生我的气，我也感到我们成员之间存在着一些问题。而且，我感觉每个人都对我表现得很友好，但是他们却又躲着我。我们会对自己讨厌的人友好吗？都是在装模作样罢了。我想要大家都活得真实一点。有人想要对我说点什么吗？我希望你们能说出来。

又是一段耐人寻味的沉默。我说：

如果有人想说点什么，请讲出来（接下来一段话的语气要清晰地表现出这是一个承上启下、给人安全感的提醒，而不是一个让人保持沉默的警告），我想提醒你们一些基本的规则：不许骂人；只代表自己的立场发言；直接面向你要交流的人讲话；为自己的想法和感受负责；如果你有话要对某人说，可以先询问对方的意愿并确认对方是否能听到。

房间里充斥着紧张与兴奋交织的气息。显然，某些真实的事情正在发生。我不再细说了，但很多学生都有太多的话想要表达，而不仅仅是围绕干扰者的话题。于是，可以这么形容，团体中的气氛从"似乎是"变成了"实际上是"。

应对团体"干扰者"的包容式干预

- 培育一种鼓励真诚开放、保持真实的团体氛围与文化。
- 鼓励所谓的问题学生或干扰者表达自己的想法和感受，而不是漠视或压抑它们。
- 构建包容的团体文化，使"另类"的人可以在此做真实的自己。
  - ✓ 这是通过恰如其分、真实可信两个元维度（metadimension）来实现的（Cohen, 2002），团体带领者的表达及表述的内容会向成员们阐明：在团体内分享那些并不喜闻乐见、可能令人不安的观点和想法是能被接纳的。
  - ✓ 带领者以身作则的接纳态度对于团体成员们（包括干扰者在内）建立安全感和包容的文化至关重要。
- 团体带领者必须留意并抓取到干扰者的最初信号，而且不能习惯性地做出反应，例如漠视、边缘化或者希望干扰者不要再"那样"做。
- 团体带领者的早期回应会向成员们传达出重要的信号。
  - ✓ 本团体跟大多数人以往参加过的团体有所不同。
  - ✓ 本团体珍视任何成员为团体所付出的努力，即便这种努力有时不同寻常。

✓ 本团体不支持替罪羊现象，但是可以将其作为团体议题予以探讨。

典型反馈

对于这种干预方式，成员们最初都会感到惊讶乃至震惊。建议那些刚接触这项干预的带领者能够先处理好自己在面对干扰者和整个团体时的焦虑感或其他感受，这是非常重要的。你不必在意自己的回应是否完美，重要的是要对自己的体验保持觉知，并将其作为干预的一部分融入团体中，从而达成以身示范的目的。在我们的回应中，充分展现真实可信的重要性是再怎么强调都不为过的。

当该团体逐渐将其文化炼化成对那些恼人的、不寻常的、以往被边缘化的事物展现接纳、好奇、感兴趣时，一种新的团体存在方式和可能性就诞生了。成员们分享道，感觉自己被赋能了，面对那些与自己不同、难以相处的人，他们不会再感到无助、愤怒和受伤。

禁忌

在治疗师技艺娴熟地对潜在成员进行筛选的情况下，大多数禁忌可得以规避。若让一些反应极端、谨小慎微、难以表达自我或缺乏觉察力的人进入团体，即便采用这种包容和支持的干预方式，也很难促进当事人的有效参与。在某些情况下，识别令人不安的信号是很重要的，必须在进行包容式干预之前或（有时）同步予以内在层面的处理。此处的禁忌是，治疗师在使用这项干预时需要具备同时处理团体中所有动力的技能，这可能已远超他的现有水平，因此有必要接受进一步的专业培训和实践督导。

结论

这项干预措施的成败取决于治疗师是否具备同时处理多种体验的能力。治疗师以这种真实的方式包容所谓的干扰者，可以促进及培养团体里深度民主的观念（Cohen，2004），其影响已超出了教育和治疗团体本身。这样的学习体验有可能会发展出一种涟漪效应（ripple effect），从而影响到那些与团体内的学生及来访者关系密切的人，以及那些与团体外已被波及的人关系密切的人。教师或团体带领者的角色正在涟漪中心，是推动者，也是榜样。

作者简介

亚伯拉罕·科恩博士，曾荣获众多学术性和专业奖项，美国西雅图城市大学（加拿大温哥华校区）教授，也是该校全日制咨询学硕士项目的负责人。作为一名私人执业的心理治疗师，他从业 28 年，曾多次在国内外会议中就研究内容发表演讲，是多部出版物的作者和合著者。

参考文献

American Psychiatric Association. (2000). *Diagnostic and Statistical Manual of Mental Disorders* DSM-Iv-TR (Text Revision). Washington, DC: American Psychiatric Publishing.

Cohen, A. (2002, April). The secret of effective psychotherapy: Metaskills. *The Private Practitioner Bulletin of the Canadian Counselling Association*, 1(4), 3–4.

Cohen, A. (2004). A process-directed approach to learning process directed counseling skills. *Canadian Journal of Counseling*, 38(3), 152–164.

家庭成员联想

➲ 卡罗尔·斯科特·德鲁（Carol Scott Drury）

彬彬有礼和粗鲁无礼

能与非常友善且谦和有礼的来访者一起工作是否是一件幸事，取决于你怎么看。然而，于我而言，在一个动力取向心理治疗团体中试图辅导一帮极其被动且恭敬有礼的成年人，并不总是让人羡慕。治疗师需要考虑的问题是：如何鼓励成员们以诚实的反馈去面对彼此；如何请求及希望得到诚实的反馈；如何练习新的行为，例如坚定自我或者尝试去表达一些从小到大都被告诫禁止表露的情绪（如愤怒），等等；如何使他们拥有全然整合有礼与无礼的完整人格。

这项干预措施是以一种很安全的方式来开启上述过程的，尤其对于那些对负面或敌对情绪感到不适的来访者更是如此。在团体发展的过程中，由第二阶段过渡到第三阶段时，该措施可以发挥尤为重要的作用。根据亚隆（Yalom，1995，p. 303）的说法，"除非允许团体内出现差异和冲突，否则那些团体中的拥抱将显得仪式化……当所有的情感都能被表达出来，并且通过建设性的方式予以解决……该团体将会成为一个成熟的工作团体……"

适用人群

我所带领的团体一般包含开放式过程取向团体、支持团体、夫妻团体等。其中，我曾在开放式异质团体、封闭式男性团体、开放式离异支持团体和封闭式夫妻团体中使用过这项干预措施。这些来访者普遍有着极高的素质而且都是在我的私人诊所中自费参加团体的。即便如此，我认为这项干预措施非常简单，可以适用于不同类型团体里的绝大多数人群。

干预指南

这项干预措施有多种变形，你可以发挥自己的想象力创造出任何其他的变形。

1. 如果团体中某位成员和自己的亲属（或同事）存在关系问题，我可能会问他："在场的成员中，是否有人会让你想起那个人？"然后，我会询问那位被选中的成员是否有意愿和该成员一起进行练习。最后，我们还会进一步探讨那位被选中的成员身上的什么特质让该成员想起了自己的家人或同事。

2. 在团体的一些沉默之际，我可能会问："团体中有没有谁让你想起了自己的家人？"随后，我们会就二人的相似之处进行探讨，以便使两位成员都能形成潜在的领悟。

3. 请某位成员和其他团体成员一起扮演并重新建立自己的原生家庭。

4. 作为心理剧练习的一部分，我可能会请某位成员去挑选另一位能使他想起自己某个家人的团体成员来扮演家人的角色，并在心理剧练习后对二人的相似之处进行探讨。这个过程使两位成员都能形成潜在的领悟。

5. 对于那些没有大家族或很多直系亲属可联想的团体成员，他们难以应对冲突的情形依然存在。在这种情况下，我会请他们去联想历史、影视作品和文学作品当中的某位人物，而不需要再和家庭成员联系起来。

典型反馈

团体中的一位女性成员在面临冲突情景时备感艰难，她极度渴望能告诉自己那个挑剔的姐夫不要再对她所做的一切吹毛求疵，但她不敢。我问她："团体里有谁最能使你想起自己的姐夫？"她挑选出一位在团体中以"坏脾气"闻名的成员，并有意邀请他一起进行练习，他同意了。有意思的不是这位女性成员挑选了他，而是随后进行的团体讨论。这是该团体首次如此直接地对这位暴躁成员的坏脾气和消极情绪予以探讨。他的坏脾气一贯如此，而他却认为这是一种可爱的特质，但事实上，这显然让每位团体成员都感到恼火。

在一阵沉寂后，我问大家，是否有其他成员让他们想起了某位亲属。一位女士举手示意说："哦，是的。"她指了指坐在自己对面的那位职业人士，那是一位衣着讲究、总是保持克制的年轻男士。她接着说道："你使我想起了一位待人傲慢的叔叔。"那位男士看上去很震惊，团体里的其他成员也是一样的反应。毕竟这可能是第一次在团体边界内出现的否定声音。随着讨论的推进，很快就显而易见，这位年轻男士并不知道自己可能会被这样看待，特别是当其他团体成员也参与进来并表达了对最初观察者的支持后，他更是费解。对第一位女性成员来说，这是一个巨大的风险；然而对于整个团体来说，却是一个巨大的进步。同时，该过程也为这位年轻男士打开了一道门，让其进一步探索他人是如何理解和感受自己的"尽在掌控"的。

结论

但凡应用过这项干预措施的人无不给出了惊喜的回应。虽然无法准确地预知未来还可能有何反馈，但该措施总是会推动成员或团体向前迈进——有时是细微的改变，有时却是大幅的调整。这项干预措施很容易掌握，而且适用于不同团体的任何阶段，但我发现，将之应用于心理动力学过程取向团体由第二阶段到第三阶段的过渡部分则效果最佳。

禁忌

任何干预措施总有存在禁忌的可能。对于这项特定的干预而言，禁忌有可能是经验匮乏的临床医生。他们必须能够依据自己的临床经验以判断出何时应用该措施以及何时静坐一旁任由团体自行运作（但我不认为这是不好的）。最糟糕的情况是，治疗师有可能会过度使用这项干预或是将其用于错误的时间，从而导致干预手段显得太过老套或不合时宜。

作者简介

卡罗尔·斯科特·德鲁，哲学博士，美国国家咨询师（NCC），注册康复顾问（CRC），目前在马里兰州私人执业。在职业生涯早期，她曾在洛杉矶心理剧研究所接受过有关团体工作的相关培训，如今在开展夫妻治疗时大多使用关系的意象模式（imago model of relationships）。此外，她还会利用意象导引技术来帮助来访者处理身心之间的关系。

参考文献

Yalom, I.D. (1995). *The theory and practice of group psychotherapy* (Fourth edition). New York: Basic Books.

82

借助自我坚定训练和道具以重建自尊

○ 希拉·萨赞特（Sheila Sazant）

人际关系中的平等

对许多人来说，通过参加团体治疗所获得的特殊技能可用以处理很多社交场合遇到的问题。其中，无法要求他人去承认自己的权利和需要就是来访者的困境之一。这个问题的根源有可能是因为来访者拒绝表达自己无论是积极的还是消极的感受，缺乏坦率直言的信心，并且判定自己的要求是不合理及不被接纳的。阿尔贝蒂和埃蒙斯（Alberti & Emmons，1990）认为，"自我坚定的行为促进了人际关系中的平等，使我们能够为自己的利益行事，能够在不过度焦虑的情况下维护自己，能够轻松自如地表达诚实的情感，能够行使个人的权利而不否认他人的权利"（p. 7）。

团体经验为来访者们提供了一个可以公开讨论的场合，在这里他们可以反思他人对自己言行的反应，从而有机会在团体盟友的眼中看到自己，并允许自己以直言感受的方式回应他们的问题。作为一种善于唤起信心的干预形式，团体治疗实则营造了一种安全的氛围，使缺乏安全感的来访者可在此练习那些令其望而生畏的互动，并在相似的情景下习得他人不同的观点。团体所提供的支持及信心重塑可在极大程度上为来访者赋能。

作为一名治疗师，我现在的工作对象大都是无力维护自身权利及表达真实感受的来访者，他们时常会令我回想起多年前自己参加团体治疗时被建议使用的一种干预措施。

干预措施：注意！注意！现在听听这个！

参加团体是一件既紧张又刺激的事情。团体经验使我有机会接触到社会的各个阶层，例如职业男女、已婚和未婚人士、与子女同住或不同住的父母，等等。

在我所遇到的问题中最突出的一个挑战就是，我害怕冒险走出自己的"舒适圈"，即走向家庭主妇家务之外的其他领域以满足自我实现的需求，比如去找份工作。我想要获得并生活在一种心理更健康的生命状态里，为实现这个愿望，我所面临的困难之一就是来自家人们的反对，他们宁可家里这位核心成员的生活方式维持原样。"我已经好几个星期没吃过一顿好饭了"或"没有橙汁了"，此类抱怨常常在家里如期上演。在这场竞技中，取得胜利就意味着我将接纳并珍视曾经为家庭的付出，然后向家人们宣布，一切都已改变，家里的所有人现在都要为自己的日常生活负责。不管在家庭生活还是工作场所中，自我坚定的必备技能都需要进行练习和排练，而这正是团体经验所能提供的。

练习

治疗师提议让我在团体里按照顺时针的方向走动并告诉每一位成员我对他的感受。在此过程中，任何分析、理性推断和过于详尽的表达意愿都将受到劝阻。以下是当时我的一些表述，例如，我会直接看着鲍勃说，"鲍勃，我觉得和你在一起很有安全感，我觉得自己可以信任你并重视你的意见"；或者"辛迪，我很难接受你的建议，因为你总是很苛刻，也很小心眼"，等等。他们是否予以回应并不是必需的，但如果有想要反馈的，则可以在练习后告诉我。自我表达的过程可以让情绪得到释放，使我在出现不愉快的感受时有机会消减自己的不安和压抑。不拐弯抹角，尤其是要如实地表达出对他人的负面反馈的确令人紧张不安。

为了让我的立场更加坚定，同时帮助我减少因必须直面家庭问题而产生的焦虑感，有人建议我随身携带一个扩音器。一次晚间会谈时，团体把这个道具交到了我手上。有时候搞笑是最好的减压方式！我全副武装，带着我的信心和道具，回家后向家人们宣布，从现在开始，他们要靠自己了！任务完成，团体的参与和支持功不可没。要知道，只要来访者已对自己和团体做出承诺，就能有效地预防逃避责任的情况。来访者带着胜利的结果或至少是成功迎难而上的尝试回到团体，这就是自我肯定（self-affirming）——其本身正是自信建立的过程。

干预反馈

除此之外，当时那位团体带领者一直鼓励我去面对那些令我产生强烈移情的人，并不断激发我与那些意见相左的人进行互动。渐渐地，我发展出了以更流畅的方式表达问题的能力，并能够做到在受到挑战时捍卫自己的权利。

个体的言语能力只是其展现自我坚定的一方面。阿尔贝蒂和埃蒙斯（1990）指出，"你以什么样的方式来展现自我坚定比是否使用了确切的词汇要重要得多"（p. 27）。

结论与禁忌

团体虽然提供了指导和支持，但如果来访者能够将这些成就予以内化，则更容易产生自我效能感，也更有可能在团体之外的情景中予以践行。班杜拉（Bandura，1977）所提出的自我调节行为理论阐明了这一点："那些来自自我评价的内在强化相比来自他人的外在强化要更具影响力"（p. 333）。

在家庭中建立新模式的目标是可以被实现的，但前提是要持之以恒。当我的行为发生失误时，团体经验会对此提供正强化和负强化。多尼根和马尔纳提（Donigan & Malnati，1987）认为，团体外的任务将有助于强化在团体内习得和练习的团体行为。

这项干预措施几乎没有相关禁忌。如果有的话，那可能就是治疗师能否对团体成员的自我力量及团体的发展阶段有敏锐的觉知，这是至关重要的。另外，治疗师必须问自己这样一个关键的问题："这位来访者是否已准备好要在一个没有团体支持的环境中来承担这项任务？"如果答案是肯定的，来访者就会意识到治疗师及团体对他能够成功地完成即将到来的挑战充满信心，而这本身就是一种有力的强化。

作者简介

希拉·萨赞特，理科硕士，心理健康咨询师，从事个体治疗、团体治疗及家庭治疗等业务。

参考文献

Alberti R.E. & Emmons, M.L. (1990). *Your Perfect Right: A Guide to Assertive Living* (Sixth edition). San Luis Obispo, CA: Impact.
Bandura, A. (1977). *Social Learning Theory*. Englewood Cliffs, NJ: Prentice Hall. Donigan, J. & Malnati, R. (1987). *Critical Incidents in Group Therapy*. Monterey, CA: Brooks/Cole Publishing Company.

83

提升自我觉知：团体督导骑马工作坊

➲ 塔利·科恩（Tal-Li Cohen）

用马匹作为一种有力的治疗方式

亚隆（Yalom，1985）曾在书中写道，人际学习的主要动力存在于治疗团体中。团体结构是患者们文化世界的一个缩影。多次重复的团体经验可以帮助成员们更加深入地理解人际关系。那些从团体成员和观察中获得的反馈可以使他们对人际关系的理解达到一个更高的层次。通过团体过程，成员们得以再三觉察到他们以往对自己的部分认知是扭曲的。亚隆（1985）认为，洞见和移情的治疗价值略逊于团体中真实发生的人际互惠关系，如"矫正性情感体验"。

在该团体督导工作坊中，我们会用马匹作为一种有力的治疗方式，而这一过程是借助骑手驾驭马匹时所体验到的独有特性来实现的。骑手的情绪会直接影响其躯体反应，而马匹则会通过骑手的肌肉张力、姿势、手握缰绳的方式以及人马之间的整体交流等来感知骑手。它们会即刻解读出上述多重线索并立即予以回应，而这种即刻回应则迫使骑手必须要在很短的时间内（以秒为单位）做出反应，以便更好地完成驾驭的目标。上述所有过程可呈现骑手真实的行为模式，并对其掌控感、交托信任及奉献关爱的能力带来积极的影响。

在团体工作中，我们会借助马匹的敏感性以及马群模式（herd model）来实施干预。其中，马群模式即指"一种团体可以模仿和交流的模式，成员们就像是围绕着共同的目标而团结在一起的'马群'"（Cohen & Lifshitz，2005，p. 86）。"马群"会选出领袖，并按照约定俗成的规范行事，这在很大程度上与人类的社交相似：服从权威，趋于享乐，重视自己的私有领地，与靠近它们的其他马匹互动，当它们得不到回应时会以威胁甚至暴力来予以反击（Morris，1991）。这些特征与比昂（Bion，1992）笔下有关人类社会关系的内容极其相似。

团体经验通过马群中成员之间的关系而得以加强。治疗师的角色就是团体与马群的带领者。马历来是一种充当猎物的动物，因此需要马群的庇护；也需要一个领袖作为庇护者，代马群做出决定。骑手本人既是马群的一部分，也代表了马匹的私有领袖。马匹期待着可以获得骑手的引领，同时非常依赖于接收骑手所发出的信息。

骑手和马匹之间以及团体成员之间所建立的联结，实则为我们提供了一幅人际关系的缩略图，使我们能够深入其中以获得对内在历程的洞见。

专业人员与团体参与者

该骑马团体由一名临床心理学家所带领，她正受训成为一名马术教练。另外，还有两名专业的马术教练协助她开展工作。他们三人之间有明确的分工。其中，心理学家负责借助治疗过程带领团体，并研发出与马匹一起互动的工作坊；马术教练则负责为成员们学习马术的过程提供技术层面的支持。

这个特殊的团体有 10 名参与者，平均年龄 35 岁，均为心理健康领域的从业人员。参与者们之前已连续三年每周举办一次同辈督导会面。他们都有意参加这个体验过程，不仅可以通过骑马加强自我觉知，而且还将有助于巩固现有团体并增强团体认同。这些参与者中，有些已有骑马的经验，但大多数人没有体验过。该骑马团体共计八次，每次三小时。

在团体督导工作坊中开展自我觉知干预的目的

该团体督导工作坊的目的在于：团体成员能够识别出骑马时的感受；这些感受又是如何给他们的人际关系带来影响和改变的。

该骑马团体被安排在一个牧场或马术学校举行。这些马匹都训练有素，擅长和初学者一起"工作"。每次团体均有两个部分：骑马体验；借助团体动力及表达性治疗工具展开讨论。

第一阶段：熟悉

本阶段主要是熟悉团体在牧场的开展环境（工作区域）和马匹。团体成员们将学会识别马匹的身体语言以及马匹在何时将做出怎样的反应等。此外，他们还要学会"领导"和驾驭马匹的基本技巧。最初，直接与马匹接触使成员们感到焦虑不安，他们担心自己可能无法骑上马或可能失去控制。然而，一些团体成员的成功体验鼓舞着其他人去进行尝试。他们中有的人会直截了当地表达恐惧，而另一些人则会以某种间接的方式去经历这个过程，比如他们可能会问"你确定我对这匹马来说不会太重吗"。

在此阶段，随着与新景境相关的行为模式的展开，一个逐渐适应的过程开始了。团体成员们都全神贯注于自己的骑马体验，鲜有与其他成员互动。只有在该阶段快结束时，才会将更多的注意力收回到整个团体中来，这可能是因为他们对驾驭马匹产生了更多的信心。

第二阶段：通过马匹发展人际关系

在这个阶段，除骑马外，还要学会管理和照顾马匹。马术课程包含立姿跑步和坐姿跑步，以及对技术要求更精准的绕过障碍物。管理和照顾马匹包含刷马、洗马以及安装马鞍。此外，成员们还需要打扫马厩。该阶段更强调的是团体工作，比如"混在一起"、处理人际关系。另外，该阶段尤其注重培养成员们的信任感、奉献精神以及自我肯定的行为。团体变得更加亲密无间，这可能与焦虑水平的下降有关。

第三阶段：团体过程的中间阶段

马术课程在团体过程中步入了"中间阶段"，在此阶段，团体成员们在对待马匹、彼此之间的相互作用等方面发展出了更强的独立性。此外，学习新的任务和技能使他们不会再对其他成员的潜在反应产生焦虑；通过相互之间提供经验建议，团体中呈现更多的支持。

团体成员们并不是每次总被指定骑同一匹马，如此一来他们就能体验到不同性格的马匹。这就使得成员们有机会在情感与经验上获得更多的体验。

本阶段的特点是形成更深层且私密的人际互动。就像对马匹逐渐建立起信心一样，团体成员们也逐渐在相处中感到更加地自在，从而愿意帮助彼此分担更大的风险。

举例说明，团体中有位成员坦承了自己罹患癌症的事实。她随后所分享的事情发生在团体刚开始学习马术后不久，主要围绕着她在接触马匹时所体会到的强烈的躯体感受而展开。当时，她感觉到自己的身体有强烈的反应，这和她在患病初期从未感受到任何的躯体反应形成了鲜明的对比。团体成员们对这个刚获知的消息都感到非常震惊，但随即纷纷向当事人表达了支持、包容和理解。

第四阶段：终止

本阶段主要是为终止团体做准备。团体计划（决定）开展一次野外郊游，为马术体验画上一个圆满的句号，同时使团体成员们能够对骑马、人际关系、自我认知等团体过程予以回顾和反思。

成员反馈

在团体结束之际，一些成员表示他们有意继续参加马术课程，而另一些成员则表示很难接受该团体过程的终止。有位成员反馈说，她本想以处理家事为由不参加最后一次活动，但当澄清和理解了自己的感受后，她最终还是出席了那次会面。

这种和马匹一起工作的体验能够触动团体成员们身心交汇的深层情感议题。该骑马团体历经了熟悉期、亲密期和终止期三个部分。在此过程中，成员们经历了个人体验，不仅了解到人际系统的模式，也找到了自我内在问题的解决之道。

结论与禁忌

马是一种对外在反应敏感、以群居为主的动物，这两个因素能够被成功地应用在以提升自我觉知为初衷的治疗工作中。自我觉知关乎内在体验，从而也会对人际关系造成影响。这项干预措施适用于所有的团体活动，对象涵盖青少年以及并不一定是专业治疗师的成年人，只要他们对提升自我觉知充满期待即可。

此类团体经验对于那些有严重心理障碍的患者来说实属禁忌。毕竟有这类大型动物围在身边，甚至还要跟它们一起工作，参与者们就势必要具备一定的觉察能力以及言语和非言语的有效沟通能力等。

作者简介

塔利·科恩，文科硕士，她是一位在以色列执业的临床和教育心理学家、家庭治疗师和马术教练。前几年，她开发了一种独特的治疗方式，即在治疗范式中使用马匹。

参考文献

Cohen, T. & Lifshitz, S. (2005). "A Horse-Riding Group as Potential Space." *Mikhatz: Israel Journal of Group Psychotherapy*, 10, 83–99.

Bion, W.R. (1992). *Experiences in Groups.*Tel Aviv: Dvir.

Morris, D. (1991). *Horses and People*. Tel Aviv: Sifriat Ma'ariv.

Yalom, I.D. (1985). *The Theory and Practice of Group Psychotherapy* (Third edition). New York: Basic Books.

84

以诗歌投射技术开启团体对话

➲ 斯科特·西蒙·费尔（Scott Simon Fehr）

后来的一切都截然不同[①]。

弗罗斯特（Frost，1969）

饱含感情色彩的语言

跃然于诗歌文字当中那些饱含感情色彩的语言，往往是治愈心灵的天然资源。纵观历史，这种具有疗愈属性的语言已在世界各地的所有语种中广为应用（Leedy，1973）。诗歌既可以作为激发成员情感以促进团体对话的媒介，又可以作为一种投射技术，帮助团体带领者得以深入理解来访者生命当中那些未曾言说却意义深远的往事（Fehr，1999，2003）。下述带领者将尤其适合在团体中应用这项干预：新手团体治疗师；富有经验的临床医生，他们有意将团体治疗纳入其工作实践并在团体初期促进成员互动，有意在其工作实践中深入开展多种干预形式。

过程取向团体

这项干预措施适用于任何类型的过程取向团体，也可被有效地应用于那些旨在展现个体

---

① 摘自《未选择的路》（*the road not taken*），此诗由美国著名诗人罗伯特·弗罗斯特所作。——译者注

差异性从而减少人际评判并增强感受性的团体。不管是有时间限制的团体抑或是长程团体，都需要注意两个条件：（1）参与者需要具备阅读能力以及一定程度的内省潜质；（2）这项干预措施的成功与否在很大程度上取决于来访者能否借助诗歌的情感触动某种主观体验。因此该措施并不适用于那些具象思维尤其联想松弛（loose associations）的来访者。

干预指南

材料

这项干预措施所需的材料非常简单。你需要给每位团体成员分发一支带橡皮头的铅笔和一份打印出来的诗歌。如果团体成员们并没有围坐在方便书写的桌边，则需要人手准备一个附有纸夹的写字板。

选择诗歌

选择要用的诗歌是至关重要的。虽然这首诗歌行之有效，但事实上也只有一个人能真正地做到深解其意——作者本人。所有其他对该诗的解读都源自读者的投射，在心理治疗中就是来访者的投射。所以，这首诗歌必须是开放式（open-ended）的，才不至于把来访者们引向一个合乎逻辑的定论，而定论就是说所有的读者在读完这首诗歌之后都会联想到某种相似的主题或结论。一首开放式的诗歌就意味着每个人都将以完全不同的脚本（包含想法与感受）与这首诗歌（刺激源）产生关联。若将诗歌与古典音乐联系起来则会更有助于理解"开放式"的概念。在欣赏古典音乐时，听众们可以随心所欲地依从自己的想法和感受信马由缰，事实上音乐充当了深入听众内心世界的刺激源；而在团体治疗中，正如从投射中所观察到的那样，诗歌将成为深入来访者内心世界的刺激源。以下面一首开放式的诗歌为例，我发现这首诗歌确实可以引起来访者各种不可思议的有趣回应。如有需要，你可以直接拿走应用：

我感受到的是什么？

它是从未有过的吗？它是真实存在的吗？

它从前可曾与我相随？

它为教导我更多而来吗？

它是什么？它有名字吗？

我心深处，不一样了吗？

实施步骤与对话介绍

第 1 步：分发材料与解释说明

首先向来访者做出解释，这并非一场智力测验，他们填写的内容也没有对错之分。

第 2 步：实际任务

请来访者自行阅读这首诗歌，然后在诗歌下面的纸上写出他们所感受到的作者的情感。之后，请他们为这首诗歌拟定一个题目，并猜测一下作者的性别。

第 3 步：展示所写的内容

当所有团体成员写完后，请他们分别向团体汇报自己所写的内容。我想，你一定会对那些花样百出的反馈啧啧称奇。

第 4 步：发起团体对话

在每位成员都展示了自己所写的内容后，作为团体带领者，你可以进一步地探索来访者所做出的反馈并凭借自己的创造力鼓励他们就每位成员所写的内容进行讨论。

第 5 步：探讨个体差异

在该步骤中，团体带领者可以就成员们对诗歌异彩纷呈的反馈来探索人与人之间个体差异的意义。团体可能会就此开启一场讨论：如果每个人都完全相同且一成不变，那么这个世界将会多么沉闷、无趣；对于那些存在于他人身上的个体差异，我们不应感到恐惧，反而要接纳和拥抱，毕竟正是这些个体差异使我们的生活变得更加丰富多彩，也使我们和世界的联结得以加强。

成员反馈

来访者们通常会认为这项干预措施很安全，所以他们通常很愿意接受这个任务安排。大多数成员都认为这个练习很有趣而且能乐在其中，这是因为在此过程中他们有机会能加强对自我以及人际关系的认知。根据我的经验，来访者们一般还会在下次团体中主动提及自己或其他成员对诗歌的理解从而促进了更多的探讨。显然，在间隔的一周里他们是有所思考的。

禁忌

对来访者而言，我尚未发现这项干预措施存在任何禁忌。唯一可能出现的禁忌与团体带领者有关，即他们没有对成员从诗歌中投射出来的内容给予任何的治疗反馈。通常情况下，带领者可以从成员们的投射中获得非常宝贵的信息。当然，这些信息可留待团体时机成熟时再予以探讨。这个时机需要满足：团体已适应作为能独立发展的单元；即便存在个体差异，成员们在团体中的舒适程度也足以减少他们对被拒绝、被评判的恐惧。

作者简介

斯科特·西蒙·费尔，心理学博士，美国执证临床心理学家，注册团体治疗师，现任美国诺瓦东南大学心理学院的博士生导师，曾出版专著及编著数本，其子正在追随他的职业脚步。

参考文献

Fehr, S. (1999). *Introduction to Group Therapy: A Practical Guide*. Binghamton, NY: The Haworth Press.

Fehr, S. (2003). *Introduction to Group Therapy: A Practical Guide* (Second edition). Binghamton, NY: The Haworth Press.

Frost, R. (1969). The Road Not Taken. In E. Lathem (Ed.) *The Poetry of Robert Frost: The Collected Poems* (p. 105). New York: Henry Holt and Company.

Leedy, J. (1973). *Poetry the Healer.* Philadelphia, PA: J.B. Lippincott.

101 Interventions
in
Group Therapy
2nd Edition

85

意想不到的后果：老年治疗团体中的边界问题

➲ 乔治·马克斯·赛格（George Max Saiger）

老年治疗团体的外部联系

老年人的心理治疗团体给治疗师提出了一个两难的问题——更确切地说，是矛盾。老年人经常为社会所孤立，他们常常会被吸引到团体治疗中来，因为这是一种缓解孤立的方式（MacLennan，Saul & Weiner，1988；Saiger，2001；Leszcz，1997）。与这一现实相矛盾的是，只有当边界得以明确时，团体治疗才能达到最佳的效果，也就是说，成员之间的外部联系即便没被完全禁止，也是团体并不鼓励的。这项规定的制定是有充分依据的，虽说是老年团体，但也要遵守。这是因为：第一，外部联系会使成员们的沟通变成发泄而不是交流；第二，部分被解决的问题不会再被带至团体内讨论；第三，导致次团体的形成，从而屏蔽了治疗性的探究（Fehr，2003；Rutan & Stone，2001）。

团体成员必须超过 65 岁

近十年来，我一直在应用人际关系模式①（interpersonal mode）为老年人提供开放的、以个人成长为导向的治疗团体。参与者的年龄必须在 65 岁以上，实际上几乎所有成员的年龄都在 70 ~ 85 岁之间。每周的团体会谈都在我的办公室里进行。对于一些成员来说，我的另一个身份是精神科医生，日常为他们提供药物治疗或个体心理治疗；其他成员则是由那些与我有公开合作的其他个体治疗师转介而来。大多数成员都能持续留在团体中 2 ~ 3 年的时间。参加该团体的前提是不允许成员们两两之间有外部关系；在进入团体后，还需告诫他们不得相互之间在团体外擅自联系。

团体成员们一直在好奇地不断试探和挑战着"赛格医生的规则"——不要有任何外部联系。每次会谈结束后，他们经常会在停车场里继续讨论。成员们也会在团体里提到这些——有时是善意的玩笑，有时却带着挑衅（权威者）的严肃神情。据我所知，他们从未在外部场所及其他时间组织过任何社交活动或异性约会。

典型案例

就像在老年团体中经常发生的那样，其中一名成员 A 女士因为白内障手术缺席了两周。手术并不顺利，此后的几个星期，她都不能开车了。她负担不起参加团体会面往返所需的出租车费（她的治疗费由国家医疗援助支付），也没有予以援手的家人。团体成员们会经常询问她的治疗进展，因为 A 女士的长期缺席令他们感到非常不安。他们问道："为什么我们不能折中一下'赛格医生的规则'呢？只通融这一次，让住在 A 女士附近的 B 女士开车接送她？" B 女士也承诺说，在自己开车的时候不会与 A 女士讨论任何团体内重要的事情。即便我因为边界有被削弱的可能性而明显地感到不安，但这似乎是一个合理的请求。于是，我咨询了几个同事，其中就有 A 女士的个体治疗师，她未加思索地支持这种做法。虽然仍心存疑虑，但是我最终还是默许了。团体成员们也一致认为这是个正确的决定。

在下一次团体会面时，成员们再次见到 A 女士都表现得异常激动。C 女士给了她一个温暖热情的拥抱。在乘车前来的途中，A 女士带了一床手工制作的棉被想答谢她的司机，可 B 女士坚持说要在团体里再讨论，而不是在车上直接送礼物。然而，在此次会谈中，这件事

---

① 精神科护理临床应用模式包含心理分析模式、人际关系模式、社会模式、存在主义模式、沟通模式、行为模式、医疗模式、护理模式等。其中，人际关系模式的理论代表人物是沙利文（Sullivan）及佩洛普（Peplau），他们主张人需要从正向的人际关系中获得安全感和满足感。——译者注

并没有在团体里被提及，我也没有注意到装被子的购物袋已经转交给了 B 女士。

当然，大家还有其他的事要讨论。最重要的就是新成员 D 女士的首次亮相。她在自我介绍时抱怨说，搬到附近来住的女儿并不重视她。她的经历使 A 女士谈起了自己早年流产时，丈夫和母亲对她的忽视和蔑视。此次 A 女士的分享比缺席之前的任何一次都要更深刻。

在接下来的一次团体中，C 女士坦承，尽管这个团体是她一周中最重要的社交活动，是一个能令她产生归属感和认同感的地方，但在上周会面时，她却产生了深深的孤独和被排斥感。她给 B 女士打了电话，希望能得到一些安慰。我竟不知道她们俩私下交换过电话号码。

B 女士当时并不在家，当听到电话留言时她认为最好的解决办法就是邀请 C 女士共进午餐并一起购物。但一想到"赛格医生的规则"，她就放弃了回电。

C 女士在叙述这件事的时候依然神情失落。在我看来，最可能的原因是，拼车经历在 A 女士和 B 女士之间创造了某种"特殊"的关系，从而导致 C 女士感到自己被排斥。我始终确信这就是真正的原因，然而 C 女士却并不这么认为。她回忆起 A 女士所提到的流产经历，接着情绪激动地讲述了自己的过往，在她还是个年轻、胆怯、毫无阅历的新婚女士时，是如何面对同样的灾难的。此时此地，那种孤立无援的感受又被再次唤醒。

团体结束时，E 先生评论道，"大家有没有在团体外相互联系，这个问题根本就不重要，我们不应该在这个方面浪费时间。"之后，D 女士问我，她能否用我的手机叫一辆出租车。B 女士和 C 女士赶忙说："不要把赛格医生扯进来。他不需要知道我们怎么让你回家！"然后赶忙催着她走出了办公室。显然，他们是在为自主权引以为傲，但团体边界可能已被削弱到无以修复的地步。

结论与禁忌

当涉及团体外社交的问题时，老年团体出现了这种难以处理的进退两难的境况。在上述案例中，虽然我最终的决定明显推动了团体的进展，但也付出了难以挽回的代价。因此，团体治疗师不应该轻率地采取这种做法；反之，要停下来，遵循心理动力学原理并谨慎地评估团体动力。然而，总有某个时刻，治疗师不得不采取行动。一旦有所选择，就必须为意想不到的后果做好准备。

作者简介

乔治·马克斯·赛格，医学博士，美国团体心理治疗协会会员，现任马里兰州奥尔尼市蒙哥马利综合医院老年重症门诊项目的临床主任。他是华盛顿精神病学院老年心理治疗研究中心的创办人，也受邀加入了该校国家团体心理治疗研究所从事相关工作。

参考文献

Fehr, S.S. (2003). *Introduction to Group Therapy: A Practical Guide* (Second edition). Binghamton, NY: The Haworth Press.

Leszcz, M. (1997). Integrated group psychotherapy for the treatment of depression in the elderly. *Group* (21) 2.

MacLennan, B., Saul, S. & Weiner, M. (Eds.) (1988). *Group Psychotherapy with the Elderly*. New York: International Universities Press.

Rutan, J.S. & Stone, W. (2001). *Psychodynamic Group Psychotherapy* (Third edition). New York: Guilford Press.

Saiger, G. (2001). Group psychotherapy with older adults. *Psychiatry* 64 (2).

86

在长程心理治疗团体中创造性地应用团体契约

➲ 梅丽莎·布莱克〔Melissa Black〕

团体契约

在长程的动力取向治疗团体中，团体契约是指治疗师与团体成员之间的明确协议，描述了治疗师对团体成员的期望以及作为一名合格的团体成员所应履行的行为准则（Fehr，2003）。该协议涵盖的主题包括团体会谈的组织、团体治疗的费用、保密原则、对团体治疗最低参与时长的要求等，还会涉及更多的抽象问题，比如探索团体内人际关系（尤其是与治疗师的关系）的必要性等。此外，团体契约还会将那些难以启齿却难以回避的情感问题（如金钱、性感受、愤怒情绪等）引入团体成员们的意识空间，并强调了这些问题是团体经验的重要组成部分，对其展开干预工作意义重大。团体契约中明确阐述了团体是用言语来探索个体内在冲突和人际冲突的途径。"把想法和感受用言语表达出来，而不是付诸行动"这条约定一直是我自己的团体契约中明确而详尽的一部分。另外，在此类干预中，特别重要的一点是要与团体成员们达成相互之间不得在团体外联系的约定。

团体契约在临床治疗上能发挥很多作用。自团体伊始，它就向每位团体成员统一提出了一套行为要求。尽管这类契约没有任何"民主"可言，却被普遍认为是团体带领者所制定的善意指令，其核心要义是为了最终实现团体成员的健康福祉。由于以心理动力学为基础的团体心理治疗的带领风格不像很多其他形式的团体那样主动，因此契约通常就成了团体初始阶段所能提供的唯一结构。而这往往会是成员们第一次共同的团体经验（Rutan & Stone，1993）。随着团体成员身份的确立，这条"所有人都将遵守团体契约"的内在约定就随之产生。这些"规则"赋予了新团体可预见性和安全感，可成为那些深感焦虑的新成员的救生筏。

尽管对于某个新团体乃至某个开放式团体中的新成员来说，团体契约可以让他们感到可预见性、安全和舒适，但随着时间的推移，团体契约实则还可以发挥许多其他的作用价值。下述干预措施正是示范了此类情形，即如何在某团体后期利用团体契约实现治疗效果。

动力取向或领悟取向团体

虽然我认为所有类型的团体都需要制定一个契约，但其内容和作用会随着团体类型和人群的不同而有所差异。以下干预措施更适用于动力取向或领悟取向的团体。按照动力取向心理治疗团体的要求，团体成员们需要具备一定的内省能力和洞察力，并有意愿追求内在心灵和人际关系方面的认知提升。接下来的团体干预发生在一个不限性别的、开放式长程动力取向团体中，该团体已经持续了近两年，每周会面一次。

干预措施

玛吉是一名新成员，在干预实施前她已经参加过三次会面了。她接替了一位原来在团体中非常受人喜爱的成员蒂娜的位置，蒂娜自团体成立以来一直都是一位热情洋溢的关键成员，后来她成功地结束了自己的团体治疗。玛吉和蒂娜一样，也是一位很迷人、活泼且充满魅力的女性。她感受到了团体成员们的温暖、鼓励和接纳，只有道格除外，他表现得冷酷而轻蔑。无论玛吉多少次真诚地想要与道格互动，都吃了闭门羹。在这次特定的会谈中，道格变得极不友善，最后他大喊道："在这个团体里，谁还需要另一个美女？我已给蒂娜发了邮件，我知道她会回复我的。这个团体现在所做的一切都是在阻碍我对爱的体验。"

与蒂娜同在团体的那段时间里，道格一直被她所吸引且心怀爱意。他无法实时向蒂娜表达自己的感受，因此现在的他就表现得无法向团体中另一段可能带有强烈性意味或爱的关系敞开自我。就像他刚离婚时一样痛苦，他不能爱，但也不能放手。此刻，作为一名治疗师，我猛然发现这正是一个契机，可以帮助道格和其他团体成员领会：去表达那些在团体中被真切体验到的爱虽是困难的，却也是有益处的。

我必须迅速考虑如何进行干预。我原本可以直接引用团体契约，指出道格"违规"，并强调应该将情感转化成言语表达出来，而不是付诸行动。我原本也可以从道格的生活和人际关系等方面对他的行为做出解释，以此希望其他成员能搞清楚怎么回事并将这种反思延及自身，但最终我还是决定利用团体契约以使此事成为一项团体整体的议题。

向团体提出下列问题：

- 当团体中有新成员加入时，总是一个很好的契机可用来思考我们所有人该如何利用这个团体。这是一种有趣的情况；
- 你们都是怎么看待道格和蒂娜之间的关系的？回想一下，你们有谁曾想要或是幻想过打破团体的规则，然后和另一名成员在团体外聊天甚至聚会的？

我邀请每位成员分享了他们对其他团体成员所幻想过的某种另类关系，由此引发了一场热烈的讨论。很多团体成员未曾言说的愿望是能成为蒂娜的情人或朋友，但他们有碍于"契约中的约定"而无动于衷。一些成员感觉道格出卖了他们，因为他擅自打破了边界去联系蒂娜；而另一些成员则认为道格对该团体限制成员间建立"现实的"关系而感到愤怒。

然后，我提出了如下问题：

在这个团体里，感觉上有很多想要追求蒂娜的成员。此时此刻，在座的各位中还有没有任何尚未公开的有关爱情或友谊的愿望？

如此一来就为成员们开始讨论相约一起打高尔夫、共进晚餐、一起看电影、一起度假，甚至成为伴侣等愿望提供了动力。

我最后所做的干预是：

所有这些想法听起来都很棒，确实令人兴奋，但我想知道有谁能发现所有这些愿望之间的共同点？

沉默了一段时间后，道格回答说："我们都想要去爱彼此。"玛吉最后也附和道："听起来你早已这么做了。"遵循这个思路，该团体最终接纳了这样一个事实：即使"现实接触"受到限制（或者也许正是因为这些限制），他们也能（才能）自由地体验着相互之间的真情实感。

干预反馈

对团体契约的有效应用并不仅限于作为治疗团体的初始框架，其价值还取决于团体是否做好了准备要对成员的行为给予更深层的解释。若没有做好准备，则像所有为时过早的解释一样，充其量是无法达到预期的效果或是难以被理解，但也可能会导致成员对带领者的敌意，他们会认为带领者缺乏对自己的理解，或是将带领者的解释视为某种惩罚性的评判。当正确应用这项干预措施时，治疗师将会很轻易地把团体的关注点从特定的行为上转移到对行为选择背后的情感联结的探索上。

结论与禁忌

在一个早已建立的长程动力取向团体中，团体契约可被视为一位隐喻式的成员，而非仅仅是一套简单的团体行为准则，随着时间的推移，它也会发展出自己的个性。每位成员都与团体契约存在着关联，二者关系的何去何从将影响到团体中所有其他关系的走向。道格的所作所为以及淡薄的契约意识使他难以在团体中与其他成员建立联结。如果不加以探索，道格终将会借由他未履行契约的"不当行为"重现深刻的羞愧感，这种感受将会在其千疮百孔的生活中蔓延开来，并可能导致他过早地选择结束自己的团体治疗。

应用团体契约作为团体关系矩阵的一部分，使治疗师有机会对另一套成员关系进行探索和理解。需要注意的是，有时候，哪怕是治疗师对违反契约的行为给予最深刻的理解，也不能否认这种行为对团体的破坏性。其中一种对团体有破坏性的行为就是成员之间发生了性关系。显然，这种行为需要在团体内进行深入的探索，然而如果外部关系持续下去的话，最终必然会导致其中一位或两位成员从团体中退出。

作者简介

梅丽莎·布莱克博士是一名执证临床心理学家和注册团体心理治疗师。她是私人执业者，也是美国得克萨斯州达拉斯市团体分析实践机构的治疗师。她同时还兼任该市得州大学西南医学中心精神病学的临床教授。

参考文献

Fehr. S. (2003). *Introduction to Group Therapy* (Second edition). Binghamton, NY: The Haworth Press.

Rutan, S. & Stone, W. (1993). *Psychodynamic Group Psychotherapy.* New York: The Guilford Press.

愤怒的爆发：应对攻击性

> 罗伯特·A. 伯利（Robert A. Berley）

引言

攻击性情感（aggressive feelings）是人类经验的一部分，当我们感到沮丧或受到威胁时就会发挥作用。当然，一个人的早年经历会强烈地影响着个体的切实感受。对人类而言，甚至"战或逃"反应中的"逃跑"[①]反应也进化得相当复杂，即个体将更多地表现为一种思想上的逃跑，而身体却处于冻结状态，脆弱异常。另外，很多人的愤怒情绪也已经与事实本身相脱节，以至于他们的反应强度与威胁的实际水平并不相符。因此，若要对攻击性情感进行有意识的觉察与探讨，可从以下内容入手：解离性意识缺失（dissociated lack of awareness）、焦虑否认、恐惧退缩、麻痹木僵、语调改变，以及伴随着强烈行为冲动的情绪爆发。

当然，那些无法自控且随时可能爆发强烈情绪的个体，可有针对性地参加聚焦于自我控制的特定团体，而在被纳入具有更多治疗目标的其他团体之前，则应受到严谨的筛选评估（Brabender，2002）。然而，究竟一个人是不是真的适合参加某团体，这个问题的确很难确定；而且，治疗师通常不愿去拒绝那些潜在的成员，因此也会先给他们参加的机会，再考察其是否能适应良好（Fehr，2003）。所以，一些自控能力堪忧、原本可能被治疗师拒绝的个体往往也会参与进来。

[①] 人类"战或逃"反应中的"逃跑"部分也有攻击性情感，通常会以"被动攻击行为"表现出来。——译者注

诚然，治疗师一般更愿意接收那些表现出极强（而非过少）自控能力的患者。但无论如何，他们都有必要对一些团体中相对麻烦的情况未雨绸缪，比如因某位成员情绪失控而对另一位成员或整个团体构成威胁。很多治疗师会在团体契约中列明一条约定——"将感受转化为言语，而非付诸行动"（Rutan & Stone，2001），虽说这种威胁肯定不会造成身体层面的伤害，但其情感表达的强度可能依然难以控制。

案例缘起

某个由两位治疗师共同带领的成人团体已经持续了很多年，成员构成相当稳定。两位女性带领者中，其中一位因生育而离开，有位新的协同治疗师（我本人）近期接替了她的角色。不久之后，一位新成员被转介进了团体，她叫萨拉，是位曾有吸毒和酗酒史的 25 岁单身女性，她的母亲勉为其难地同意为女儿支付团体费用。初次团体相安无事。但是第二次会面时，长期担任治疗师的弗朗西斯因故缺席，作为协同带领者，我必须单枪匹马地亲自主持这个团体。随后，成员们逐渐开始探讨自己对抚育者感到失望的议题，他们的分享聚焦在自己是如何被冷漠或自私的父母所欺骗的。萨拉说，对于自己的母亲，她根本不会那样去想。实际上，她有着截然相反的感受：母亲总是会打扰她的生活，给予她过度的关怀。有的成员用嘲讽的口吻说，他们多么希望自己的父母也能管管自己。萨拉听到之后似乎面色阴郁起来，对那些评论置若罔闻，再三重申母亲对自己生活的监管实则是一种累赘。此刻，一位长期留在团体中的成员简，开始讽刺萨拉没有感恩她的母亲为她所做的一切。她愈发大声地用贬低的口吻说着诸如"你还有什么可抱怨的""你活得太轻松了"等冷言冷语。萨拉毫无辩驳之力，她试图维护自己以及那些真实的感受，而其他团体成员则仿佛都退缩到了幕后。

新成员萨拉意识到自己被这位年长的老成员简杠上了，这让我对她产生了保护欲。我开始注意到简的状态，她似乎失去了自我觉察的理智，有些东西可能在她的内心世界里被触发，而不关萨拉什么事。但是，我只说了几句话，简就转而对萨拉大发雷霆，指责她忘恩负义、自私自利、太过自我。团体里的其他成员似乎都被吓得僵在那里，显得孤立无援。简对我工作的漠视让我在某个瞬间感到自己无足轻重、无能为力。她喘了一口气，继续对萨拉喋喋不休，我随即开始担心起萨拉会不会被赶出团体。

干预步骤

在这样的情况下，治疗师所面临的第一个挑战就是去探索自己的内在经验，并找出一个可供思考的立场或空间。这并不是在试图压抑（反移情）情感，而是以一种更具创造性和灵活的方式与之合作。所以，这不仅是身为一名治疗师的必备能力，而且还可以为成员们做出良好的示范。遵照这个立场，治疗师就有机会检视一些重要的思考事项，从而有助于对接下来自己该怎么做以及团体要何去何从做出决策。

像往常一样，我的头脑中会浮现出一个总体的干预路径，具体包含：辅助个体和团体增强对情绪的包容性；培养共情互助的能力；最终实现自我觉察和反思，带来此时此地的学习与成长。若治疗师做到以下四点，则会加速该过程的实现。

1. **身体前倾**。治疗师的首要目标是在保护团体的同时尝试与情绪失控的成员所表达出的情感相联结。攻击性是表达挫败感或威胁性的信号，在本案例中，萨拉无意间触发了简内在的某些东西，它们作为简情绪爆发的源头虽是看不到的，却造成了极其强烈的影响。此时，治疗师必须"偏向"简，认同她的情绪状态并提供有效的结构化反应（即共情），从而传达出深刻的理解以及对简被唤起的情绪的包容性。在这种情况下，我坐得笔直，身体前倾，朝向两位女士，目光注视着简，无论她的情绪有多强烈，我都表现出明显的沟通意愿，以此来抱持着她，同时也保护了萨拉。

2. **腾出空间，投入其中**。作为团体中最权威的个体和最重要的移情对象，我需要被纳入情景，同时要求团体将自己考虑在内。我对简铿锵有力地说："简！我认为你现在对萨拉的看法和情绪令你很难过。"为了让简正视这个问题并做出反馈，我不得不再次重复了一遍。她轻蔑地说："嗯，是！"这么做的确迫使她跟我对话了，接下来就可以继续引导她的思考（本书中的其他作者也曾提及，这是一种对带领者的变相攻击，源自情感层面而不是言语的内容）。一旦引起了简的注意，我就继续说道："我认为你是在替萨拉的母亲出气，因为你在生弗朗西斯的气，是她把我带进这个团体里却没有在意过你的想法。"我之所以这么说，实则与见解是否深刻或者是否准确关系不大，而是为了承载简的紧张情绪。此时吸引并获得患者的关注才是治疗师最基本的目标；当对话得以建立的时候，准确性才会随之出现。所以，当简回复说"这太蠢了"的时候，我并没有觉得她的反击是针对我个人的，反而我做好了准备，要继续引导她的思考："她不仅离开了你，而且把我带进来替她打掩护，还把一个小妹妹带到这个家里。[①]"她停顿了一下，若有所思，于是我补充道："你对我很生气，是因为你从我这里得到的关注不够多，而萨拉似乎从她的抚育者那里得到了太多。"再三强调一下，言语的准确性当然是我们所期望的，但是情感的匹配度或者是否"合拍"（pacing）才是此刻的真正目标。

[①] 意指缺席的那位女性治疗师弗朗西斯将我带进团体做协同治疗师，不久后比简年轻的新成员萨拉也加入了团体这个"家"。——译者注

3. **滴定**[①]（titrate），**而不是去平息！** 我们的目标是找到一种让整个团体都保持参与的方法。这势必将唤起成员们的防御，所以有必要使用滴定法（titration）。治疗师对整个团体必须要做的是，不要让任何人觉得他们的反应过度或是毫无意义。如果治疗师妄图过快地阐明那些情绪反应，将团体此时此地的互动转向陈词滥调的"解释"，那么这种做法往往会致使团体趋于幼稚化，暗示成员们不够成熟，从而难以深入探索自身的反应。反之，情绪被完好地承托的经验则有助于团体发展出一种更坚韧的"外皮"或绝缘层（Ormont，1984），同时，团体凝聚力以及成员们对团体风雨同舟的信任感也会随之增强。显然，治疗师试图压制愤怒的成员（尤其是通过羞辱或侮辱的方式）来缓和局面的做法将会是一种很糟糕的选择，即使那些强烈的情绪被"成功地"平息，却会导致成员们对带领者失去信任。所以，当我选择包容简的情绪并与之"合拍"后，我才发现她是多么地怒不可遏，因为"看到萨拉得到了那么多，而自己却啥也没有，这真的太气人了"；对团体而言，"我认为大家都选择袖手旁观的原因在于，他们也对那位似乎拥有一切的成员深感嫉妒"。

4. **追求意义**。强烈的情感表达之后，核心人物以及那些抽身事外的团体成员都有可能为自己的反应感到羞愧。以深思和谦恭的态度展开对意义的追寻则传达出一种对情感动力的基本接纳和兴趣。促进团体"外皮"生长的一个具体的方法就是去探讨诸如恐惧、愤怒等情感对成员们的影响，看看他们在这样的情景下能否想象自己不受威胁地予以回应。对于那些"被吓得什么都不敢说"的成员，即使知道他们可能担心受到反击，还是要请他们想象一下自己要说点什么。

最后，当成员们一起深思他们的体验时，有关意义的很多潜在形式就有可能会浮现出来。

在本案例中，成员们最后都承认，如果他们反对简用这样的方式对待萨拉（或者甚至在简这么做之前就提醒她），则担心受到简的反击；他们也承认很嫉妒萨拉（比如，以对简产生认同的方式），这使他们与简共谋，从而攻击并打败了团体中这位"幸运的"新成员。

结论与重要禁忌

这种在团体中探讨强烈情感的干预对成员和治疗师都有一定的要求，治疗师必须首先评估团体对情感的包容性以及投入思考的能力，就像他对自身的能力评估一样。当团体中出现攻击性情感时，治疗师常常会心有阻抗（Billow，2001），如此一来就需要诉诸督导或是进

[①] 一种化学实验操作，通过两种溶液的定量反应来确定某种溶质的含量。此处可理解为带领者对团体进行慢速的一点一滴的"化学反应"。——译者注

行更深入的个体治疗以解决这个问题，而这些方式都是治疗师专业训练的一部分。然而，评估团体的能力并不是给出一个非黑即白的定论，因为随着情感参与技巧的实践，任何一个团体都将会变得更具凝聚力与信心。当然，情感的强度也必须有一个限度，带领者务必要重视这一点，以免团体内出现任何创伤性的、有可能激化情绪的过程（例如，找替罪羊或压抑对治疗师的愤怒等）。

然而，这项干预或是技术肯定不能像遵循处方那样照本宣科。因为带领者与成员们之间相互交织的情感太过繁杂，这些情感源自他们的共同经历或是带领者自身的情感构成，太过庞杂，以至于带领者很难在未加思索的情况下做出任何公式化的反应。即使是同行推荐的方法，治疗师也必须仔细斟酌，既需要评估所带领团体的具体情况，又需要考虑自身的治疗风格是否真的"适合"。因此，我鼓励读者去思考自己的方式以使此干预措施能与自身的脾气秉性和治疗立场相适应，最终自然而然地予以应对。

作者简介

罗伯特·A.伯利，哲学博士，注册团体心理治疗师，美国华盛顿州西雅图市私人诊所的心理医生，曾在西雅图大学和华盛顿职业心理学院教授团体动力学和团体治疗等课程。

参考文献

Billow, R. (2001). The therapist's anxiety and resistance to group. *International Journal of Group Psychotherapy*, 51(2): 5–100.

Brabender, v (2002). *Introduction to Group Therapy*. New York: John Wiley & Sons.

Fehr, S.S. (2003). *Introduction to Group Therapy:* A *Practical Guide* (Second edition). Binghamton, NY: The Haworth Press.

Ormont, L. (1984). The leader's role in dealing with aggression in groups. *International Journal of Group Psychotherapy,* 34(4): 553–572.

Rutan, S. & Stone, W. (2001). *Psychodynamic Group Psychotherapy* (Second edition). New York: Guilford Press.

Steinberg, P. & Duggal, S. (2004). Threats of violence in group-oriented day treatment. *International Journal of Group Psychotherapy*, 54(1) 5–22.

一次艰难的会谈

● 马文·卡潘（Marvin Kaphan）

困难越大，超越后的荣耀感就越强。

奥康纳（O'Connor，1993）

成员选择

在组建团体时，治疗师仔细筛查并慎重选择团体成员的过程特别重要，事实上，几乎每位团体心理治疗领域的权威专家都非常认同这一点（Rutan & Stone，2000；Fehr，2003）。亚隆（Yalom，1994）进一步提出，团体的命运可能在其开始之前就因成员的取舍而被注定。很多年前，当我发起亲自带领的六个团体时，选择过程是相对容易的，因为我是从自己的个体治疗实践中选取团体成员的。我跟每一位参与者都保持着长期的咨访关系，对他们的情况了如指掌，因此能把他们安置在适合的团体里，这个过程让我乐此不疲。

团体与成员概况

我所带领的团体都是异质性动力取向团体，参与者基本都是介于中等功能到高功能之间的自费患者，他们有着不同的年龄、性别和临床诊断。在过去几年里，每个团体都已发展出了不同的个性，而我也为自己所开创的患者分组技术感到非常自豪。这是一个"幻想"的过程。我会试着幻想某位特定的患者将如何对其他团体成员带来影响，而他们中的每一位又是如何影响这位患者的，以及该患者会对整个团体的功能产生怎样的影响。这种方式非常有效，从来都不负期待，唯一让我惊喜的是，患者们的收获往往远超我的预期，他们都取得了更大的进步或者获得了更有意义的领悟。

随着时间的推移，我的团体也会接收一些来自其他个体治疗师转介的患者，这些治疗师虽然没有自己的团体，但他们认为患者可以从并行参加的团体治疗中获益。大多数团体治疗师在将转介患者安置到团体之前都至少要进行一次筛选面谈，但从某种程度上来说，我们依然要依赖这些患者们的个体治疗师对他们是否已准备好加入团体而做出的评估。

在一次团体会面时，我把一位转介患者（此前已进行过一次筛选面谈）安插到了某个功能相当高的动力取向团体中。鉴于该患者在社交关系上似乎遇到了困境，他的个体治疗师希望能通过团体经验使该患者认识到他是如何造成自己的问题的。我极少遇到有新成员一加入团体就开始惹怒这里所有人的情况。而这就成了团体治疗要研磨的原料，只需治疗师予以最少的辅助，团体就可以去探索驱动此类行为的动机和无意识层面的动力。最终，得益于团体过程的"魔力"，每位参与者往往都会有所收获。

这个特殊的案例有着异乎寻常的团体过程。那位新来的参与者用特别恶毒的言论攻击着在场每位成员的软肋，此举激起了团体成员们的强烈反击，而那位挑衅者则好像瞬间出现了代偿失调。他那种蛮横、疯狂又偏执的表达似乎更加剧了团体中的愤怒。当时我发现自己正在目睹某种精神错乱的形成过程，于是当即决定把团体的关注点从那位心理状态恶化的新成员身上转移。

干预措施

当团体治疗师认为有必要引导成员们的关注点时，唯有四个方向可供选择。治疗师可以合并所有四个方向或其中三个方向，抑或是仅选择一个方向进行干预。这四个方向有：

- 以发表言论的成员作为关注点；
- 以回应言论的成员作为关注点；
- 引导团体中另一位成员对言论做出回应；
- 引导整个团体都参与进来检视他们对言论的感受。

这四个干预方向都是以治疗师提问的方式来实现的。当使用这项干预措施时，很重要的一点是，必须要让患者们知道在干预过程中治疗师是不会使用任何反问句的。在我们的社会中，有太多的人早已习惯于把许多提问当作真正的指令了，如"你为什么要那样做"通常会被理解为"你不应该那样做"。所以，治疗师必须反复强调，他所提出的问句是真正意义上的提问，目的在于对"行动的原因"进行探索。

在本案例中，为了保护新成员，在整个会谈期间我只能选择四个方向当中的三个来引导团体的关注点：

- 面向遭受攻击的团体成员；
- 面向另一位团体成员；
- 面向整个团体。

当被攻击的目标成员对攻击者予以反击时，我就会关注这位反击者并问他："如果有人对你说了你刚才用来还击的那些话，你会有什么感受？"提出这个问题必须要特别谨慎，因为即便前期已经向成员们告知过治疗师的提问都是真正意义上的问句，但患者们仍然很容易把此类提问理解为一种谴责，从而经受某种自恋创伤。咨访关系的信任程度以及治疗师提问时的语气语调可以有效地规避这种误解。如此一来，治疗师就有机会继续提问："你认为自己这么做的目的是什么？""在场的其他人对那些还击的话作何感受？"这么做就再次彻底地转移了团体成员们对那位新成员的关注。

在引导或激发另一位团体成员对被攻击的受害者做出回应时，我用了这样的提问，比如"那些还击的话，让你有什么感受？"如果我真是想把关注点聚焦在攻击者身上的话，我可能会问他本人，让别人产生这样的情绪是不是正中他的下怀。但在本案例中，因为我意欲把关注点从攻击者身上移开，于是就会接着问另一位团体成员："你以前在什么时候有过类似的感觉？"紧接着会继续追问："你过去是如何处理这种情况的？"这么做就彻底地转移了团体对新成员的关注。然后，我就能继续邀请其他成员也都参与进来，向他们提问一些类似的问题，比如"你曾谈到过相似的经历，刚才分享的那段跟您的经历相比如何"。此时，团体的注意力就会再一次地从攻击者身上被带离。

最后，为了把关注点聚焦在整个团体上，我会向大家这样提问："这里似乎发生着什么？""你对此有什么感受吗？"由于团体的关注点已经逐渐从那位焦头烂额的新成员身上转移，他也能稍微平静下来。我只需要在本次会谈结束后跟他简单地沟通一下，用以确认他是否已经镇定下来并且能够安全回家。后来，在跟他的个体治疗师交流时，我们认为这样的团体经验对这名患者而言还是太过冒险，因此不会再鼓励他继续参与了。

典型反馈

在本次会谈中所使用的干预措施就是引导团体关注点的常用办法，但像在本案例中如此高频率、高密度反复使用的情形却并不多见。只要适度，即便最叛逆的团体成员也会表现出良好的依从性。偶尔也会有团体成员打断治疗师的引导预期，他们可能会说"等一下，我还想听到更多有关……"然而一般说来，在关注点转换的过程中出现延迟也没有什么坏处。

结论与禁忌

在我的团体中，所有参与者都必须承诺在准备退出团体时要提前一个月预先告知，但是那位转介患者没有做到事先告知就离开了团体。令我担忧的一点是，其余的团体成员可能会因此而感到恐惧：是不是有人一旦激起了大家的不满就会被赶出团体。所以在接下来的一次会面中，其余的团体成员们就此事探讨了很久，直到我确信他们都一致认为那位患者的贸然离开是对自己和团体而言的最佳选择。

我尚未发现这项干预措施有任何禁忌，但如果在某次会谈中，该措施如案例中的强度和频率那样被频繁使用的话，则有可能会使治疗师显得过于独裁和专横，从而对部分团体成员造成打击。

作者简介

马文·卡潘，社会工作学硕士，美国团体心理治疗协会终身会员，注册团体心理治疗师，专科医师认证，南加州团体心理治疗协会前任主席。自1960年以来，他一直在私人诊所从事专职的心理治疗实践。50多年来，他始终保持运作六个持续的团体，并在美国和加拿大各地多次开展过演讲与教学，其中两次由美国精神医学会举办。

参考文献

Fehr, S. S. (2003). *Introduction to Group Therapy: A Practical Guide* (Second edition). Binghamton, NY: The Haworth Press.

O'Connor, M. E. (1993). *The Essential Epicurus: Letters, Principal Doctrines, Vatican Sayings, and Fragments*. New York: Prometheus Books

Rutan, S. J. & Stone, N. W. (2000). *Psychodynamic Group Psychotherapy* (Third edition). New York: Guilford Press.

Yalom, I. D. (1994). *The Theory & Practice of Group Psychotherapy* (Fourth edition). New York: Basic Books.

101 Interventions
in
Group Therapy
2nd Edition

成功启动团体的九个基本步骤

➲ 约书亚·M. 格罗斯（Joshua M. Gross）

引言

关于如何开展团体心理治疗的文献实已非常丰富，方法也有很多，对此感兴趣的读者若想要获得实践上的基本指导则可有诸多选择（Berg，Landreth，& Fall，2006；Bernard & MacKenzie，1994；Fehr，2003；Price，Hescheles，& Price 1999；Rutan & Stone，1993；Trotzer，2006）。这项干预措施主要是以一份清单作为检查工具来确认治疗师是否已经为开展新团体的初次会面做好了准备。虽然文献中已清晰地列明了一系列确保团体准备就绪的必要而具体的步骤，但治疗团体难以蓬勃发展的现象也未免太过普遍。所以，这项措施是为团体带领者专门制定的，旨在帮助他们确认成功启动团体所必需的九个基本步骤是否都已完成。

说明

这是一个为团体带领者设计的通用方法，可适用于多种形式的团体治疗，包含同质或异质团体、过程或主题式团体、有时间限制的或开放式团体，以及其他任何类型或理论流派的团体等。该方法的重点在于为治疗实践提供良好的计划、组织、筹备以及启动。

通常情况下，初级团体治疗师对团体初次及后续会面中所遵循的带领流程会更为重视。这种方法的主要观点是，从治疗师认为有必要建立一个团体的那刻起，团体工作就已开启，这使得治疗师可以在初次团体会面之前就能关注到许多需要注意的细节。这份清单的设计理念是：成为一种初级团体治疗师可从中受益的工具，旨在帮助他们确保所有恰当的应尽之责都已被覆盖，而且团体已经为初次会面做好了实质性的准备。

团体启动清单

1.对团体目标的清晰陈述必须包含长期目标、短期目标、成员标准、时间要求以及费用构成（如果合适的话）。

2.对场地、时间安排以及启动团体所必要的临床操作的合理规划。

3.向有所涉及的同行与潜在的团体成员分发书面通知。

4.通过业务展示、外联推广、研讨会、张贴海报与直接征集等方式主动发展成员。

5.与同事研讨前瞻性病例（prospective cases），以评估某人是否适合加入团体。

6.安排一场包含所有候选成员的咨询会谈，亲自评估他们的准备情况并帮助其为团体经验做好准备。

7.面向团体成员所做的情况介绍应包含以下讨论内容：

- 团体将在何时会面及启动；
- 对初次会面与接下来的会面有何期待；
- 定期出席；
- 保密原则；
- 如何解决成员与带领者之间的分歧；
- 承认所有与其他成员的团体外联系；
- 如果合适的话，做出清晰的费用说明。

8.在筹备期内，每周与团体成员取得联系，并提醒他们团体将在何时何地启动。

9.开启初次会谈，首先回顾团体规范，并就新成员如何以最佳的方式展开与他人的有效互动提供建议。

作者简介

约书亚·M.格罗斯，哲学博士，美国职业心理学委员会会员，注册团体心理治疗师，美国团体心理治疗协会会员，佛罗里达州立大学心理咨询中心团体项目负责人，团体和家庭心理学者，执证心理学家，美国团体心理学学会会员，团体心理治疗认证国际委员会理事。

参考文献

Berg, R. C., Landreth, G. L. & Fall, K. A. (2006). *Group Counseling: Concepts and Procedures.* New York: Routledge.

Bernard, H. S. & MacKenzie, K. R. (Eds.). (1994). *Basics of Group Psychotherapy.* New York: Guilford.

Fehr, S. S. (2003). *Introduction to Group Psychotherapy: A Practical Guide* (Second edition). Binghamton, NY: The Haworth Press.

Price, J. R., Hescheles, D. R. & Price, A. R. (1999). *A Guide to Starting Psychotherapy Groups.* San Diego: Academic Press.

Rutan, J. S. & Stone, W. N. (1993). *Psychodynamic Group Psychotherapy.* New York: Guilford.

Trotzer, J. P. (2006). *The Counselor and the Group.* New York: Routledge.

90

应对创伤及应激相关障碍的压力接种训练

➲ 贾斯汀·A.达里恩佐（Justin A. D′Arienzo）

压力接种训练（SIT）

2004 年，飓风伊万席卷了美国佛罗里达州的狭长地带以及亚拉巴马州和密西西比州的沿海地区，留下了破坏性的痕迹。加之，全球反恐战争的行动和风暴对若干军事医疗机构的毁坏，我就成了佛罗里达州彭萨科拉市海军医院里唯一一位能为该地区提供心理社会干预的现役心理医生。为了应对数量激增的各种焦虑障碍患者，我采用了梅钦鲍姆（Meichenbaum，1993，1996，2005）的压力接种训练[①]（stress inoculation training，SIT）模型，组建了一个封闭式过程取向团体。

SIT 是认知行为疗法（CBT）的一种，旨在通过三个阶段的治疗来增强个体应对过去、现在和未来压力源的能力。第一阶段，患者要认识何为压力反应；第二阶段，他们将暴露在能唤起焦虑的情景中并习得管理自身压力反应的技能；第三阶段，患者要学会将新习得的技能组合推广应用到逐渐升级的压力情景中，并根据自身的需要再向治疗师寻求"调整"。在该模型中，"接种"就相当于个体通过接触毒性较小的疾病而产生的机体免疫力。同理，SIT 的过程也会将个体暴露于较小的压力源中，从而帮助个体做好心理准备并提高心理复原力。

---

① 文献中的译法有应激接种训练、压力免疫训练、压力预防训练、压力调适训练等。——译者注

成员概况

该团体由五名女性和三名男性组成，每周会面一次，共计 20 周。除一名成员是平民外，其他所有成员都是海军军人。他们的年龄范围从 21 ~ 53 岁不等。对这些成员的个体诊断有：患有与战争相关的创伤后应激障碍、与飓风相关的急性应激障碍、与性侵相关的创伤后应激障碍、惊恐障碍以及焦虑症的一般适应问题等。

干预指南

SIT 是一种灵活且个性化的基于联盟的干预方法，可适用于个体治疗、夫妻治疗与团体治疗。每次训练时间短至 20 分钟，频率从 8 ~ 40 次不等。SIT 已被成功地应用于那些准备接受就医流程的患者（Meichenbaum，2005），以及有焦虑症（Suinn，1990）、应激障碍、成瘾（Meichenbaum，2005）及愤怒控制问题的患者（Deffenbacher & McKay，2000）。《美国国防部与退伍军人管理局临床实践指南》(*The Joint Department of Defense and Veteran's Administration Clinical Practice Guidelines,* 2003）将 SIT 界定为创伤后应激障碍的"A 类"治疗。此外，梅钦鲍姆（1993）发现 SIT 能够有效帮助个体适应军旅生活。

SIT 旨在增强患者的应对能力（个人内在与人际交往技能）和信心以克服在压力情境下所感知到的要求。另外，SIT 模型采纳了拉泽鲁斯和福克曼（Lazarus & Folkman，1984）所提出的压力交互观（transactional view of stress），即压力的产生是因为个体所感知到的情景要求超过了其所感知到的应对资源。在此观点中，压力可被视作个体与环境之间的一种动态关系。同样，SIT 也受到了建构性叙事视角（constructive narrative perspective，CNP）的影响（Meichenbaum，2005）。按照此观点，个体和团体都可被视作"讲故事的实体"。这些故事既是个人的，也是文化的。人们所讲述的那些有关自己和他人的故事，其性质和内容在应对压力的过程中发挥着关键的影响作用（Meichenbaum，2005；Brewin & Holmes，2003；Ehlers & Clark，2000）。

三阶段压力接种训练

1. 概念教育阶段

通过苏格拉底探索式提问技术，治疗师可以帮助患者识别并概念化他们的压力症状及触发因素。随着相关知识的积累以及对自身压力反应的生理 – 心理 – 社会基础的理解，团体和治疗师就可以共同协作，对个体成员当前的问题重新概念化。接下来，团体还会对每位成员个人已有的优势、资源和复原力等方面予以探索，从而加强个体的掌控感。

2. 技能习得与巩固阶段

在此阶段，为了应对自身的压力源，每位患者都要制订一项专属的行动计划。本阶段的干预措施主要聚焦于问题及情绪，可使用的技术有问题解决、预演（rehearsal）、现场暴露法（在团体内与团体外）、认知重构，等等。团体中固有的人际互动为技能训练创造了条件。

3. 应用与后续跟进阶段

在此阶段，鼓励患者利用第二阶段所介绍的干预措施在逐渐升级的压力源水平上练习他们新习得的应对技能，旨在使向好的改变得以推广与巩固。利用团体的特定功能来制订成员个人的复发预防计划，尤其要针对一些存在复发风险的境况，如周年纪念日、社会压力、高/低情绪状态等。将复发重新界定为一种学习的契机，而非在劫难逃的又一次灾难性事件。引导患者设想自己成为团体中某人或团体外某朋友的咨询顾问，如果可行的话，还可以鼓励成员们在团体之外也能做到相互支持。最后，根据需要为未来的个体后续跟进或团体巩固会谈制订计划。

成员反馈

团体中的那位平民是一位患有与飓风相关的急性应激障碍的 53 岁妇女，她通过 SIT 的干预获得了显著的改善。这位女士将自己严重的焦虑症状归因于对险些在风暴中丧命的恐惧和记忆。她在晚年嫁给了一位比自己年长很多的男士，飓风到来时，他只是像往常一样关掉助听器去睡觉了，而他的妻子却难以入眠，惶惶不安地忧虑着生命安全。在治疗期间，她逐渐从一个依赖且被动的人转变成为一个行动导向且积极主动的人。那场飓风后，她感到自己是孤老无依的，丈夫也无法保护她；但随着时间的推移，在团体的帮助下，她重新构建了创伤事件的意义，并最终得以将那些恐惧及无助的记忆转化成为独立自主的动力。到治疗结束时，她已担任了团体中某位比她年轻很多的成员的咨询顾问，经历了人生第一次被大学录取，并在当地的剧院上演了一出戏剧。她要挟老板给自己大幅加薪，否则就辞掉干了十多年的工作，她成功了。显然，她不再那么被动了。还有，她再也不会把自己回避社交的原因怪罪到丈夫的懒惰或肥胖上。她以崭新的自信加上一些毅力，成功地说服久坐不动的丈夫打破了与他那把休闲椅的共生关系，并协助他勤劳的妻子投入到戏剧的创作中。

一位战后退役军人因家暴纠纷被转介到团体中，他认为自己从 SIT 的心理教育部分获益最多，因为他认识到即便在最温和的分歧中，他对妻子的言行也会表现得冲动且反应过度。SIT 团体还帮助他制定了面对（与妻子有关的）压力源的应对之策，使他能做出"更正常化"的反应。团体中另一位被同事性侵的现役军人通过 SIT 习得了焦虑管理技能，这支撑着她在事件被调查期间能与行凶者及其朋友频繁地当面对质。由于已多次在团体中讨论该事件，她有机会一遍遍体会着脆弱和无助，这使她对那些可怕经历的敏感度下降，同时也加速了自身创伤记忆更为健康的整合。

结论与禁忌

使患者迅速恢复到最佳功能以增强其应对压力的技能并成为独立自主的个体，这是我的干预目标，与 SIT 的目标不谋而合。

然而，这项干预措施存在一个普遍的禁忌。当处理焦虑和应激相关的障碍时，创伤记忆的重现是一种普遍现象，而非例外。可以预见到，患者会对这些记忆以及与创伤相关的恐惧和对未来的预期都做出强烈的反应。因此，那些有严重人格功能异常和情绪管理能力欠佳的患者，都必须排除在此类团体形式之外，这些人群可根据需要先进行个体治疗，直至能更好地适应 SIT 团体。

作者简介

贾斯汀·A.达里恩佐，博士，执证临床心理学家，擅长临床心理学、法医心理学、商业心理学和军事心理学等领域。在美国佛罗里达州杰克逊维尔市私人执业。

参考文献

Brewin, C. R., & Holmes, E. A. (2003). Psychological theories of posttraumatic stress disorder. *Clinical Psychology Review*, 23, 339–376.

Deffenbacher, J. L., & McKay, M. (2000). *Overcoming situations and general anger.* Oakland, CA: New Harbinger.

Department of veterans Affairs and Department of Defense (2004). *VA/DoD clinical practice guideline, for the management of posttraumatic stress.* Washington, DC. Retrieved on 1 April 2007 from www.oqp.med. va.gov/cpg/PTSD/PTSDcpg/ frameset.htm.

Ehlers, A., & Clark, D. M. (2000). A cognitive model of posttraumatic stress disorder. *Behaviour Research and Therapy*, 38, 319–345.

Lazarus, R. S., & Folkman, S. (1984). *Stress appraisal and coping.* New York: Springer-verlag.

Meichenbaum, D. (1993). Stress inoculation training: A 20-year update. In R. L. Woolfolk & P. M. Lehrer (Eds.).

Principles and practices of stress management. (pp. 373–406). New York: Guilford Press.

Meichenbaum, D. (1996). Stress inoculation training for coping with stressors. *The Clinical Psychologist*, 49, 4–7. Meichenbaum, D. (2005). Stress inoculation training: A preventative and treatment approach. In P. M. Lehrer, R. L. Woolfolk & W. S. Sime (Eds.). *Principles and practice of stress management.* (Third edition). (pp. 203–219). New York: Guilford Press.

Suinn, R. M. (1990). *Anxiety management training.* New York: Plenum Press.

101 Interventions
in
Group Therapy
2nd Edition

用隐喻和故事化解僵局并减少阻抗

➲ 杰罗尔德·李·夏皮罗（Jerrold Lee Shapiro）

一项能激发更大情感深度与创造性问题解决能力的干预措施

作为一名存在主义治疗师，我在干预过程中的大多数工作都会受到自己内在历程的影响。该"原初历程"（primary process）一般会以图像、听觉记忆和幻想的形式出现。在开展团体治疗的某些时刻，我偏好于将这些图像描述出来：它们偶尔会是某种相对来说不假思索的直觉，但更常见的会是一些故事或隐喻。

治疗师讲故事的技术已被广泛应用于各种理论流派中。例如，艾瑞克森（Erickson，1980）、罗西（Rossi，1976）等人都曾采用讲故事的技术以引导来访者进入"非正式"的催眠状态。这项技术可以在治疗过程中激发出一种新颖的沟通形式，治疗师一般会变换自己的语调、语速来讲述一个故事，而这其中就暗含了某些可能使来访者产生洞见或行为改变的线索。

另外，何诺斯－韦伯、萨沃夫、夏皮罗等（Honos-Webb，Sunwolf & Shapiro，2001，2003）也曾指出，无论境遇是否发生改变，在治疗过程中应用讲故事的技术的确可对来访者的行为改变产生显著的影响。于是，他们将故事在治疗中所展现出来的疗愈力定义为一种方法，它可以将来访者的关注点从焦虑以及对任何改善建议的习惯性防御上转移开来，从而消除一些阻抗。治疗师所讲的故事也被证实可以帮助来访者更好地处理危机（Pennebaker，1997），即增强他们与潜意识之间的联结（Sturm，2000），拓展意识容量。至少，治疗师讲故事的技术对于降低来访者的焦虑情绪很有帮助。

对于存在主义治疗师来说，焦虑有两种来源：存在性焦虑① (existential anxiety) 和神经质焦虑② (neurotic anxiety)，前者涉及面对未知的恐惧，后者则产生于来访者试图逃避或抗拒存在性焦虑的过程中。简而言之，这些故事可以向来访者呈现不同的可能性与结果，从而帮助他们应对存在性焦虑；也可以将来访者的关注点聚焦于真正的挑战，从而防止神经质焦虑的产生。

适用人群

我所带领的团体基本上都是有时间限制的封闭式临床成长团体，但这项技术同样适用于那些持续开展的开放式团体。而且，不论是对儿童、青少年抑或成年人都有着绝对的适用性。

干预措施

与大多数技术或练习不同的是，这项干预措施是很难被明显地识别出来的，而且在团体过程中也没有一个专享的使用阶段；与之相反，使用这种技术的时候会让人感觉好像没什么特别的发生过一样。因为在团体的某些关键时刻，带领者可能只是简单地分享一下自己的反思。这些听上去更倾向于彼时彼刻而非此时此刻的反思，往往会以某种隐喻或短篇故事的形式被穿插进团体讨论或是作为带领者对个体成员分享的回应。而那些故事在某种无意识层面上则与正在进行的团体过程有关。

按照团体发展的四阶段划分标准，即准备阶段、过渡阶段、工作阶段和终止阶段 (Shapiro，Peltz，& Bernadett-Shapiro，1998)，这项干预最适宜在第三阶段即工作阶段（又称为干预阶段、治疗阶段）中使用。该措施的设计初衷旨在能够深入来访者的内在心灵，因此应用的前提是团体必须已经发展出充分的信任并足以支撑成员们去表达更多的情感。然而，在考验带领者能力的团体过渡阶段，或是在致力于训练迁移的团体终止阶段，治疗师也都可以明智而审慎地应用该措施。

---

① 罗洛梅（Rollo May）认为，"存在性焦虑"是一种与威胁相均衡的正常焦虑反应，是人成长过程中的一部分。人的成长过程必然伴随着对原有意义结构的挑战、向更大可能性的开放、向未知领域的探索等，这些都会使人产生焦虑。——译者注

② 罗洛梅认为，"神经质焦虑"是一种与威胁不均衡的反应，包含心理压抑和其他形式的内部心理冲突，并受各种活动和意识障碍的控制，是不能合理地应对挑战和变化的结果。——译者注

步骤1：使常规的团体讨论顺其自然地进行，直至出现卡顿。

步骤2：聚焦于团体过程，包含反思缺乏互动的原因，等等。

步骤3：悄无声息地切换到讲故事模式，讲述一个有"治疗性惊喜"（therapeutic amazement）的短篇故事或隐喻（例如，"我不知道自己为什么会在这个时候想到这个"或"这让我想起了曾经遇到过的一个人"）。

步骤4：给团体成员充裕的时间以对故事做出回应（包含可能产生的任何困惑）。

步骤5：团体继续进行，就好像没什么不同的或不寻常的事发生过一样。

案例示范

该团体由卫生保健方面的专业人员组成，在发展到第三阶段时，有两位成员（杰克和莎莉）描述了他们"三明治一代"的两难困境，其余成员都全神贯注地倾听着。他们都提到了自己的负担过重，被困在同时要照护年迈父母、学龄儿童以及挣养老金的责任中难以自拔。团体对他们所分享的经历和感受给予了充分的共情和回应，之后就好像能量耗尽了一样，杰克将这种感觉描述为"自己的生命好像要消耗殆尽了"。

我把关注点放在杰克精疲力竭的体会上，然后对团体中这位45岁的男士做出了回应。首先是对他的处境表达了共情，随之开始把他的关注点转移到一则简短的小故事上："杰克，你的处境听起来很糟，好像被现实的家庭责任给困住了。"我放慢了语速，做出一副回想什么事情的样子，说道："我也不知道自己为什么会有这种想法，但就在你刚才说话的时候，我仿佛听到了每架商务航班起飞前都会播放的一小段话。你知道的，就是那句如果机舱内的气压下降，氧气面罩就会落下。如果身边有未成年子女随行，请务必首先戴好自己的面罩。"

这位男士似乎被这个故事弄糊涂了，他开始慢慢回过神来，回应道："这跟我那个难伺候的老妈有什么关系？"我回答说："我也不知道，就是你刚才讲话的时候，我很仔细地听，然后就有了这个想法。"这时，另一位"三明治人"莎莉，貌似也很恍惚地说："我觉得他的意思是说，我们曾经不能停下来去'呼吸'，其实我们该休息和'吸氧'了，否则我们的子女、父母，是啊，我们都要完蛋。"杰克说："我确实觉得自己快喘不过气来了，但我还得照顾两位年迈的父母和三个子女。真的看不到有什么出路。"我回答说："我不是在质疑你的承诺或者忠诚，我想我关注的是等式的另一端——看看怎样做才能长期地照顾他们。"这就引出一个隐喻："杰克，莎莉，我不知道怎么回事，你们看上去都像是短跑运动员，但却在跑着马拉松。为了能跑出佳绩，我们必须首先弄清楚该怎么做才能以最好的方式练习和保存实力。否则没人能跑完 26 英里 [1]。"

后来，在该团体刚进入终止阶段时，另一位成员开始倾诉："等我的孩子长大了，我就有自己的时间了。"其他成员跟她争辩道："你已经快要 60 岁了，你的父母可能还需要你来照顾。"几位团体成员纷纷劝她，要趁着自己还年轻，享受一些属于自己的时间。她分享说，自己的丈夫和孩子们都觉得她的保护欲太强了，让他们都快窒息了。一直以来，他们都是这样评价她。团体里围绕这个话题纠结了大约 15 分钟，我的协同带领者转向我问道："你正想什么呢？"我回复说："肯尼的小熊队帽子"，当时所有人的目光都望向了我，稍做停顿后，我接着说："我认识一个人，他小时候什么都不稀罕，唯独特别希望能得到一顶全新的有芝加哥小熊队标志的棒球帽。在他九岁生日时，哥哥买来一顶送给他。这是他所能想到的最好的礼物。他拿着这顶帽子又摸又闻，爱不释手，并把它放在床头柜上，每晚入睡前都要看着它。因为害怕弄丢或是弄脏，他一直不愿戴上这顶帽子。从前的愿望，以及哥哥鼓励他戴着它去学校或棒球场的话语都被抛之脑后，因为他太担心了。就这样五年过去了，当他终于舍得戴这顶帽子的时候已经 14 岁了，可惜的是帽子已经太小了。"

在一周后的下次会面中，她告诉大家，丈夫毫不犹豫地答应了帮她在每周三的晚上照看孩子们，而她要开始去参加"只为自己"的舞蹈课了。

来访者的体会与结论

这是一项能够拓展来访者的表达阈值并为团体带来非线性问题解决思路的技术，倡导与推崇"开箱即用"的解决办法，并以故事或隐喻的形式来处理来访者的困惑。此外，该技术还有一个很大的优势，即可适用于某些跨文化的情景。

这项干预需要注意两处禁忌。首先，团体必须具备足够的自我力量，能够安然接受一定程度的抽象化内容，同时不会对此类非线性 [2] 的干预方式望而生畏。相关故事的选取应与团体成员的功能水平相匹配，最好能用到一些实例、著名寓言、经典传奇、通俗文化等（如《伊索寓言》《星球大战》《哈利·波特》、童话故事等）。

其次，带领者必须要信任自己的潜意识加工，并愿意用隐喻或故事的形式将之呈现。此外，他还必须在团体成员面前表现得不那么直截了当。

---

[1] 马拉松比赛全程约 26 英里。——译者注

[2] 线性思维方式有助于深入思考，探究到事物的本质；非线性思维方式有助于拓展思路，看到事物的普遍联系。天马行空，甚至莫名其妙产生的灵感，大多属于非线性思维。——译者注

作者简介

杰罗尔德·李·夏皮罗，哲学博士，圣克拉拉大学咨询心理学教授，执证临床心理学家，美国心理协会会员。发表过 200 余篇论文和期刊出版物，著作 13 部，如《存在主义咨询与心理治疗实务：亲密、直觉与意义找寻》（*Pragmatic Existential Counseling and Psychotherapy: Intimacy, Intuition and the Search for Meaning*，2016）等。自 20 世纪 60 年代中期以来，他一直从事团体工作并讲授过程取向团体治疗的课程。

参考文献

Erickson, M. H. (1980). *The Collected Papers of Milton H. Erickson.* (E. L. Rossi (Ed.). New York: Irvington.

Erickson, M. H., Rossi, E. L. & Rossi, S. I. (1976). *Hypnotic Realities.* New York: Irvington

Honos-Webb, L., Sunwolf, & Shapiro, J. L. (2001). Toward the re-enchantment of psychotherapy: Stories as container. *The Humanistic Psychologist*, 29, 72–97.

Honos-Webb, L., Sunwolf, & Shapiro, J. L. (2003). The healing power of telling stories in psychotherapy. In J. D. Raskin & S. K. Bridges (Eds.) *Studies in Meaning* 2. New York: Pace University Press.

Pennebaker, J. W. (1997). Writing about emotional experiences as therapeutic process. *Psychological Science*, 8, 162–169.

Shapiro, J. L., Peltz, L. S., & Bernadett-Shapiro, S. T. (1998). *Brief Group Treatment: Practical Training for Therapists and Counselors.* Monterey, CA: Brooks/Cole.

Sturm, B. W. (2000). The "storylistening" trance experience. *Journal of American Folklore*, 113, 287–304.

治疗师的自我暴露：正常化并燃起希望

➲ 斯科特·西蒙·费尔（Scott Simon Fehr）

干预：名词，介入两者中间进行干涉。

干预者：名词，提倡或实施干预的人。

麦基奇尼（McKechinie，1963）

感到孤独

参加团体治疗的一大好处就是可以使来访者听到其他团体成员谈论他们的特定问题，而不必在自己的内心世界里感到孤独（Fehr，1999，2003）。但有时，来访者也可能会提出一些问题，而团体中却没有人可以或愿意将之视为对他们来说很重要的议题。来访者的自我暴露遭到冷遇，这就加剧了未来可能存在于团体中的抑制作用，使成员们坦露个人信息的可能性降低。

对于我们大多数人而言，"治疗师的自我暴露"的理念通常会引发某种程度的职业不适感（Fehr，2003）。因为在我们的专业受训中，凡涉及设立边界与伦理问题时，自我暴露通常会成为要特别注意的因素之一，必须予以避免（Gutheil & Gabbard，1993）。

具体来说，传统的弗洛伊德流派在有关"治疗师绝不能自我暴露"的立场上存在着两极分化。因为自我暴露揭开了治疗师的神秘面纱，从而使来访者的投射和移情受到抑制；然而在相对更人性化，尤其是更注重关系的干预中，治疗师的自我暴露却并没有按照所要求的那样执行（Jourard，1964，1971）。我的同行们常挂在嘴边的一句口头禅是"治疗师的自我暴露是为了谁好"。显然，来访者不是专程去团体或个体治疗中认识我们的，也不是来帮我们解决人际关系上的难题和冲突的（Corey，Corey & Callahan，1998；Fehr，2003；Weiner，1983）。而事实上，本文要介绍的"治疗师的自我暴露"却是一种干预选择，旨在正常化团体成员的体验，并给他们带去希望。当来访者在团体中吐露心声却加剧了他们的存在性孤独①（existential aloneness）时，这种干预选择就变得更加必要。原因在于，如果来访者的表述并没有得到其他团体成员的认同，他则可能会认为自己的困难是别人没有的或是怪异的。

适用人群

这项特定的干预措施对于有时间限制的团体或持续进行的过程团体都同样适用。治疗师所推荐的人选必须在抽象思维方面游刃有余，因为该措施对内省能力有一定的要求。此外，以下人群不建议使用这种方法：智力发展低于正常水平的来访者，或是那些极度不安的来访者，他们无法超越"眼中只有自己"的局限，也难以和他人建立任何真正的联结或认同。

干预措施：治疗师的自我暴露

当且仅当这种做法是为了来访者的最佳利益时，"治疗师的自我暴露"才会成为一项特定的干预措施。根据多年的团体运作经验，从某种程度上来说，我发现来访者所提到的人际冲突或经历几乎没有我不能理解的。事实上，我会利用自己的整个身心存在去理解他们想要表达的意思，感同身受。这就好比两个音叉最终可以在同一个音高上共振（Fehr，2003）。我会在脑海中迅速回顾自己的个人经历，然后仅自我暴露出那些对当前问题最重要的部分，特别是当团体中没人理解当事人的表露时，这种做法尤其必要。只有当我的自我暴露成功地化解了来访者所面临的问题时，这种亲力亲为的做法才会被视为一项干预措施，旨在帮助来访者不再感到孤立无援并燃起他们解决问题的希望，即便他们的方式可能有所不同。

治疗师的角色就是一种干预，自我暴露亦是如此。接下来我会举两个非常简明的案例来阐述这项干预的有效性。第一个案例是在我所带领的某个不限性别的团体中，有两位成员之间发生了激烈的冲突，有位女性成员斥责另一位男性成员咬指甲的行为。她不停地抱怨着自己绝不会跟咬指甲的人聚会，那看起来太恶心了。团体中没有任何人去帮一下这位男士，毕

---

① 存在性孤独即指个体和其他生命体之间存在的无法跨越的鸿沟；个体和世界的分离（详见商务印书馆出版、欧文·D. 亚隆所著的《存在主义心理治疗》（*Existential Psychotherapy*）。——译者注

竟他的处境真的很尴尬，面对那位女性成员无休止的指责，也没有任何人愿意站出来维护他。我回想了一下，在自己整个青春期还有刚二十出头的时候，也是一个喜欢咬指甲的人。所以，我不打算把这位男士"晾在一边"自生自灭，让他在孤立无援的公共场合中备感羞愧。为了使他的行为正常化，不至于感到被孤立，也为了带给他解决咬指甲这种强迫行为的希望，我就自我暴露了一部分与此特别相关的个人经历。

我认为，在那个时刻去分析这位男士咬指甲的症状根源是没有任何帮助和价值的，而正常化他的行为并燃起希望才是最有效的干预措施。我透露说，多年前我也有咬指甲的毛病，后来当我每次把手指放到嘴里时，就会有意识地去觉察这个动作并最终克服了这种强迫行为。这位男士的脸上绽放出了前所未有的宽慰。他说自己的一生都是在孤独和窘迫中度过的，因而非常感激我。他的家人，还有几乎所有认识的人都曾一度把关注点聚焦在他怪异的行为上，而他却完全控制不了。有趣的是，在我的自我暴露之后，团体里的另外两位成员也相继发言，他们也曾有咬指甲的毛病，但听到那位女士的指责后，就打消了说出来的念头。继帮助此事正常化之后，其他相关的问题也开始从整个团体中浮现出来，这些问题可能在团体里从未出现过，也可能在很早之前就出现了。

第二个案例是有关团体里一位 50 多岁的男士（比我年轻 10 岁），他描述自己的一生基本上事事顺利，跟家人朋友的关系都很好，经济方面也很优渥，但却常常莫名其妙地感到迷茫，他也不清楚这种感觉从何而来。

这位男士与团体之间的有效互动一向很好，但始终苦于找不到引发这种迷茫感的潜在原因到底是什么。我记得，他在团体中曾多次谈到过自己此生所敬仰的那些人生导师们，他们一直在变幻无常的生命中为他指引着航向。就我本人而言，在生命中也曾拥有过很多被视为英雄的榜样们，但现在一个也没有，已经很多年了。这使我联想到《大卫·科波菲尔》（*David Copperfield*）一书开篇的那段文字："是否我该成为自己生命中的英雄，抑或那个头衔应由他人来享有，书中一定会给出答案"（Dickens，1991，p.1）。于是我向这位男士和整个团体分享，目前在我的生命中已不再需要英雄来为自己指引方向了，我也不再会去效仿他们的成就和目标。对于这个领悟，我继续解释说，大概在 10 年前，当我为失去方向而深感痛楚之际，才幡然醒悟，现在是要依靠自己来开拓进取的时候了。

这位男士在听到我的自我暴露后，马上说："我想这就是答案。"他继续说，在过去几个月里，他感到有些迷茫，失去了方向，因为他不愿再步任何人的后尘了。他更深入地分享道，在内心深处他明明知道有一个生命的崭新方向正在到来，但是仅凭一己之力却很难弄明白。随后他释怀地说，"我想是时候做自己的'那个人'了，为自己引导方向"，就像大卫·科波菲尔一样，成为自己生命中的英雄。当时我很好奇，在有此洞见之后他是否还会继续接受治疗，抑或是选择退出，可结果是，他在团体里又待了两年，进行持续的自我探索。

典型反馈

在我看来，来访者们对于这种类型的干预措施的典型反馈总是积极正向的。这种方式似乎有助于将他所遭遇的事情正常化并给予了他们希望：在这个空间里，有一位学识渊博且受人尊敬的专家也经历过类似的问题并且成功克服了这个难题。我也会向来访者们透露，我不是什么超人，在很多情况下，如果我能办到一些事，我真心觉得他们也一定能。

禁忌

这种干预措施可能荆棘密布，原因是边界问题和违背伦理的情况在干预中很容易出现。正因如此，请牢记，治疗师的自我暴露是为了来访者的利益考虑。由于反移情的问题，很多治疗师不会意识到他们自己在做着什么，并且对自我暴露的后果也缺乏觉知，而这些通常会以竞争的形式被表现出来，即来访者首先自我暴露一些问题，而治疗师随之也透露出自己类似的经历，但强度更大。比如，"如果你觉得自己离婚难，那你真该看看我的"。这种说法完全否定了来访者的感受，那么治疗师这样做自我暴露的目的是什么呢？治疗师这种类型的自我暴露实则反映出他们在生活中有尚未修通的问题，而这些问题可能被来访者的自我暴露"触发"了。因此，我必须再次重申，如果你认为有必要进行自我暴露的干预，那它必须成为一种真正意义上的干预，请务必永记心间，**"你的自我暴露是为谁而设计的"**，还有，如果你在来访者的心目中失去了神秘感，将会有什么样的后果。

作者简介

斯科特·西蒙·费尔，心理学博士，执证临床心理学家，注册团体治疗师，现任美国诺瓦东南大学心理学院的博士生导师。曾出版专著及编著数本，其子正在追随他的职业脚步。

参考文献

Corey, G., Corey M., and Callahan, P. (1998). *Issues and Ethics in the Helping Professions* (Fifth edition). Monterey, CA: Brooks/Cole.

Dickens, C. (1991). *David Copperfield.* New York: Alfred A. Knopf.

Fehr, S.S. (1999). *Introduction to Group Therapy: A Practical Guide.* Binghamton, NY: The Haworth Press.

Fehr, S.S. (2003). *Introduction to Group Therapy: A Practical Guide* (Second edition). Binghamton, NY: The Haworth Press.

Gutheil, T.G. & Gabbard, G.O. (1993). The concept of boundaries in clinical practice: Theoretical and risk-management dimensions. *American Journal of Psychiatry*, 150, 188–196.

Jourard, S.M. (1964). *The Transparent Self: Self-disclosure and Well-being.* New York: van Nostrand Reinhold.

Jourard, S.M. (1971). *Self-disclosure: An Experimental Analysis of the Transparent Self.* New York: Wiley.

McKechinie, J. (Ed.). (1963). *Webster's New Twentieth Century Dictionary of the English Language* (Second edition). New York: The Publishers Guild.

Weiner, M.F. (1983). *The Use of Self in Psychotherapy* (Second edition). Baltimore, MA: University Park Press.

93

直接的眼神交流：将非言语沟通作为巩固团体的工具

➲ 莎莉・巴伦（Shari Baron）

个体对过往羞愧的回忆以及对未来羞愧的恐惧双双束缚了其自发性和对自我价值的认知。

吉尔丁夫妇[1]（Goulding & Goulding，1979）

非言语沟通

非言语信息包含使用身体姿势（动作和姿态）、音调和音量、目光接触或回避以及面部表情等，我们往往会表现出这些非言语信息用以传达自己对他人的感受（Fehr，2003）。团体成员对彼此非言语沟通的体验是团体过程的重要组成部分，非言语沟通可能比言语沟通更有表现力（Perls，Hefferline，& Goodman，1951；Fehr，2003）。治疗师可以引导团体成员们进行某种特定的非言语沟通的结构化练习，用以加强团体的联结。然而，他们必须明智且审慎地应用这项干预——若过于频繁则会变得老生常谈而失去了效力。但在极不频发的罕见场合中，这项干预却可以成为一种强大的工具，用以帮助那些沮丧或羞愧的成员在团体中更有安全感，并能够与其他团体成员更紧密地联结在一起。

---

① 吉尔丁夫妇（Robert L. Goulding 和 Mary McClure Goulding）在融合沟通分析、完形治疗两种理论与技巧的基础上，创立了再决定治疗（redecision therapy）。——译者注

适用人群

亚隆（Yalom, 1985）认为，相对于长程的门诊患者团体，将这类结构化练习应用于特定主题的短程团体会更有价值。然而，这项特定的干预措施早已在某些领悟取向团体的"工作阶段"被成功实践，而这些团体则主要致力于成员们长期关系的建立以及从彼此的反应和互动中成长与学习。我发现，当来访者对他的团体成员身份心存疑虑时，这项干预措施尤为有效。特别是，当来访者对自己的"不当行为"（团体内或团体外）抑或因透露出任何自以为耻的经历而心生羞愧或担心被团体排斥时，为应对他在这些情景下所产生的疑虑，治疗师就可以将这项干预措施作为不二之选。

干预指南

这项干预措施需要治疗师具备一定的直觉力，即知道何时进行干预才是对来访者有益的最佳时机，即便如此，就其技术本身而言却是非常地简单易行。针对团体中某位一直对自己的成员身份心存疑虑且担心不被团体接纳的来访者，治疗师会请他暂停下来几分钟，先别讲话，只是安静地坐着。然后引导这位来访者默默环顾房间里的其他团体成员并"检视"他们的想法。此时也请团体里的其他人都保持静默。随后那位心存疑虑的来访者则开始一位接一位地看过去，依次用眼神进行交流。在治疗师未做任何直接指导的情况下，团体里的其他成员会自发地以一种充满接纳和安慰的注视来予以回应，而那位心存疑虑的来访者则可以在不受任何语言潜在干扰的情况下体验到团体所给予他的必要支持。

案例示范

当来访者为团体外的某个行为感到羞愧时，治疗师就可以使用这项干预。克拉拉向团体报告说，过去几天她一直赖在床上，没有去上班。她对自己很生气，觉得自己一无是处，对自己是否能好起来毫无信心。她还说自己在考虑是否要退出这个团体，因为"你们一定都很生我的气，也很讨厌我"。随后，治疗师提高音调询问了其他团体成员他们是否真的有这样的感觉，并对团体会因克拉拉的行为而排斥她表示质疑（这种做法实则在其他团体成员的头脑中植入了某种暗示，即不管克拉拉在团体外做了什么，他们都会展现出对她的接纳）。治疗师引导克拉拉闭上眼睛，静默几分钟后再把眼睛睁开，然后静静地环顾房间里的其他成员。当她的眼神依次转向每位成员时，他们也都默默地用眼神回应着克拉拉，报以同情和接纳。

这项干预也可被用于导致成员有所疑虑和疏远的团体内行为。几周以来，吉姆一直都很抑郁，他竭力克制着想要割伤或烧伤自己的自残冲动。他向团体坦白，最近几周他和自己的个体治疗师探讨了一些以前从未谈及的事情，但他还没有准备好要在团体里讨论这个问题，因为这对他来说太难了，很痛苦。有几位团体成员听到之后表示很受挫，他们觉得好像很难走近吉姆，也很难帮助到他。他们认为吉姆跟大家很疏远，并没有充分融入团体中。此刻吉姆显得更加退缩了，他说，如果大家都认为他的参与度不好，也许是他该退出了。治疗师提高音调询问，这是否也是团体里其他成员的意思，抑或只是他们在试着表达自己对吉姆的担忧。治疗师邀请吉姆带着这个疑问安静地坐一会儿，随后引导他环顾房间里的其他成员。当他的眼神依次转向每位成员时，他们也都默默地用眼神回应着吉姆，报以安慰和关怀。

典型反馈

通常情况下，这项干预措施的结局会充满戏剧性且触动人心。那些在团体中时常感到羞愧、被孤立及疏远而心存疑虑的来访者会因此体验到整个团体的无条件接纳，同时也能重新确信，自己仍可以是团体中有价值的一员。另外，其他团体成员也能从这种亲密感和信任感中获益，即便练习结束，这种感受仍会在团体中余温尚存。治疗师几乎不会对上述反应给出任何的解释或是发起探讨；相反，抛却任何分析的干扰，从而引导那些没有安全感的成员以及整个团体去体验由非言语沟通所带来的亲密感，这才是更有价值的。在以后的会谈中，当有其他团体成员也需要进行类似的干预时，治疗师则可以邀请那位曾经体验过该技术的成员去分享他当时的感想和体会。

结论与禁忌

这个工具最适用于一些稳定地处于"工作阶段"的团体，因为在该阶段的成员都更富经验，同时能够充分信任他人的回应。

对于那些有很多新成员的团体或是近期曾发生过重要中断的团体，则必须禁用这项干预。因为这种中断将会破坏团体的信任感和安全感，若一意孤行很可能会适得其反，使团体成员之间变得更加疏离。

作者简介

　　莎莉·巴伦，执证临床护理专家，注册团体心理治疗师，在美国费城郊区经营一家私人心理治疗诊所，并在宾夕法尼亚大学面向精神科住院医生讲授团体过程与团体治疗等课程。

参考文献

Fehr, S. (2003). *Introduction to Group Therapy: A Practical Guide* (Second edition). Binghamton, NY: The Haworth Press.

Goulding, M. M. & Goulding, R. L. (1979). *Changing Lives Through Redecision Therapy.* New York: Grove Press.

Perls, F., Hefferline, R. F., & Goodman, P. (1951). *Gestalt Therapy: Excitement and Growth in the Human Personality.* New York: Dell Publishing.

Yalom, I. (1985). *The Theory and Practice of Group Psychotherapy* (Third edition). New York: Basic Books.

94

101 Interventions
in
Group Therapy
2nd Edition

"记住就在此时此地"

⊃ 埃伦·J. 费尔（Ellen J. Fehr）

⊃ 加里·L. 桑德列尔（Gary L. Sandelier）

即时性：此时此地——活在当下

这篇文章的标题取自理查德·阿尔珀特（Richard Alpert）博士，又名巴巴·拉姆·达斯（Baba Ram Dass），他是 20 世纪 70 年代早期的经典修行书籍《记住就在此时此地》（*Remember Be Here Now*）的作者。该标题概括了下文要介绍的主要内容。在本文中标识某一概念时，不同的词汇可以互换着使用，但前提是它们所表达的含义必须是相同的。例如，"当前"（present）一词，在心理学上可被称为"即时性"（immediacy），"此时此地"（here and now）或"活在当下"（being in the moment）。这些词汇在本文中都可以指代同一个事物，即一种团体治疗中用以有效干预来访者人际学习的工具（vinogradov & Yalom，1989）。

使团体及其成员保持在"当前"状态的要求对团体治疗师而言可谓是一项艰巨的任务，因为不管是团体成员抑或是整个团体，往往都会存在一种惯性的牵引，使他们在口头表述的同时游离了房间，去向生命中那些不合时宜的事件。貌似绝大多数的人不是生活在过去，就是生活在未来，因此他们也试图在团体治疗中继续维持着这样的状态（Fehr，2003）。

过去和未来的议题在心理治疗中显然存在着重要意义，但最好可以留待个体心理治疗去处理，毕竟会有充足的个案时间允许他们敞开去探索。然而，在团体治疗中"此时此地"的干预措施才能为来访者提供人际学习的有效机会，并最终促进他们人格的改变与重构。

适用人群与团体类型

这项干预措施适用于为实现人际学习而设计的短程及长程过程性团体。人际成长团体的基本理念主要聚焦于自我觉察和自我探索，简而言之就是"他人如何看待我，我如何看待自己与他人之间的关系"。因此可以为改变个体的行为和人格提供契机。

干预目标与技术

从理论上讲，这项干预措施的目标非常简单，即团体治疗师有意使成员们保持活跃在"当前"的状态，并揭示他们彼此之间的关系，他们与团体治疗师本人之间的关系，以及他们在某些特定时刻（"当下"）与自己的关系（Bernard & MacKenzie，1994；Carroll & Wiggins，1997；Fehr，2003；Rutan & Stone，1993）。团体治疗师会通过改变时间来做到这一点。他将借助人与人之间的关系，把来访者从过去或未来带回至"当下"，从而为他们提供了觉察自身人际交往风格和彼此互动模式的机会，而缺乏觉察往往正是造成他们人际困难的原因所在。

尽管让团体保持在"当前"状态听起来相当容易，但事实上却并非如此。如前所述，使整个团体和每位成员都能安住于当下可能是治疗师的一项艰巨任务。奥尔蒙特（Ormont，1992）曾提出过一种非常简单的工具，即被称为"搭桥"的提问技术，为了在团体成员之间搭建起"桥梁"，治疗师一般会直接向来访者提出如下问题：

- "对于约翰所说的话，你感觉如何？"或是"约翰，你对玛丽就你发言所做出的评论有何感想？"
- "史蒂夫，每当团体里有男性谈及他们和异性之间的关系时莎莉都会表现出厌恶，对此你是怎么看的？"

所有这些问题都属于"当前"状态，并且会引领它们所指向的来访者带着自己的答案回归当下。这些问题都是对来访者的直接提问，目的是让来访者以同样直接的方式做出回复。将团体作为一个整体来进行提问也是可以的，比如：

- "尼克每次都迟到，大家有怎样的感受？"
- "尼克，每次你迟到的时候，对这个团体的感觉如何？"

治疗师可直接用来向个别团体成员或整个团体提出的问题是无穷无尽的。需要注意的是，除非所提出的问题与你有关，否则尽量不要让来访者直接就你个人做出回应。也就是说，当你认为来访者对你欲言又止随之想要去探究一下的时候，才可以提出与你本人有关的问题。

但是，如果该问题与你本人无关，而你希望来访者能直接对该问题中的目标对象予以回应，则可以这么问：

- "史蒂夫，你觉得加里怎么样？"在此例中，加里就是该问题的目标对象。通常情况下，来访者会出于紧张而开始直接面向你对问题予以回应。这种回应模式会一直如此，直到来访者们能对这类聚焦关系的提问方式变得更加适应为止。同时，他们也有机会体验到直接面向另一位团体成员讲话而不会"崩溃"且对方也不会"崩溃"的情形。

对于大多数来访者而言，这会是一种非常大的进步。因为在生活中的大部分时间里，他们都待人被动，从未真正地表达过自己对另一个人的感受和想法。

在来访者可以更习惯于直接和他人沟通之前，你可能需要不断地重复"请告诉对方"这句话。在上个例子中，对方就是加里，当然，你可以直接用名字代替"对方"。

成员反馈

在新成立的团体中，或是在已进行的团体中的某些时刻，当参与团体治疗的来访者不能像在个体治疗中那样探讨自己在团体外的生活经历时，他们往往会心生愤懑。在一个坐满旁人的房间里去主动暴露个人的私事或者袒露自己对他人的感受，着实会令人感到不自在，特别是当这个过程中人与人之间的关联方式有异于个体习惯性的表达方式时，不适的感受更甚。我们时常能听到来访者抱怨说，他们不想通过告诉别人自己对别人所说的话及说话方式的感受来伤害别人的感情。当听到他人直接告诉自己他们对他所表露的内容及方式做何感想时，来访者往往会感到不知所措、被排斥、被批判，这也是很常见的事。

但这并不是说所有的来访者都对这项干预措施持消极的态度。大多数情况下，他们都会对其他团体成员给予自己的见解深表感激，因为这使他们有机会去改变自己与他人之间的关系模式，并能以更有效的方式去体验自己的生活和人际关系，从而获得更大的满足感。此外，这项干预措施也向来访者传达出了一个非常清晰的信号，即当他在分享时，终究是有人在倾听的。

结论与禁忌

这项干预措施试图在一段较短的时间跨度内，在以前不存在人际关联的人与人之间建立起人际关系。在人际交往中，每个人都有自己的节奏，这是一个事实，然而，我们却可以向来访者提供他们以前从未有过的体验，最终使他们的节奏风格得以调整。这对来访者和团体治疗师而言都是一个很棒的经历，使他们有机会深入洞悉自己的行为并在人格方面做出行为层面的改变。

这项干预措施最明显的禁忌可能发生在治疗师筛选团体成员的过程中。符合条件的来访者需要具备一定的自省能力，并且拥有能直接和他人进行沟通的自我力量。毕竟这种直接的沟通，有时会伴有强烈的情感色彩，而不是只说好听的话。所以那些内心脆弱的来访者并不适合这项措施。建议这样的来访者最好能先加入一个被善待、被关注的支持性团体，待其发展出足够的自我力量后，再考虑进入人际互动更频繁的团体。这种特定的自我力量可以发挥缓冲的作用，当来访者听到他人在某些情况下对自己做出了不太好的评价时，自我力量就会使他们免受那些不断体验到的自恋创伤。反而，那些评价却可被作为成员们进行自我觉察的对象，从而对人际困难的解决大有裨益。

作者简介

埃伦·J.费尔，理科硕士，执证心理健康咨询师，长期致力于开展与女性议题相关的团体，出版作家。

加里·L.桑德列尔，理科硕士，执证心理健康咨询师，长期致力于开展人际关系和个人成长类议题的男性团体。

参考文献

Alpert, R. (1971). *Remember Be Here Now*. New Mexico: Lama Foundation.

Bernard, H. & MacKenzie, R. (1994). *Basics of Group Psychotherapy*. New York: The Guilford Press.

Carroll, M. & Wiggins, J. (1997). *Elements of Group Counseling* (Second edition). Denver, CO: Love Publishing Company.

Fehr, S. (2003). *Introduction to Group Therapy: A Practical Guide* (Second edition). Binghamton, NY: The Haworth Press.

Ormont, L. (1992). *The Group Therapy Experience: From Theory to Practice*. New York: St. Martin's Press.

Rutan, S. & Stone, W. (1993). *Psychodynamic Group Psychotherapy*. New York: The Guilford Press.

vinogradov, S. & Yalom, I. (1989). *Group Psychotherapy*. Washington, DC: American Psychiatric Press.

101 Interventions
in
Group Therapy
2nd Edition

换座位：探索人际边界的体验式练习

➲ 帕特丽夏·凯尔·丹尼斯（Patricia Kyle Dennis）

这是谁的座位

在新的治疗团体成立后不久，觉察力强的带领者也许会在成员们踏进治疗室的时候听到他们议论座位的问题，比如，"我该坐在哪儿啊""我们总是坐在同一个位置上……看来我们要一成不变了""今晚我可能会坐在带领者的座位上"（局促的笑声），等等。然后，成员们会迅速找个位置坐下来，而有关座位的话题也就戛然而止了。殊不知一项富有启发并深具学习机会的团体活动已然发生，而本文所介绍的干预措施正是为了开发这种学习机会。

虽然在团体治疗中显然有必要设定并保持适当的边界（Schoener & Luepker，1996），但团体成员们围绕着边界问题的纠结是否真的具有治疗价值，答案却不能立刻被显现出来。这种纠结也代表着他们在团体外经历过的从过去到现在的类似的冲突和困境。因此，治疗师就可以利用这种同步性（replication）帮助团体成员们就与边界问题相关的内在与外在的冲突做更多的探索。

更进一步地说，治疗师可以通过某种团体内的体验式练习来制造冲突情景，并以此作为团体成员进行学习的工具。根据霍尼亚克和贝克（Hornyak and Baker，1989，p.3）的观点，体验式治疗技术（experiential treatment techniques）以心理学原理为基础，旨在"提升来访者对当下的感受、知觉、认知和躯体感觉等方面的觉察力；换言之，即增加他们在当下的体验。无论是从躯体上抑或是构想上，这种方法通常会要求来访者在某种程度上付诸行动。"

在这项干预中，治疗师会要求团体成员们调换座位，然后再对他们的反应展开探讨，而且该体验式练习会把重点聚焦于人际边界的议题。

适用人群

这项干预措施最适宜在由 6 ~ 8 人组成的短程心理教育团体中使用。鉴于边界议题跟诸多问题表现都有着千丝万缕的联系，故这项练习可被应用于各种类型的团体中，旨在处理例如成瘾、虐待、依赖共生 ①、女性议题和男性议题等。

该措施非常具有启发性，因而有必要投入大量的时间予以处理。这类团体的持续时间一般会在 8 ~ 10 次甚至更多，其中需要安排一次专属的会谈用以实施这项干预，以便团体成员们可以在后续的会谈中回顾这种体验。

这项干预措施必须要在一个成员封闭的团体中进行，从而有助于人际关系及惯性互动模式的建立。

干预措施

处于团体中期的成员们已经有了一段时间来固定他们在团体中的"座位"，此时应该安排一次专门的会谈用以进行换座位的体验式练习，并且必须在团体结束之前预留出足够的会谈次数来对这个过程予以探讨。另外，对治疗师很重要的一点是，不要提前给到团体任何有关该活动的线索，否则将有损于这项措施的有效性。此外，会谈的主题要与边界或界限设定相关，但具体的谈话内容应由治疗师自行决定。

1. 治疗师应在此练习之前开展的所有会谈中仔细地收集成员们走进治疗室时有关座位安排及座椅的评论。这将有助于后续的探讨。此外，给成员们预留出充足的时间就座，使他们可以把饮品和外套等放在自己喜欢的位置上。应确保迟到者有赶来的时间，并带动成员之间的闲聊以使他们能更快地适应团体环境。

2. 细致入微地关注每位团体成员的座位情况，并制订相应的干预方案，即计划把每一位成员都重新安置在一个最不符合他选择偏好的座位上。比如，坐在你身旁的成员，会被调离到更远的位置上；那些喜欢并排坐在长沙发上的成员，将会被调至单独的座位上；反之，那些习惯于坐在单独座位上的成员则将会被安排到长沙发上和他人一起并排坐下。

---

① 依赖共生（co-dependency），又称"共依存""共同依赖""交互依赖""关怀强迫症""拖累症""关系成瘾症"，意思是"依赖别人对自己的依赖"。——译者注

3. 待每一位成员都在原来习惯的位置上坐定之后，告知他们本次团体活动需要他们重新换一下座位。这种缺乏感情色彩的平淡的陈述方式使重新换座位的做法看上去更像是一种无关紧要的细枝末节。如此一来就能避免成员们事先揣测你的意图，从而能更加自然而然地反映出他们日常行为的典型特征。

4. 叫到名字的成员将会去到自己的新座位上。治疗师需要注意的是，你的干预势必会引发成员们很多的评论、疑问和回应，但你要鼓励他们将这部分延迟到后续的讨论环节再予以探讨。当团体成员们都已在自己的新座位上坐定之后，请他们闭上眼睛，调整到放松的状态，然后去思考下列问题的答案，每个问题之间要留出一定的时间让成员们进行反思。

5. 提问：你觉得新座位怎么样？你是喜欢有人坐在身边，还是喜欢有自己的空间？我调换了你的座位，对此你感受如何？你最喜欢坐在哪个位置？你现在需要做些什么才能得到想要的那个座位？行动起来有多难？

6. 请团体成员们睁开眼睛，在他们开口发言之前予以告知："现在我想请你们想办法去得到自己最想要的那个座位，前提是不能有任何的肢体触碰。"这里要再三强调的是，治疗师必须要对随后发生的言语和非言语互动保持密切的关注。

7. 当团体里不再有任何变动出现时，请团体成员们分享自己的练习体验，他们可以借助刚才闭目反思时治疗师所提出的那些问题展开讨论。这些所思所感及非言语的体验将会在团体结束前的剩余时间内予以处理。治疗师也可以利用这个契机援引成员们自己的感悟来告诉他们你本意想要他们了解的关于人际边界的内容。在此过程中，他们可能会从其他成员身上学到与你要传递的内容相当或更多的东西，因此治疗师必须对成员之间的讨论和反馈秉持鼓励的态度。此外，如果能了解到成员们在团体外或原生家庭中是否也有过类似的经历，则会对他们的帮助更大。

干预反馈

在使用这项干预超过75次之后，作者发现人们对该体验的反馈异常丰富。通过这项练习，人们收获了数以百计的启示和洞见。团体成员们几乎总能提到自己对个人边界、侵犯、放弃、竞争和冲突解决的体验有了更深刻的理解。他们也可能会发现边界问题与某些家庭经历的相关性，例如不情愿的肢体触碰、被打扰、投射过程、竞争、过度控制、缺乏隐私、难以说"不"、从未被教导过该如何谈判以及其他很多方面。

通常情况下，团体成员们不会意识到，在寻求自己想要的座位时，即便不允许他们发生任何的肢体触碰，但交涉却并没有被禁止。一些心理健康状况比较好的成员可能会试着去谈判；但也有很多成员为了回避冲突而选择从自己的新座位上赶紧开溜或是保持原地不动。在此过程中，有的团体充满了欢声笑语，令人心情愉悦；而有的却充斥着焦虑的气息，令人困惑、慌张，甚至对抗。

治疗师应该谨慎地确保每位团体成员都有机会当众汇报自己的情况，通过他的体验进行学习、提出问题并获得建议。这就要求治疗师能够做到积极地倾听和提问，从而帮助成员们正视并探讨所出现的任何冲突、他们是如何处理这些冲突的以及是什么令他们难以得到自己想要的座位或是其他需要、想要的东西。这个过程对于那些始终回避冲突的参与者们非常重要，因为他们所面临的挑战是最大的。

结论与禁忌

应用这项干预措施需要注意几处禁忌：对于那些早年不被允许说"不"的人群而言，完成这个练习可能会是一个很大的挑战；患有边缘型人格障碍或其他严重人际交往缺陷的人群在管理自己的情绪和互动时可能会面临很大的困难。当出现这类情况时，治疗师应该增加支持性的评论予以应对。但如果这项练习对于一位或多位团体成员来说太具挑战性，那么很重要的一项工作内容就是提前要准备好替代性的预案。

该体验式练习所展现出的共情、非评判性以及支持性的干预方式对团体成员而言大有裨益，他们会将其视作自己团体经验的闪亮瞬间，以留待他们在后续的团体治疗中能时常清晰地忆起、念及。一般而言，换了新座位的团体成员都能够经由该活动而展开丰富的自我探索，以了解自己的困难和需要。通过这项干预措施，团体成员们的依恋程度、自我暴露程度以及对团体过程的参与度都会有所提升。在后续的几次团体会面中，成员们几乎每次都会在寻找座位的同时去尝试和探索新的行为方式。

作者简介

帕特丽夏·凯尔·丹尼斯，博士，美国执证临床社会工作者，注册团体心理治疗师，在私人诊所针对进食障碍人群开展团体工作，主要带领有暴饮暴食和超重问题的女性团体。

参考文献

Hornyak, L. M., & Baker, E. K. (Eds.) (1989). *Experiential therapies for eating disorders.* New York: The Guilford Press.

Schoener, G. R., & Luepker, E. T. (1996). Boundaries in group therapy: Ethical and practice issues. In B. DeChant (Ed.). *Women and group psychotherapy: Theory and practice* (pp. 373–399). New York: The Guilford Press.

96

在不寻常的团体中劈波斩浪

➲ 乌里·阿米特（Uri Amit）

消除一种信念

鉴于大多数成年人都拥有预见羞耻的能力，因此一些具有心理意义的个人幻想就有可能受到持续的抑制并对个体的情感灵活性造成负面的影响。消耗在抑制这些幻想上的精力不仅会导致个体的情感僵化，还有可能会引发自我疏离，造成徒劳无益的人际社交并扼杀个体的创造性。简而言之，个体担心被揭发的心理会使其对人生所赋予的短暂的快乐更加恐惧。

团体治疗使参与者们有机会消除这样一种信念，即一个人必须在他的内心世界里始终保持孤独（Fehr，1999，2003），忍受着某种挥之不去的、痛苦的自我羞辱和（无意中）自我剥夺的历程。

来访人群：性犯罪者

这项特定的干预措施适用于下列性犯罪者：

- 尚未表现出任何妄想的症状；
- 使用了表明性和攻击行为密不可分的言语；
- 在封闭的环境中接受治疗的时长为一年及以上。

干预措施

简要案例

盖伊是欧亚混血，瘦高个儿，他被安置到一个由 10 位成员组成的治疗团体中，该团体每周会面两次，共计三个小时。盖伊每次都第一个到治疗室，然后坐在角落里的椅子上，这个座位让我们都能很容易地看到对方。接受治疗大约一个月后，不管是在团体内还是偶尔在团体外，盖伊会经常找我聊天，谈论体育和电影，他会提前通知我在某天晚上的电视节目中要播放什么电影，然后在第二天见面时询问我是否看了这部或那部影片。

在盖伊加入团体的第一个月里，我注意到他更倾向于保持沉默，所以就有意在每次会面时逐渐增加与他的互动。为了不"吓跑他"，我常常会问，对于这些男士们的发言所反映出来的情感，他是否认同我的直觉。而他的回答也只是对所述内容简明扼要的总结，却不带任何的感情色彩。此外，我观察到，当有人坦承所犯罪行的时候，盖伊就会在座位上不适地扭动。几个月后的一次会面中，我请团体中一位有着超强直觉力的成员本去猜一下，为什么当其他团体成员谈论犯罪行为的时候，盖伊看上去很不舒服。本回复道："他也非常想要把自己的罪行说出来，但却为此十分恐惧。"盖伊点点头，表示认同并补充道："我还没有准备好。"

我知道盖伊属于性犯罪，也理解他不情愿把自己的性施虐倾向（从他的主要罪行中能反映出来）讲出来，于是这次我问他："你愿意跟我一起看电影吗？"他满脸惊讶地看着我说："你是在要我吗？医生。"我回复说："没有啊，我不骗你。"他接着问："你是说出去看电影吗？"我说："不是，就在这个房间里，就是现在看。"

说罢，我从椅子上站起身，请团体成员们在我并排放置的两把椅子后面再放三排椅子，每排三把。我坐在最前排的一把椅子上，并邀请盖伊坐在我旁边的另一把椅子上。然后让本关一下房间的灯光（大窗户已经够亮了），请盖伊在我们对面的墙壁上投影出他在 20 世纪 80 年代中期所创作的电影[①]，正因如此，他需要依法接受治疗。盖伊表现得很犹豫，随后我带着煽动的口吻说："在这个世界上也许没有任何性行为会让人瞠目结舌了。"这么说意在减轻盖伊所预见到的羞耻感以及担心受人评判的恐惧。

盖伊开始讲述他对一位八岁男孩的性犯罪事实；坐在盖伊后面的本突然哭喊起来："我就是这样在参加夏令营的时候被强奸的。"房间陷入一片压抑的死寂。我把椅子转过来朝向本，也让盖伊一样转过来面对本。我把手放在他们两人的肩膀上，鼓励他们看着彼此，并请这两个罪犯（其中一个回想起自己也曾是受害者）由衷地表达出他们之间所发生的一切。

---

① 作者使用了隐喻，即把盖伊的犯罪事实用电影作为隐喻。——译者注

干预反馈

继施害者（盖伊）与受害者（本）之间的初步交流后，我感到有必要打断并提醒本，虽然他自己也是性虐待的受害者，但他也曾用和盖伊一样的方式性侵了一位青春期前的女孩。在本次会谈剩余的时间以及接下来的两次会面中，盖伊和本都能以与受害者陈述相符的方式透露自己的犯罪行为了。

结论与禁忌

起初，我试图让某位团体参与者（盖伊）从沉默变得主动，而结果却产生了意想不到的结局。治疗师对两位当事人的熟悉程度（包含他们的个人史）使那次会谈免于演变为本突然爆发而出的控诉——"你怎么能这样"。从那一刻起，我们就开启了一段漫长而坎坷的路途以探索这些犯人的犯罪行为所反映出来的各自的心理特征。

在此强烈建议，尤其是面向这类特殊人群开展工作，治疗师必须具备一定的临床理论知识，但当需要应对某些漠视他人边界的重刑犯团体时，仅凭这些还是难以胜任。治疗师与成员之间通过一些看似平常的话题（如体育赛事或电影）所进行的私下交流非常关键，同样关键的还有时机的把握以及为临床风险所做的准备。治疗师坚持私下联系的做法往往能反映出被这类特殊人群所珍视的关怀。为此，他们就会愿意尝试那些治疗师所提供的建议。

对于这类特殊人群的干预禁忌是，团体治疗师必须能够将他从对这类人的行为评判和愤慨中解脱出来，并在工作中将自己的道德标准暂时搁置。此外，他们还必须要对自己的怪异做法感到舒适，最重要的是，要坚信在黑暗深处可以觅见光明。

作者简介

乌里·阿米特，博士，美国团体心理治疗协会注册团体心理治疗师，毕业于美国法医鉴定学院。他在法医机构担任高级临床职位已 30 余年，现在一所大规模公立研究型大学的心理学系任教，同时他也是一名私人执业医生，隶属于某个大城市的精神分析研究所。

参考文献

Fehr, S.S. (1999). *Introduction to Group Therapy: A Practical Guide.* Binghamton, NY: The Haworth Press.

Fehr, S.S. (2003). *Introduction to Group Therapy: A Practical Guide* (2nd ed.). Binghamton, NY: The Haworth Press.

在团体治疗中应用正念技术

➥ 马克·A. 科恩〔Mark A. Cohen〕

➥ 大卫·康托尔〔David Cantor〕

正念是对当下体验全然接纳的觉知。

杰默（Germer, 2005）

正念者

在大多数情况下，人们会以对自己和他人鲜有觉知的状态走进心理治疗，而在接受治疗的过程中，他们也往往对自己的感受如何、为什么会有这样的感受以及在什么情况下可能会激发出这种感受等方面毫无觉察。还有一种可能的情况是，人们对于他人的感受和动机也是缺乏觉察的。当试图去理解他人的感受时，很多人都会习惯性地直接投射而不是保持正念，因此难免会导致人际社交的困局。

另外，人们往往倾向于听任他人对自己的定义，而非在正念中去观照自己是谁、有何感受；同时，人们也有意按照社会期待的标准去尝试定义自己应该成为的样子、应该有何感受。人们不再去观照自己的内在世界，也失去了对自身感受的觉察，反之却将这种对内的观照替换成了对外的关注，即社会期待他们应该是谁、应该有何感受。

以盲目的状态生活只会带来消极的后果。塔特（Tart, 1994）曾在书中写道："如果没有正念，我们就会活在一种扭曲的感知和妄念的状态中，偏离自身的真实本性与当下的现实，从而做出不恰当的行为，带来愚蠢且无谓的痛苦；反之，以正念的状态生活则会收获积极的结果。"萨里（Surrey，2005）也在自己的著作中写道："正念是可以帮助个体拓展并深化联结能力、关系及心灵更新（spiritual renewal）能力的一种训练或技术。"

团体心理治疗的主要任务是在人与人之间建立联结并在成员的自我觉知与他所否认的部分之间架起桥梁。团体可以通过很多方式来帮助成员们做到这一点，例如，为他们提供人际探索的舞台，聚焦于人际互动，最重要的是在当下一刻使其对自身以及与其他团体成员之间的关系有所关注和觉知。奥尔蒙特（Ormont，1992）在著作中写道："为使团体有效地运作，首要的任务就是要采纳任何能激发成员间有效交流的技术并发展以前没有的情感联结。"他把这个过程称为"搭桥"，而正念技术的应用将有助于此过程的实现。

适用人群：短程团体与长程团体

无论是短程团体抑或是长程团体，在团体心理治疗中应用正念干预技术对大多数患者而言都是有效的。若是短程团体，建议治疗师仅在那些已经很接近觉知状态的感受及躯体知觉等方面开始正念练习；若是长程团体，则建议治疗师教会成员们去留心那些与他们惯性感知自我的方式不太一致的感受和躯体知觉。

这项干预特别适用于那些智力正常且能以临在的状态去觉察自身感受和行为的患者群体。如果他们足以承受他人的任何回应而不至于太玻璃心的话，干预效果最好。但是，对于那些过度具象[①]及那些难以克制将自己的心理内容投射[②]至他人的患者而言，干预效果最差。

不同理论取向（如心理动力取向、认知取向、行为取向等）的治疗师都可以在其干预的过程中使用正念技术。动力取向的治疗师可将该技术应用于提高患者在团体中的觉知，例如对治疗师的移情问题、对其他团体成员乃至整个团体的觉察等；认知取向的治疗师可将该技术应用于帮助患者对自己的想法和认知图式进行更多的觉察；行为取向的治疗师在应用该技术时则更倾向于将正念当成一种行为训练的方法而非注重心理过程。

干预指南

在团体中提升正念觉知的关键在于帮助个体与自己当下一刻的想法和感受建立更多的联

---

① 结合上下文，可理解为难以从自身抽离并以临在状态觉知自我的患者。——译者注

② 呼应本文第一段，在团体中，当某成员试图去理解他人的感受时，如果无法克制心理投射，则难以不带任何评判地觉知他人，从而影响干预效果。——译者注

结。这项干预措施可在整个团体中使用，例如要求全体成员尝试去做正念练习；也可以针对个别成员来使用，以帮助他与当下一刻有更多的联结；同时，治疗师一样能利用正念技术来增强自己对团体的觉察力。

识别肢体语言

治疗师可以使用该技术以教导每位团体成员去觉察自己和其他成员的肢体语言，以及他们对这些肢体语言的感受。例如，一个人表现出怎样的坐姿、手势和面部表情，等等。成员们通过观察自己的肢体语言就能够与自身的感受产生更多的联结；同理，通过观察他人的肢体语言，成员们也可以对他人潜在的感受有更多的了解。

对行为保持正念

我们在团体中的行为可以透露出大量的有关自身想法和感受的信息，即便在无意识层面上亦是如此。例如，团体成员们可以试着去觉察：人们会选择坐在哪里（挨着治疗师、门、洗手间等）；坐在谁的旁边；穿戴如何；来到治疗室的时间（提前、准时、迟到）；在会谈开始前后和谁聊天，等等。

闭目倾听

治疗师可以邀请个别成员或整个团体在倾听其他团体成员发言时闭上眼睛。这是一种简单而有力的干预手段，旨在使个体能够超越肤浅的表象，更多地觉察出自己对发言者的感受及他的表达方式。这将有助于人们进一步去关注发言者的语气和情感——也就是说，去感知发言者的表达方式，而不是去留心他具体说了些什么。许多团体成员都惊讶地发现，这种做法可以使他们快速地联结到那些从未觉察过的、对发言者的感受。此外，对于经验丰富的临床医生而言，这项干预也可以有效地帮助他们了解自己对团体中某位特定成员乃至整个团体的感受如何。

对躯体知觉保持正念

治疗师和团体成员都可以借助自己不同的躯体知觉来进入当下一刻并与我们的感受相联结。通过对心率、呼吸、排汗及肌肉紧张程度的感知，个体会对自己的感受乃至无意识层面上的反应更有觉知。例如，人类的躯体在"战或逃"的维生机制中会做出异常迅速的反应，因此，在个体实际能够感受到焦虑或是害怕之前，身体可能早已出现了发热、排汗或者心跳加速等躯体反应。

对当下的念头保持正念

通常情况下，一些转瞬即逝的念头可能会在团体成员的头脑中闪进闪出，也可能会有某种快速的心理联想或视觉联想产生，还有可能是某首歌曲的歌词在他的脑海里突然出现……这些都是在瞬间发生的事情。若是个体能够尽力保持正念，则将有助于他对当下的所思所感产生更多的觉知。

成员反馈

当团体成员们在正念体验中以自我激励的方式来开展练习时，他们都讶异于正念技术竟能如此又好又快地帮助自己变得更有觉知。上述所有的干预方法都不必耗费大量的精力去练习及训练，哪怕是第一次尝试这些方法的人也能取得显著的成效，从而强化了他们对正念技术的持续练习。有时候，团体成员们也会感叹，在练习正念之前，他们究竟错失了多少团体里的非言语交流，抑或自己究竟有多少所思所感是从未被觉察到的。

禁忌

根据我们的经验，除患者必须要具备一定的自省能力外，还尚未发现有哪类人群是不适宜使用这项干预措施的。如果个体有足够的自我力量来接受过程取向的团体治疗，那么练习正念将有助于强化该团体过程。这些干预方法对于个体、团体以及治疗师本人均具适用性，可以使他们在团体环境中的觉知得以增强。

作者简介

马克·A.科恩，心理学博士，在美国诺瓦东南大学获得了临床心理学博士学位，目前在美国俄亥俄州的克利夫兰市私人执业，开展对成人、儿童及老年患者的治疗、评估与测验等多元化的业务。

大卫·康托尔，博士，执证临床心理学家，带领过超 2000 小时的团体心理治疗，曾在美国东田纳西州立大学担任过部分课程的兼职教授。

参考文献

Germer, C. K., (2005). Mindfulness: What is it? What Does it Matter? In C. K. Germer, R. Siegel, & P. Fulton

(Eds.). *Mindfulness and Psychotherapy* (pp. 3–27). New York: The Guilford Press.

Ormont, L. R. (1992). *The Group Therapy Experience: From Theory to Practice.* New York: St. Martin's Press.

Surrey, J. L. (2005). Relational Psychotherapy, Relational Mindfulness. In C. K. Germer, R. Siegel, & P. Fulton (Eds.). *Mindfulness and Psychotherapy* (pp. 91–110). New York: The Guilford Press.

Tart, C. T. (1994). *Living the Mindful Life: A Handbook For Living In The Present Moment.* Boston, MA: Shambhala Publications, Inc.

将创伤治疗作为社群的工作内容之一

> 诺曼·克莱灵布尔（Norman Claringbull）

大多数有心理创伤的人都是小事件的受害者

虽然大灾大难会登上新闻头条，但事实上，大多数受到心理创伤的人仍旧是"小"事件（仅从新闻价值上判断）的受害者。简而言之，与海啸、战争或恐怖主义的受害者相比，那些遭遇过持械抢劫、袭击、车祸、意外、暴力或其他创伤事件的受害者的数量要多得多。大多数日常性的心理创伤事件往往是平凡生活的一部分，它们通常会发生在街角、工作场所或是家里等，所涉及的人数通常也非常少，一般少于 3 ~ 4 个人（包含施害者在内）。

然而，无论创伤事件所波及的人群规模是大还是小，对潜在创伤人群的需求做出回应的工作职责一直被习惯性地划拨至该领域的专家们（即"创伤治疗专家"）。但是，英国国家健康和临床卓越研究院（U.K. National Institute for Health and Clinical Excellence，2005）曾做出提醒：创伤治疗"应该只在实际必要的情况下才予以提供"；同时提出，在很多情况下临床不作为（clinical inaction）也是一种治疗的选择。该主张提供了一种可能性，即原来首先把创伤治疗师当成"前线部队"的做法，也许并不一定是最好的部署。

最近的文献综述（Rutter，2007）有力地证明，许多创伤受害者更倾向于接受朋友和同事的帮助，而不是去寻求所谓的专家治疗师的服务。这些观察结果得到了金等人（King, S.，2003）的强烈支持，他们发现从事高风险职业的员工对于同事们日常所提供的灵活及非正式帮助的反馈最好。通常情况下，这些心理创伤的受害者们貌似更倾向于向自己所在的社群（如工作场所、社交团体、家庭等）寻求帮助，而不是去找治疗师。综上，假设将创伤治疗的理念融入社群并使之成为社群工作的一部分，那么这种做法会成为最佳的干预选择吗？

适用人群

确切地说，这项干预措施的参与者可以是任何时间、任何地区、任何地点、任何情况下的任何人，简直囊括"一个小世界"了！

干预措施

示例 1

对我来说，2004 年的圣诞节就像没过似的。因为当时我作为"接待组"的一员，需要在伦敦的盖特威克机场为刚抵达的印度洋海啸的幸存者们提供专项服务。我们在机场设立了一个特定的接待区，当幸存者们下飞机后，就会被安排进入一系列有组织、有秩序的接待流程，具体包含医疗组、社会福利组、服装和茶点供应组、淋浴区、休息区、通信组（接打电话和收发电子邮件）、交通咨询服务组（有专业人士帮助安排后续的行程）等。当然，毕竟这里是英国，所以在各个环节都会有充足的茶水供应！

和这些接待组的同事们在一起工作很有意思的地方是：现场大约有三四十位来自各个领域经验丰富的"服务提供者"，包含医生、护士、护理人员、社会工作者、警察、非政府组织的"专家"，等等。然而，但凡有"顾客"表现出任何明显的情绪反应，就势必会有人大声地喊："快找治疗师过来！"这是为什么呢？工作人员都在害怕些什么呢？要知道，灾难发生后不久，当地还尚未来得及启动任何合理的安置，他们只是将这些幸存者们从海滩和遭受损毁的度假胜地打捞起来，然后统统将他们塞进第一架不管飞往哪里的航班，再送至别处。人们来的时候没有携带任何行李，有的甚至还穿着泳衣，这些一点也不罕见。一位女士甚至只穿着比基尼泳裤就走出来了！出于本能，当幸存者们回到国内并最终感到安全的时候，他们就会立刻表现出非常强烈的情绪反应，一上来就难以安抚。

面对接待组里弥漫着的明显的心理不适，我故意把同事们叫到一边，轻声地解释道，这是一种非常正常的情感疗愈过程。我有意让人们形成并接纳这样一种理念，即哭泣不仅仅是一件非常正常的事，而且还是一种相当普遍的人类本能，甚至是每个人都值得拥有的本领。因此，他们所能做的、最有帮助的事情就是简单地允许这种自然的疗愈过程发生，而不是将幸存者或他们的心理反应病态化。我在做什么？我是在给我的同事们进行"治疗""心理教育""正常化/允许"，还是别的什么？虽然不清楚，但我知道这么做是有效的。在与幸存者接触的整整 10 天里，这可能是我所提供的最为有效的治疗措施。我之所以对此十分确信是因为我见证到幸存者们都有了明显的好转，而且接待组的态度也发生了积极的转变。我还会这么做吗？我也不知道，只是从当时的情况看来这么做是对的！

示例 2

在海湾战争期间，一家知名的国际石油化工企业对恐怖主义的活动深感担忧，他们向我简要地说明了需求，即有意要为在欧洲工作的部分职员开设相关的应对策略训练课程，这些职员的同事们（工人）可能曾因恐怖主义而遭受过心理创伤。这个项目旨在让职员们可以帮助工人们进行创伤应对。大多数人都能积极地参与讨论，但当他们提及需要处理那些看上去不可能甚至无法完成的情感任务时，大都表达出一种潜在无能为力的感受。他们害怕受到惊吓！接下来的两段交流呈现了我是如何尝试对他们的问题予以回应的，你也可以判断一下自己是否（或如何）能有不同的做法。

A 职员

我被卷进一场严重的交通事故，虽然我没受什么伤，但有几个人却受伤了。医护人员让我和一个伤势很严重的年轻人坐在一起，等待被送往医院。我猜我们在路边大概等了有 20 分钟——当时感觉就像是过了几个小时。我们闲聊着，然后他让我和他一起坐上了救护车。我和他总共待了近 1 个小时。这辈子我从没觉得自己这么没用过！他需要紧急的医疗救助，而我却什么都为他做不了。为此我一直在做噩梦。

我的干预方式在专业术语上可以被称为心理教育。事实上，我所做的一切都意在阐明：受害者只是想通过人与人之间的接触来获得即刻的安慰感。因此，他们的"闲聊"正是那个年轻人当时所需要的情感帮助。A 职员所做的事并不是"无用的"，而是帮助受害者克服了恐惧并对其破碎的世界给予了理解，这是一项至关重要的技巧性的工作。这个解释显然奏效了，因为在随后的一次会面中，A 职员告诉我，他已经不再做噩梦了。

B 职员

我的邻居遭遇了持械抢劫的威胁，她因此发生了很大的改变，成了一个完全不同的人，让我感觉很陌生。她的情绪波动很大，失去了所有的活力，而且对每个人都显得咄咄逼人。有一天她告诉我，她特别害怕自己可能会疯掉，而我却不知道该如何回应她，毕竟我不想让她因为我的言论而变得更加糟糕。

这种对精神错乱的恐惧似乎在创伤受害者当中相当普遍，至少在短时间内，他们会发现自己的生活和情绪已被心理上颠覆性的体验所扭曲。通常情况下，我的干预方式是简单地对创伤受害者们反馈说，他们实际上没什么问题，在非正常的情景中表现出非正常的反应是很正常的。我向 B 职员解释道，在疯狂的环境下我们都会变得疯狂，如果我们能公开承认这一点，往往对创伤受害者们会很有帮助。我观察到 B 职员的肢体语言立即发生了改变。看来，了解到这个简单的事实让他对自己的感觉好多了。后来，他对我说，他现在觉得对处理类似的情况更有信心了，如果未来有需要的话，他就会这么做。

在第一个和第二个案例中，我都没有以创伤治疗专家的身份示人，而只是在做一些心理上的辅导，也并没有用任何充满理性的口吻让当事人去做那些明知办不到的事情。我所做的一切都旨在帮助或鼓励社群中的成员们以更自信、更有效的方式去回应创伤幸存者们的需要。实际上，我是在助力推广创伤治疗的理念，使其成为社群的工作内容之一。所以，如果这意味着我（创伤治疗专家）发觉自己做三明治只是为了表示应急响应工作组对幸存者们足够关心以至于会担心他们的饥饱，那就顺其自然地行事吧。经常听人们聊起一则很遗憾未能求证的典故，弗洛伊德曾对一群学生说："有时雪茄就是雪茄。"不管是真是假，这都是一个很了不起的觉知，所以如果那些有心理创伤的来访者告诉我们，他们只是"需要一支烟"，那么也许我们就应该把对移情分析、核心症状、客体关系或有关我们治疗的任何担忧都留待别的时间再处理。或者，更好的是，有时甚至完全忘记治疗！

结论：重新定义

现在已经有很多基于社群的创伤援助方法投入应用了。以下列举了两种较为普遍的方法。

第一种方法是一项通常被称为"危机事件化解"（critical incident defusing）的干预流程（Mitchell & Everly，2001）。该流程主要致力于情绪恢复（emotional recovery），如果由遭受某创伤事件的所有当事人互助完成的话，效果通常是最好的。这是因为"化解"从本质上来说就是一个依靠同伴支持而进行的标准流程，一旦介入外部"专家"则可能会导致画蛇添足的后果。"化解"是一种聚焦于事后交谈与社交互动的方法，旨在确保遭受创伤或受其波及的每一个人都能感到他们是有能力去面对并（在必要时）表达出自己的所思所感的。换言之，"化解"是一种充当情绪减压阀的干预过程，旨在减少即时的心理压力，从而防止压力累积。

第二种创伤干预的方法是一项以来访者为主导、以社群为中心的干预流程，记录于由美国国家儿童创伤应激网（U.S. National Child Traumatic Stress Network）和美国创伤后应激障碍中心（National Center for PTSD）联合开发的心理急救（Psychological First Aid，PFA）条款中（2006）：

- 联系与接触受害者；
- 帮助受害者获得安全和舒适；
- 情绪稳定；
- 明确受害者真正需要的东西（所有和任何）；
- 将受害者与自己或当地的社会支持系统联结起来；
- 向受害者提供信息，即告知对方发生了什么、对他们有何影响（包含心理的／情绪的影响）以及应对策略；
- 在未来有需要时可供联系的相关福利与健康服务项目。

综上所述，必须注意的是，这两种方法的大部分乃至全部的内容从本质上来说根本就不属于心理治疗，而是聚焦在对受害者基本需求的满足上（如人身安全、人际联络、支持、正常化、促进事后功能发展，等等）。这些服务必须灵活地提供给受害者以满足其具体的需求。正如麦克纳利、布莱恩特和埃勒斯（McNally，Bryant，Ehlers，2003，p. 68）所指出的，"最重要的是，在创伤事件发生后不久，专业人士应当发挥其向导作用，为幸存者们提供他们所需的帮助，而不是告诉他们怎样才能生活得更好。"既然有充分的理由把所谓的创伤治疗专家从创伤后的情景中解放出来，那么心理治疗在对创伤患者的综合护理中还能发挥作用吗？治疗师还有作用吗？也许我们应该重新定位自己的职业目标并重新设计我们的治疗服务了。通过本文所描述的干预示例可以表明，这种以任务为中心的治疗演变具有很大的可行性，甚至可能是最理想的干预选择。

禁忌

基于社群的创伤治疗方法的一个主要的劣势在于：人们必须有能力辨识出哪些幸存者的情绪属于真正临床意义上的病态反应。只要不忽视那些严重心理失常者的治疗需求，那么依靠一些非创伤治疗专家的力量来使幸存者的非正常反应正常化则将是一种很好的干预选择。这就是我认为治疗师必须要加入应急响应小组的原因。我不建议他们非要去那里公然地实施创伤干预，而是鉴于他们通常都具备在不同情景下的助人经验，因此可以去现场进行观察，并在某些时刻默默地以不引人注目的方式，尤其是秉持着尊重的态度去辨识出那些更严重的受害者（受害者可以是应急响应小组的队员，也可以是创伤事件的幸存者）。在这种情况下，起初的观察者角色就可以再次转换至公开身份的创伤治疗师（即使只是暂时的），然后利用他们的专业技术着手在不同的层面上（甚至是心理治疗层面）去干预那些问题更严重的创伤受害者。

作为治疗师，我们必须要问问自己是否愿意谦卑地相信——打扫接待中心和作为一名创伤治疗专家并无二致，都是同等重要的治疗任务？那么，在发表深具洞见的心理治疗意见与泡茶之间，哪个更重要呢？

作者简介

诺曼·克莱灵布尔，博士，英国高级认证心理治疗师，执证创伤治疗师。曾是英国南安普敦大学心理咨询与治疗学科的负责人，目前从事大量的私人咨询业务。

参考文献

McNally, R., Bryant, R. & Ehlers, A. (2003). Does early psychological intervention promote recovery from posttraumatic stress? *Psychological Science in the Public Interest*, 4, 45–47.

Mitchell, T. & Everly, G. (2001). *Critical Incident Stress Debriefing: An Operations Manual for CISD, Defusing and Other Group Crisis Intervention Services.* New York: Chevron Publishing Corp.

National Institute for Health & Clinical Excellence. (2005). *Clinical Guideline 26—Posttraumatic Stress Disorder.* NICE Guidelines London: Royal College of Psychiatrists；Leicester: British Psychological Society.

Ørner, R., King, S., Avery, A., Bretherton, R., Stolz, P. & Omerond, J. (2003). Coping and adjustment strategies used by emergency staff after traumatic incidents. *The Australasian Journal of Disaster and Trauma Studies*, 1.

Rutter, M. (2007). From sympathy to empathy—organizations learn to respond to trauma. *Journal of Counselling at Work,* (55), 9–11.

U.S. National Child Traumatic Stress Network & National Center for PTSD (2006). *Psychological First Aid: Field Operations Guide* (Second edition). Washington, DC: U.S. Dept. of veterans Affairs.

99

在两个不同的团体阶段处理冲突

● 迈克尔·P. 弗兰克（Michael P. Frank）

促进双赢的结果

处理冲突是人生的一项重要课题。是否能以一种促进双赢和积极结果的方式来处理冲突，对于维护良好的人际关系是至关重要的。所以，治疗团体可以向成员们提供一种允许冲突自然发生的环境，如果处理得当，则可使每位团体成员都能获得积极的成效（Fehr，2003；Rutan & Stone，2001）。

由于团体会随着时间的推移而发展变化，所以根据团体所处的发展阶段，最适宜的干预方法也会有所不同。在团体存续的历程中，有些时候冲突是能够被团体很好地包容的；而有些时候冲突却会对成员个人抑或整个团体都造成潜在的更大的不利后果。但凡团体在正常运行，则上述任何一种情况都有可能会随时发生。然而，通常情况下，在团体历程的早期（Fehr，2003；Rutan，Stone，& Shay，2007）或是团体状况发生了重大的变动（人员变更、环境改变等）时，团体处理冲突的能力较弱；而当拥有了良好的凝聚力后，团体就会有能力更好地处理冲突。

团体与成员概况

我主要面向中高功能的门诊患者开展长程的人际或动力取向团体，旨在增强患者们的洞察力、缓解症状、改善人际技能并实现全面的个人成长。然而，我们不能单单因为一个人的整体功能良好就不假思索地认为这个人能处理好任何特定的问题。特别是冲突，这是很多人都遇到过的难题。从过度攻击到回避，再到被动攻击，冲突的难题可以体现在很多的方面。本文所介绍的干预措施对于不同临床状况下的各类人群都可能会发挥作用。

团体历程的早期

当一个团体初建的时候，成员们会有很多关于本团体是否安全的担心（Tuckman，1965）。在每位成员挥之不去的担忧中，有一些确实关乎出现冲突时可能发生的后果。我会受到伤害吗？我会伤害他人吗？是否会觉得这简直太可怕了或者不舒服？团体会因此而解散吗……以下是治疗师可用于向成员们阐明的有关这种体验的成因：

因为我们每个人在很小的时候（主要）从原生家庭当中就已经习得了什么是冲突，这是我们带进团体中的经验。如果成长于一个充满冲突的痛苦环境，我们就会预料到团体出现冲突的可能；如果成长于一个回避冲突的环境，我们则会习得两条信念：冲突是可怕的，冲突是没有用的，我们最好置之不理。通常情况下，当原生家庭发生冲突时，终有一个"赢家"和一个"输家"，却从未有过任何互利双赢的局面。暂且不论这种功能失调的处理方式，当这些原生家庭发生冲突时，早已失去了养育子女及为子女提供安全成长环境的功能。

接下来，很多关于该团体的质疑就随之而来。当发生冲突时，这个团体能持续多久——能存续下来吗？这个团体足够安全吗——我能避免冲突吗？团体带领者能坚持多久——他足够有能力来保护好我吗？

治疗师稳固而可靠的经验正是构建团体的安全性、保障性和有效性的第一步。在处理矛盾时，他（治疗师）会反击吗？会惩罚他人吗？会崩溃吗？会回避这个问题吗？抑或是会以一种非防御性的方式来处理这次冲突，并引导成员们达成和解与成长？

因此，在本阶段，治疗师必须做好准备以按需分别抱持住每位团体成员。一种可行的处理冲突的办法是：治疗师将团体中的愤怒情绪从团体成员身上转移至自己身上。

干预措施

示例 1

简对安德鲁感到生气，他不仅来迟了甚至还"强迫"简把自己的故事再重讲一遍。安德鲁以愈发不自在的口吻吱吱呜呜地道歉并为自己找理由开脱。这样做只会让简变得更加气愤。看来双方都没有办法继续有效沟通了。他们中的一人或两人都有可能成为早期团体的受害者。

此刻，治疗师可以通过将两人对彼此的不满转移到他自己身上来进行干预。治疗师可能会对简说："我能理解你对安德鲁迟到这件事的感受。另外我还觉得，对于我能否建立好团体边界这件事，你是不是也有看法？"至于安德鲁，治疗师可能会对他说："我知道这对你来说很难应对，可能你还有点生我的气，因为我就这么任由其他团体成员来批评你。"

简：是啊，医生，你怎么能对迟到这件事情无动于衷呢？你不知道这让我有多生气。如果连你都跟不上行动，我们其他人该怎么办呀？

治疗师：你生我的气，因为我没能确保你的需求在这里得到满足？

简：没错。

治疗师：那么，对你来说，这是种什么感觉？

示例 2

安德鲁：我原以为这里应该是一个有安全感的地方，我想我错了。

治疗师：你是不是觉得一些事情不是你的错，但是却受到了不公正的批评，而我也袖手旁观，没有阻止？

安德鲁：你只是坐在那里，任其发生，什么该死的事都没做！

治疗师：所以说，你对我很生气，这是种什么感觉？

典型反馈

这种做法使双方当事人和其他团体成员都有了一种如释重负的感觉。此次冲突事件并没有逐步升级到不可收拾的地步（没有人员"阵亡"）。因为双方都能指向一个可靠且足够包容的目标（治疗师）来表达自己的愤怒情绪，而治疗师也为成员们做出了以非防御性的方式来处理负面情绪的榜样。此外，治疗师还请两位当事人探索及表达了他们对这次事件的体会，从而有助于团体中重要的治疗规范的建立。其他团体成员也就此事分享了他们的感受。这项干预措施进一步揭示了成员们过去和现在的外部关系，从而促进他们做出了更多的分享并形成更紧密的凝聚力。

团体历程的稍后时期：工作阶段

随着团体的发展，每位成员都变得更包容并能对彼此的感受予以回应。一种更大的安全感以及共同的目标指向得以在团体中形成：无论发生什么，我们都在这里相互扶持。在此阶段，治疗师可以允许成员们进行更长时间的自由交流，随后再通过提问、观察或解释等手段进行干预，以此来促进成员们更深刻的领悟和成长。

在工作阶段，当出现冲突时，治疗师只是退居幕后进行观察，因为他知道该团体以前曾发生过类似的情形并且成员们也相信治疗师会在必要的时候再介入。即便这种做法可能让成员们觉得很不舒服，但他们仍然保有足够的安全感。一段时间后，治疗师就可以根据自己的理论取向选择方法来实施干预了。

干预措施

简再一次就迟到的问题质问了安德鲁。他开始找借口，简显得更不耐烦了。然而这一回，治疗师默许了这种情形，一段时间后安德鲁开始了他的反击。

安德鲁：你知道的，我又不是唯一迟到的人，为什么你总是只生我的气呢？

简：我也不知道，你每次总会表现得特别抱歉，但却从来没有真正改变过。

安德鲁：你总是先责怪别人，然后再去试着理解吗？还是说永远都不会理解他人？

治疗师：我知道你们俩以前曾有过这样的争论，但这次感觉有什么不一样吗？

治疗师可以借助多种方法来展开与当事人和其他团体成员的交流。

此时此地："现在你们每个人的感受是什么呢？""目睹了这件事，你们大家的感受如何？"

原生家庭或移情："这种经历对你来说熟悉吗？""在你的原生家庭中，此类事件是怎么发生的？""简，你现在对安德鲁的感受听起来特别像以前你分享过的和你母亲之间关系的样子。"

人际关系："你是如何参与制造这场冲突的？在解决冲突方面呢？""有什么事是你想以不同的方式去做的吗？""安德鲁，当你和伴侣发生争执的时候，也是这样的吗？"

上述任意一种干预方法均可以将"消极的"团体事件转变为具有丰富治疗意义的干预契机，从而为团体中的每个人都打开一扇深入探索的大门。

结论与禁忌

团体中的愤怒和冲突可能会威胁到治疗效果，甚至事关团体是否能存续下去。然而，如果治疗师处理得当，那么这些情绪就可以成为开启强大的治疗力量并取得疗效的契机。治疗师决定如何以及何时实施干预则体现了团体治疗的艺术性。

这项干预措施的禁忌往往取决于治疗师是否具备相应的技巧和经验，还取决于当团体中出现愤怒情绪时治疗师能否安之若素的能力及其心理成熟度。他们对于团体正处于哪个发展阶段的判断是非常重要的。在团体早期与稍后的工作阶段，治疗师在处理冲突时务必首先保障团体的完整性以及成员的安全感，并以建立团体凝聚力和团体规范为目标。当团体变得更加稳固后，治疗师就拥有了更广泛的干预选择，比如，采用所有干预措施中最为有效的一种：不作为，允许团体自己去解决自己的问题。

作者简介

迈克尔·P. 弗兰克，执证婚姻家庭治疗师、注册团体心理治疗师、美国团体心理治疗协会终身会员。他在洛杉矶经营着一家私人诊所，兼任加利福尼亚州贝弗利山枫叶咨询中心团体治疗项目的临床督导和协调员。

参考文献

Fehr, S.S. (2003). *Introduction to group therapy: A practical guide* (Second edition). Binghamton, NY: The Haworth Press.

Rutan, J. S. & Stone, W. N. (2001). *Psychodynamic group psychotherapy* (Third edition). New York: Guilford.

Rutan, J. S., Stone, W. N., & Shay, J. J. (2007). *Psychodynamic group psychotherapy* (Fourth edition). New York: Guilford.

Tuckman, B. W. (1965) Developmental sequence in small groups. *Psychological Bulletin*, 63, 384–399.

100

费用：一项团体治疗的临床工具

⊃ 肖莎娜·本-阿诺姆（Shoshana Ben-Noam）

金钱：一个禁忌的话题

金钱具有交易性、人际性和象征性等特征。在许多文化里，金钱是一个禁忌的话题。谈论金钱往往会唤起某些强烈的情感，从而影响了我们的重要关系。金钱的象征意义通常是无意识的，并由个体所属的文化环境、宗教、家庭态度及信念等共同塑造。

在治疗团体中，设置和收费的问题可能会在成员和带领者身上触发诸如愤怒、羞耻、嫉妒和贪婪等情感。想要深入探索这些情感并且理解其在人际关系中的意义，那就必须解除对金钱的禁忌。

有鉴于此，金钱的议题就需要在团体中得到规范化以及公开的探讨。治疗师必须要提供明确的费用和计费制度以使成员们做好心理预期，同时还可以引导他们从治疗层面上对违反制度的行为予以探讨（Gans，1992；Fehr，2003；Rutan & Stone，2001）。为了有效地实现这些目标，治疗师就需要修通自身在谈论金钱议题时的不适感，并且能够处理有关治疗实践是一桩"生意"的矛盾心理（Ben-Noam，2004）。

某自我反思式团体的成员构成

由私人诊所开展的心理动力团体最适宜于那些因付费问题而触发负面情感或冲突的人群

参加，旨在帮助他们从中获得领悟。为了探索治疗师和患者之间的金钱交易，团体成员必须是自费的或使用第三方支付的成年人。因此，这项干预措施并不适用于青少年团体和儿童团体。此外，成员们还需要具备一定的自我反思能力和洞察力。那些更赋洞见的患者将会从探索中获益最多；而洞察力较弱的患者最终也能够对有关金钱的交易或议题有所了解。

干预措施

在团体治疗中，若将费用作为一项临床工具则需要满足两个先决条件：第一，带领者必须认为自己"有资格"获得他的收益，并能够主动地解除团体中有关金钱的禁忌；第二，在创建团体前的筛选面谈中，带领者必须首先将费用和计费制度提交给候选成员并得到他们的确认和承诺——成员有支付账单的责任。如果可能的话，建议使用第三方支付的患者直接向治疗师支付费用，而后再由保险公司予以报销。

账单将在每个月的第一次团体会面时分发给各个成员，他们需要在月底前全额结清（或其他任何一种已协商一致的结算办法）。所有的财务问题都会在团体中进行探讨，也包含逾期支付。

缺席团体会谈的成员也要支付费用。一些治疗师会同意其成员每年有一定数量的治疗缺勤（这里必须澄清的是，第三方支付机构不会为缺勤的治疗报销费用）。

在初始会谈或是有新成员加入团体时，治疗师就必须再次重申计费制度。然而，违反合约的现象始终是难以避免的。

若出现违反合约的情况，以下临床干预措施仅供参考。迈克一直待在治疗室里，直到其他团体成员都纷纷离去。他非常紧张地对我说，因为丢了工作，现在付不起当月的账单。我回答说："这是件很重要的事，我们能在下周的团体里再讨论吗？"下一次团体，我在会谈刚一开始就宣布，有一些成员拖欠了当月的账单。迈克一直很安静，直到乔对他说："你看起来特别地心不在焉。"接着，迈克分享说："两个月前我丢了工作，付不起账单。"乔随即转向我并询问能否让迈克延迟支付这个月的账单。迈克哽咽着说："向大家说出来这件事让我感到很羞耻，我觉得自己是个失败者。我的兄弟们都位高权重，我不能告诉他们自己丢了工作。"对于该如何处理迈克当月账单费用的问题，我征求了大家的意见，有几位成员都希望我能通融一下，我也同意了。

这次会面之后，迈克说他对找工作的事更加自信了，也把自己的现状告诉了他的兄弟们。让他吃惊的是，兄弟们给他提供了一笔借款。起初，他并没有将自己丢工作的事向团体分享，实则是演绎了自己对被兄弟们羞辱的恐惧（在后续的会谈中大家对此也进行了讨论）。我所坚持的将财务问题留在团体中进行讨论的做法，以及成员们的支持与不带偏见的回应，这些都使迈克能有勇气和他的兄弟们谈论自己的失业问题，并以坚定、自信的心态从头再来。

在一次会谈中，大卫宣布他会缺席下个月的一次团体会面，因为自己要去度蜜月了。然后他转向我说："我提前五周告知您了，这样您就不用收取我那次的治疗费了吧。"整个团体都看着我，而我喜忧参半。一方面，我为大卫感到开心，因为他一直在找自己的另一半，而现在终于要结婚了，我也想为他做点特别的事以表祝贺；但另一方面，我有意严格执行团体中有关缺勤会谈也要收取费用的协议。所以我沉默了片刻，然后大卫问我："你觉得这样可以吗？"我回复道："按照合约的规定，所有的成员都要为缺勤会谈而支付费用。"大卫和另外两位成员都被我激怒了。马克说："那可是他的蜜月呀，你怎么能这么做呢？"萨拉接着说："所以，是不是因为我没结婚，就不配享受特权了？"大卫大声地说："我哥哥总是很特别，他在学校里获过奖，还会拉小提琴，女生们都很喜欢他，我妈妈也更偏向他。我从小到大一直觉得自己是被领养的，从来都没有做过一件对的事！"萨拉回应道："我爱你，也为你结婚而感到开心，但我认为你仍然需要支付治疗费用。"

这是大卫第一次在团体中表达自己的移情期望（想要变成特别的人）并发泄出对母亲的强烈怨恨。在接下来的几次会面中，他向萨拉表达出温暖的感激，并因之前对我大吼大叫而表达歉意，同时还支付了那次缺勤会谈的治疗费用。

结论

与费用相关的干预措施为人际能力的学习提供了大量的契机。成员们对这项干预的反馈是：他们对重要他人的那些被压抑的愤怒、痛苦或羞愧的感受得到了释放，并在团体讨论中获得了更好的或不同的见解，而那些在团体或生活中有关金钱问题的冲突也有望得到解决。

禁忌

这项干预措施的禁忌是那些高度自恋者与边缘性患者，因为他们可能无法忍受和消化那些被唤起的强烈情感。此外，那些在自主处理金钱问题及控制负面情绪方面有困难的团体带领者们，也有可能难以驾驭将费用作为一项临床工具的干预措施。

作者简介

肖莎娜·本－阿诺姆，心理学博士，临床心理学家，注册团体心理治疗师，美国团体心理治疗协会终身会员，美国佩斯大学心理学博士项目客座教授。在纽约市拥有私人诊所。

参考文献

Ben-Noam, S. (2004). Money doesn't grow on trees, or does it? *The Group Solution.* The Newsletter of the National Registry of Certified Group Psychotherapists. February/March issue.

Fehr, S.S. (2003). *Introduction to Group Therapy: A practical guide* (Second edition). Binghamton, NY: The Haworth Press.

Gans, J.S. (1992). Money and psychodynamic group psychotherapy. *International Journal of Group Psychotherapy*, 42 (1), 133–152.

Rutan, J.S. & Stone, W.N. (2001). Psychodynamic *Group Psychotherapy* (Third edition). New York: The Guilford Press.

101 Interventions
in
Group Therapy
2nd Edition

在老年丧亲团体中灌注希望

➲ 马克·A. 科恩（Mark A. Cohen）

一词之奥义

死亡，英文中再没有哪个词汇能激起人类如此强烈的情感了。现在请想象你日渐衰老，垂垂老矣。你的配偶、你生活中的伴侣、你最好的朋友和知己，都一个个撒手人寰，最后你成了孤家寡人。继续想象你进入了一个场景，这里是老年活动中心的一个大房间，空座上逐渐坐满了老年人。他们一样都失去了配偶，终日沉浸于孤独、焦虑、绝望与恐惧的丧亲之痛中。这是他们第一次参加丧亲团体，会谈开始了。

基于我在老年团体治疗方面的工作实践，我发现了一些疗愈和疗效因子。这些疗效因子包含：灌注希望、接纳、减少社交孤立、在生活中找到新的身份和意义、支持、宣泄、减轻恐惧、教育、协助应对与处理痛苦或强烈的情感，以及利他的机会等（Cohen，2000）。丧偶的人常常对他们能否重新回归幸福快乐的生活而感到绝望，甚至他们也会因为自己可能永远不再感到悲伤而绝望。接下来，我们将着眼于探讨一些可用在丧亲团体中灌注希望的具体且典型的干预措施。

丧偶

本团体的参与者都是社区中已丧偶的老年人。这些技术也可以扩展应用至丧偶的年轻人群或者其他的丧亲团体。

干预措施

将最近丧亲的人和丧亲更久的人混合安排至一个团体中

在灌注希望方面，一种特别行之有效的干预方法就是成立一个由最近丧亲的人和丧亲更久的人所共同组成的丧亲团体（Roy & Sumpter，1983）。那些最近经历丧亲之痛的成员可以从丧亲更久的成员身上看到他们是如何重新找到生活的幸福和快乐的，也可以看到他们是如何谈论死亡以及自己所爱之人的，他们不再会像丧亲之初那样频繁地被强烈的情感所淹没了。治疗师可以向那些丧亲更久的成员提出一些具有特殊指导意义的问题，以此来向最近丧亲的成员亮出重新拥有希望的可能性。

请丧亲更久的团体成员向最近丧亲的成员表达共鸣

鼓励丧亲更久的团体成员发现并分享他们与最近丧亲的成员之间有怎样的关联，这种做法是非常有帮助的。治疗师可以鼓励丧亲更久的成员描述一下：他们以前是如何以同样的方式去行动或感受的，但随着时间的流逝，在团体的帮助下，他们已经学会了接受现实并能坚强地面对人生的无常，重新找回生活的幸福和快乐。听了这些分享，最近丧亲的成员则会意识到，自己现在这种强烈的悲伤也会随着时间的流逝而慢慢消散，这对他们而言是莫大的安慰。同时，这项干预措施对于那些丧亲更久的成员来说也是有价值的，因为他们由此可以见证自己在疗愈之路上已经走出了多远，从而强化了希望感并使他们坚信自己还能走得更远。

用故事和诗歌助力希望和崭新的未来

请团体成员们带来自己曾读过或写过的有关希望和崭新的未来的故事与诗歌，以此来帮助其他团体成员灌注希望。以下是一首作者不详的诗歌（编辑后的格式）：

我已厌倦忧郁，

我已厌倦苦楚。

我愿再次融入

这个世界。

今日我愿尝试

再次绽放笑颜。

死神夺门而出，

逃之夭夭。

我愿重整旗鼓，

再次找回自我。

亦会竭尽所能，

恢复如常。

如此谈何容易，

我已心知肚明，

改变催人成长，

永不言弃。

我心之痛依在，

恐将暂时驻留，

然念昨日已逝，

今将微笑。

学习新的任务，比如配偶曾做过的事或是尝试新的行为

治疗师可以向团体成员们提出一系列问题，例如，有哪些他一直想做但没有时间去做的事，或是有哪些他想做但碍于自身或配偶的原因而无法达成的事等，这些都将有助于成员们去找到那些发现生活中的新鲜事物的方法。

团体成员之间可以相互鼓励着去尝试一些可能会感到害怕或是不同寻常的新行为，这种方法大有裨益。他们会通过一起尝试新行为而获益，这并不少见。例如，两名丧亲的女士决定要一起乘坐游轮，因为她们都非常害怕独自前往。

治疗师还可以请某位丧亲的团体成员分享一些他的配偶过去常做的而自己也想要学着去做的事，如此一来就可以听到一番详尽的描述。这种做法将有助于成员们意识到，他们可以

通过重复回想起配偶做某事的过程而学着自己去做。

设想一个崭新且充满希望的未来

另一个有效的练习方法是让团体成员们闭上眼睛，想象自己正在未来的某个时刻做着一些愉悦身心的事情，并感到非常快乐。应用这种可视化的想象技术可以帮助成员们联结到一些仍能给他们带来欢乐的事物，并给予他们希望，以使他们仍能再次燃起对生活的热爱。

成员反馈

这些干预方法能触发团体成员们的各种反应。对于最近丧亲的成员而言，他们在内心往往对更美好的未来不抱希望。然而，随着干预次数的增加，这种疑虑可能会被打消。有的成员在一开始可能重燃了对未来的希望，但随之却表现得十分歉疚——为什么配偶离世反而要让自己感觉更好呢？这个问题是可以在团体内得到有效修通的。

禁忌

丧偶及随之而来的生活方式的改变是人生中重大且极度倾覆性的经历，因此这些干预措施对刚刚失去配偶、仍处于强烈哀悼和绝望之中的个体是不适宜的。其实，为成员们灌注希望（需要倾注时间和耐心）是这项干预的第二步；首要的干预在于治疗师能够对成员们的丧失表达出接纳与同情。若越过干预的第一步并试图在团体中灌注希望，这种做法不仅是无效的，而且说明治疗师是一个缺乏职业敏感度、没有耐心以及可能对丧失议题感到不适的人。

意欲推动一个人从绝望迈向希望和未来的无限可能，就要求团体治疗师必须兼具耐心、职业敏感度和干预技巧。重燃希望的实质就像是凤凰涅槃，若用狄金森（Dickinson，1960）优美的文字来描述，即是"何为希望，自有羽翼，栖息于灵魂深处"（p. 68）。重新点燃对很多人来说已经沉睡的希望之凰，正是丧亲团体治疗师的目标所在。

作者简介

马克·A. 科恩，心理学博士，在美国诺瓦东南大学获得临床心理学博士学位。目前在美国俄亥俄州的克利夫兰市私人执业，开展对成人、儿童及老年患者的治疗、评估与测验等多元化的业务。

参考文献

Cohen, M. (2000). Bereavement groups with the elderly. In S. Fehr (Ed.). *Group Therapy in Independent Practice* (pp. 33–41). Binghamton, NY: The Haworth Press.

Dickinson, E. (1960). Hope is a thing with feathers. In T. H. Johnson (Ed.). *The Complete Poems of Emily Dickinson.* New York: Little, Brown and Company.

Roy, P. & Sumpter, H. (1983). Group support for the recently bereaved. *Health and Social Work*, 8(3), 230–232.

北京阅想时代文化发展有限责任公司为中国人民大学出版社有限公司下属的商业新知事业部，致力于经管类优秀出版物（外版书为主）的策划及出版，主要涉及经济管理、金融、投资理财、心理学、成功励志、生活等出版领域，下设"阅想·商业""阅想·财富""阅想·新知""阅想·心理""阅想·生活"以及"阅想·人文"等多条产品线，致力于为国内商业人士提供涵盖先进、前沿的管理理念和思想的专业类图书和趋势类图书，同时也为满足商业人士的内心诉求，打造一系列提倡心理和生活健康的心理学图书和生活管理类图书。

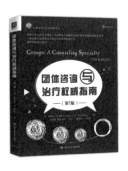

《团体咨询与治疗权威指南（第 7 版）》

- 清华大学心理学系博导、中国团体心理咨询与治疗倡导者樊富珉教授审译；
- 一本全面介绍团体工作理论与技术的权威之作；
- 团体工作者必备的案头指导书。

《心理咨询师必知的 40 项技术（第 2 版）》

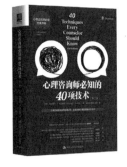

- 心理咨询实际应用经典之作，全面详解心理咨询基本功技术；
- 心理咨询 9 大类别 40 项技术解决心理咨询过程中的痛点问题；
- 助力心理咨询师提升专业技能、成为合格的咨询师；
- 首都师范大学心理学博士、中国人民公安大学犯罪学学院副教授谢丽丽领衔翻译。